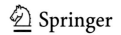

（中文翻译版）

阿尔茨海默病和其他痴呆的神经影像学诊断

Neuroimaging Diagnosis for Alzheimer's Disease and Other Dementias

主　编　〔日〕博松田（Hiroshi Matsuda）

　　　　〔日〕隆浅田（Takashi Asada）

　　　　〔日〕绫绿德丸（Aya Midori Tokumaru）

主　译　郭　岗　延　根　吴仁华

副主译　单　晗　李　雁　贾岩龙　代海洋　石大发

科学出版社

北　京

图字：01-2022-1737 号

内 容 简 介

本书介绍了阿尔茨海默病及其他类型痴呆的神经影像学进展，从流行病学开始，阐述了痴呆最常见的病因，阿尔茨海默病和其他类型痴呆的诊断标准和影像学表现，其中包括了日本在痴呆方面最新的影像研究。除了常规的影像学资料，还介绍了弥散张量成像、灌注成像、频谱成像、静息态等功能磁共振成像和特殊标志物的核医学成像等比较前沿的检查手段在痴呆诊断与随访中的应用，并描述了多中心研究中处理影像数据的方法，以及数据标准化及质量控制等相关问题。

本书结构清晰，文笔流畅，引文资料翔实，并配有丰富的图像和病例注释，全面深入地阐述了痴呆的影像学研究进展，可以作为影像科、神经科、老年科、精神科医师，以及与痴呆研究相关专业人士的参考书。

图书在版编目（CIP）数据

阿尔茨海默病和其他痴呆的神经影像学诊断/（日）博松田，（日）隆浅田，（日）绫绿德丸主编；郭岗，延根，吴仁华主译. 一北京：科学出版社，2022.8

书名原文：Neuroimaging Diagnosis for Alzheimer's Disease and Other Dementias

ISBN 978-7-03-072591-2

Ⅰ.①阿⋯ Ⅱ.①博⋯ ②隆⋯ ③绫⋯ ④郭⋯ ⑤延⋯ ⑥吴⋯ Ⅲ.①阿尔茨海默病－影像诊断②痴呆－影像诊断 Ⅳ.① R749.104

中国版本图书馆 CIP 数据核字（2022）第 106264 号

责任编辑：王灵芳/责任校对：张　娟
责任印制：赵　博/封面设计：蓝正广告

科学出版社 出版
北京东黄城根北街 16 号
邮政编码：100717
http: // www.sciencep.com

北京九天鸿程印刷有限责任公司　印刷
科学出版社发行　各地新华书店经销
*
2022 年 8 月第 一 版　　开本：787×1092　1/16
2022 年 8 月第一次印刷　　印张：13
字数：316 000
定价：98.00 元

（如有印装质量问题，我社负责调换）

主　　译　郭　岗　延　根　吴仁华

副 主 译　单　晗　李　雁　贾岩龙　代海洋　石大发

译　　者　（以姓氏笔画为序）

　　　　　王润润　河南省人民医院

　　　　　石大发　厦门大学附属翔安医院

　　　　　代海洋　惠州市中心人民医院

　　　　　延　根　厦门医学院附属第二医院

　　　　　李　典　香港大学物理系（汕头大学医学院第二附属医院）

　　　　　李　雁　汕头大学医学院第二附属医院

　　　　　杨　琳　汕头大学医学院第二附属医院

　　　　　吴仁华　汕头大学医学院第二附属医院

　　　　　陈　朔　浙江大学医学院附属第一医院

　　　　　单　晗　中国医学科学院整形外科医院

　　　　　钟雅志　惠州市中心人民医院

　　　　　贾岩龙　湖北文理学院附属医院（襄阳市中心医院）

　　　　　郭　岗　厦门医学院附属第二医院 / 北京安德医智科技有限公司

　　　　　程　焱　山东大学第二医院

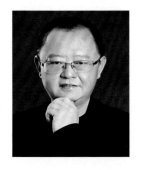

郭岗 医学博士，主任医师，教授，厦门大学合作型博士生导师。厦门市重点引进人才。北京安德医智科技有限公司医疗总监，主持医学影像人工智能辅助诊断的研发及疾病知识图谱的开发。曾任厦门医学院附属第二医院放射科主任，厦门呼吸病医院副院长，中国研究型医院学会放射学专业委员会分子与功能影像临床转化分会副主任委员，中华医学会影像技术学分会人工智能专业委员会原副主任委员，中华医学会影像技术分会人工智能专委会骨骼肌肉学原组组长。主持及参与国家级和省部级科研项目十多项。发表包括 SCI 在内的学术论文数十篇，主编专著 1 部，主译专著 3 部。

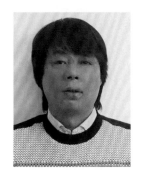

延根 医学博士，博士后，硕士生导师，厦门医学院附属第二医院放射一科主任。福建省高层次人才 C 类，厦门市高层次卫生人才，无锡市社会事业领军人才。主要从事临床诊断工作，主要研究方向包括磁共振频谱、CEST 成像和 DTI 成像技术的临床转化及应用，熟练应用 LC model 及 Matlab 工具编写语言程序等。先后在国内外公开刊物上发表了学术论文 70 多篇，其中作为第一作者或通讯作者发表 SCI 论文 25 篇，共同作者 20 余篇，核心期刊论文 30 篇。目前主持和参与 10 余项基金，包括国家自然科学基金等。

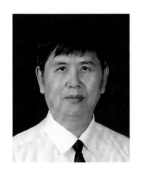

吴仁华 医学博士，二级教授，博士生导师，广东省特支计划教学名师。2003、2004、2016 和 2019 年国家自然科学基金委员会二审专家，2019 年加拿大科研基金（NSERC）和 2021 年以色列科学基金（ISF）评审专家。现为中华医学会放射学会分子影像专委会副主任委员、中国研究型医院学会感染与炎症放射专业委员会副主任委员。主要研究方向：磁共振频谱，分子影像学。目前主持 1 项在研的国家自然科学基金重点项目和 1 项面上项目。曾主持完成国家自然科学基金重点项目 1 项，面上项目 4 项，863 子课题 1 项。目前已发表论文 200 余篇（其中 SCI 收录论文 100 余篇，主编专著 2 部。以第一完成人获得广东省科技进步二等奖 1 项，中华医学科技三等奖 1 项，广东省科技进步三等奖 2 项。

中文版前言

人脑的高度复杂性及它对个体经历和风险因素的独特敏感性，使其成为最难以理解的器官。神经科学的进展速度已经滞后，而与其同时，脑部疾病正迅速成为世界范围内个体发病和死亡的主要原因之一。脑成像提供了对大脑结构和功能的客观评估，并使我们能够量化肉眼难以观察到的变化过程。神经影像采集协议和数据处理方法的进步，尤其是在大数据、信息结构化、紧密协作和计算能力等方面的进步，为理解活体人脑提供了必要且可靠的基础支持。

在全球范围内，随着人均寿命的增加，以及整个社会的老龄化，且由此引起的痴呆人数也在逐渐增加，是全世界尤其是我国面临的一个主要问题。因此，痴呆及其相关疾病是各国学者近年来研究的热点之一。阿尔茨海默病是引起痴呆的主要原因，本书围绕阿尔茨海默病及其他病因的痴呆从神经影像的角度系统地阐述了各种影像检查方法在痴呆相关疾病中的临床价值。

本书共16章，内容包括阿尔茨海默病及痴呆相关疾病在日本的流行病学及其作者们的统计方法、MRI结构成像和功能成像在痴呆相关疾病的影像表现，并对SPECT、PET-CT/MRI影像特征进行了系统阐述，同时针对多中心MRI研究的数据处理方法及多中心PET-MRI研究的质量控制等关键问题进行了详细的探讨。

本书译者所在团队长期从事神经系统新技术研发及临床应用的研究，积累了丰富的神经影像学方面的经验。引进并翻译本书，是因为本书实用性较强，通过大量的图片和图表阐述了神经影像学表现及特征，内容丰富，语言深入浅出，图文并茂。本书适用于影像专业医师、神经专业医师、老年医学及精神专业医师，也适用于高校从事痴呆相关疾病的科研人员，以及从事痴呆疾病相关的公共卫生人员阅读、参考。

由于译者水平有限，书中难免存在不足之处，敬请指正并谅解。

郭 岗 延 根 吴仁华

2022年2月

在日本，痴呆已成为严重的社会问题。据估计，日本 25% 的老年人已经有痴呆或表现为痴呆前期的迹象。在过去的几十年里，痴呆的患病率呈上升趋势，其原因是防范意识和诊断准确率的提高，以及寿命延长引起老龄化群体的增加。从现在开始，随着老龄化的进展，预计到 2025 年，日本将有 700 万名老年人患有痴呆。

虽然痴呆的诊断在很大程度上仍然基于病史和病程的临床诊断，但神经影像学已经极大地提高了准确诊断痴呆的能力。如今，神经影像学在痴呆中的作用已经不仅仅是用于排除神经外科的病变。大多数临床指南推荐对痴呆患者进行神经影像学检查。此外，新的神经成像方法有助于大多数出现症状的神经退行性疾病的诊断，甚至在某些疾病的早期或症状前阶段也有希望得出诊断。

神经影像在痴呆的临床试验中也提供了有用的信息，其中阿尔茨海默病占痴呆病例的 50% 以上，为此阿尔茨海默病的疾病优化疗法（disease-modifying treatment）的需求也变得更加迫切，因此影像学诊断在治疗试验中的应用越来越多。阿尔茨海默病和相关疾病的治疗目前局限于只可以改善部分症状，因此疾病优化疗法是非常有必要的，特别是那些能够延缓临床症状进展的治疗方法。据估计，延缓症状出现的有效治疗可以降低痴呆的患病率和医疗费用。大量的疾病优化疗法正在研发中，而评估这些治疗方法疗效的研究也越来越多地结合了影像学和其他生物标志物检查，以便更好地评价疗效并展示延缓疾病进程的证据。这些证据对决定可进入大规模和昂贵的后期临床试验治疗方法的选择至关重要。终点影像结果（imaging endpoints）对痴呆的临床试验非常有价值，可用于评估潜在的疾病优化疗效，并可与不影响基本病理过程的症状改善区分开来。

许多影像生物标志物检查已经被证明与疾病的严重程度相关，并且能预测尚未出现临床症状者未来疾病的进展。影像生物标志物的定量性质远比主要认知和功能指标可变性小，因此利用较小的样本就可得出具有统计学意义的显著结果。同时，这些客观测量的定量特征可以保存起来，以便将来进一步重新分析。

在这种情况下，所有参与痴呆神经成像的临床医师和研究人员都应该考虑扫描患者的入选标准，患者最佳影像学检查时间，扫描模式选择，如何处理来自许多机构的成像数据，以及使用哪种分析工具。本书介绍了用于诊断阿尔茨海默病和其他痴呆的最新影像学检查方法，如 tau 和淀粉样蛋白 PET 成像，并提供了在其他书籍中找不到的处理和分析成像数据的信息。此外，还介绍了日本痴呆的常规影像学研究。本书包括了各个领域顶尖的日本专家的贡献。

我们很高兴本书将由科学领域最好的出版商之一——施普林格出版社出版，保证了本书中许多彩色图片的高质量再现，这在功能神经成像领域是必不可少的。我们受到来自日本各地的贡献者的热烈响应及鼓舞，也是他们的鼓励，才使我们的努力获得成功。

最后，我们要感谢 Suzuki 女士和 Kambara 女士在本书写作过程中给予的持续帮助和支持。我们真诚地希望这本书不仅成为放射学、核医学、神经病学、精神病学、老年病学和神经外科的所有医师的重要工具书，而且也可服务于所有致力于理解或治疗痴呆的专业人员。此外，本书可能会引起工业界的兴趣，因为神经成像在当今老龄化的人口中变得越来越重要。这本书可以作为目前在痴呆疾病诊断中使用神经影像的指南，并催化和鼓励未来更多的研究。

Hiroshi Matsuda

Takashi Asada

Aya Midori Tokumaru

目 录

第1章

日本痴呆的流行病学研究

Takashi Asada

摘 要：2006—2008 年在日本的 5 个县、2 个市进行了早发性痴呆的调查。在 18 ～ 64 岁人群中，每 10 万人中估计有 47.6 名患者（95%CI：45.5 ～ 49.7）。据统计，全日本患者人数约为 37 800 人（95%CI：36 100 ～ 39 400）。结果发现，血管性痴呆（vascular dementia，VaD）是引起痴呆的最常见疾病，其他依次是阿尔茨海默病（Alzheimer's disease，AD），创伤后综合征及额颞部退行性变。

2009—2012 年，对日本 10 个地区的迟发性痴呆患病率进行了调查。结果显示，估计日本全国患病率为 15%（标准差为 0.013 6，95%CI：0.12 ～ 0.17）。截至 2012 年 10 月 1 日，日本 65 岁及以上人口 3079 万人中，全日本痴呆患者约为 462 万人。到 2014 年底，这一数字约为 5000 万。

在不久的将来，随着平均预期寿命的增加，痴呆患者的患病率和总人数预计将会呈现稳步上升趋势。

关键词：患病率，早发性痴呆，迟发性痴呆

1.1 引言

日本并不是唯一一个人口老龄化的国家。例如，在亚洲，中国的老龄化速度超过了日本，目前的老年人口约占 12%，预计 10 年内将达到 20%。未来，随着人口老龄化和由此导致的痴呆人数的不断增加，不仅在中国，而且在韩国、印度甚至整个亚洲地区痴呆问题都将成为一个主要问题。在最先经历人口老龄化的西方国家，痴呆问题也是不可避免的。

今天，在全球范围内，整个社会正在老龄化，人均寿命在增加。因此，应对痴呆不仅仅是一个医学问题，而且是每个国家面临根本政策制定的挑战。2014 年 11 月，G7 痴呆峰会在日本举行，此次会议介绍和分享了痴呆护理和预防知识。

本章回顾痴呆的流行病学，并描述早发性痴呆（early-onset dementia，EOD）和迟发性痴呆（late-onset dementia，LOD）的患者数量和未来趋势。

1.2 早发性痴呆

1.2.1 定义

早发性痴呆（EOD）是一个流行术语。正式地说，首次发生在 18 ～ 44 岁的痴呆称为青少年痴呆（juvenile dementia，译者注：此处按原书翻译），而首次发生在 45 ～ 64 岁的痴呆称为早老性痴呆（presenile dementia）[1]。然而，在某些情况下，早发性痴呆上限为 60 岁，也有一些研究的上限为 65 岁。

1.2.2 流行病学

患者数量

直至最近才有关日本早发性痴呆（EOD）

流行病学状况的数据。日本第一次全国性的流行病学调查是"早发性痴呆现状研究"（项目负责人：Naomichi Ichinowatari）[1]。这项调查于1996年在青森县、群马县、鸟取县、北九州和八王子市进行。调查分为两个阶段进行：第一阶段是筛查；第二阶段是更详细的调研。根据结果显示，全日本的EOD患者数量估计为25 613～37 434人。

我们自2006—2008年在日本各地的5个县和2个市进行了EOD流行病学调查。其目的是预测EOD的流行情况，记录65岁以下的人痴呆开始的时间和调查时间。调查地区是熊本县、爱媛县、富山县、群马县和茨城县，横滨市的港北区，以及德岛市的所有地区。这项调查在所有地区都是按照相同的程序进行的。在每个地区，问卷被分为两个阶段发送给所有被认为与痴呆医疗、公共卫生和福利有关的中心及机构，然后对结果进行回收和分析。

第一次和第二次调查应答率乘积的平均倒数为1.49（1.23～1.74）。根据获得的数据，18～64岁人群中每10万人中患者数量约为47.6人（95%CI：45.5～49.7）。男性为57.9人，高于女性（36.7人）。据计算，全日本的患者人数约为37 800人（95%CI：36 100～39 400）。如图1-1所示，日本30岁及以上人群痴呆患病率每5年约翻一番。这项调查显示，这种倍增的现象从20世纪30年代就已经开始出现了。

奇怪的是，在日本的两次调查中，回复率完全相同[1, 2]。值得注意的是，两次估计的患者数量也相同。虽然近年EOD数量一直在增加，但所得的结果却显示两次调查估计的患者人数几乎相同。这两项调查的估算值与各国以前报告的结果相似[4-12]（表1-1）。

1.2.3 痴呆的病因

总结来自西方国家和日本的报告显示，阿尔茨海默病（AD）是绝大多数报告中痴呆最常见的疾病形式。其次是血管性痴呆（VaD），或额颞叶痴呆，包括皮克病，这些情况约占AD病例的50%。紧随其后的是路易体病（Lewy body disease，DLB）或帕金森病（Parkinson's disease，PD）。由于这些疾病只是在最近才变得广为人知，不能排除它们以前被低估的可能性。

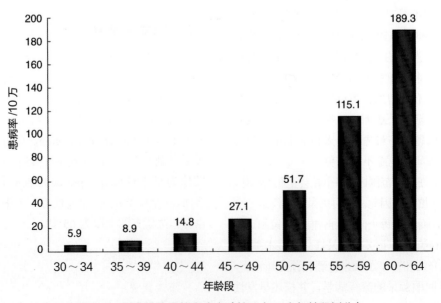

图1-1　早发性痴呆的患病率（按5年一个年龄段划分）

作　者	年份（年）	国家	地区	年龄段（岁）	风险人数（人）	数量（人）	患病率（%）	研究对象（人）
表 1-1　在 30 ～ 64 岁人群的研究中比较每 10 万人中痴呆的患病率								
Mölsä，et al[4]	1982	芬兰	图尔库	45 ～ 54		10	51	所有痴呆
				55 ～ 64		24	144	
Sulkava，et al[5]	1985	芬兰		30 ～ 64	6120	2	32.7	严重痴呆
Schoenberg，et al[6]	1985	美国	密西西比	45 ～ 64	5489	1	18.2	严重痴呆
Kokmen，et al[7]	1989	美国	罗切斯特	45 ～ 49		2	77	
				50 ～ 54		1	40	所有痴呆
				55 ～ 59		2	86	
				60 ～ 64		5	249	
Newens，et al[8]	1993	英国	北部卫生区	45 ～ 64	655 800	227	34.6	AD
Ohshiroa，et al[9]	1994	日本	鸟取县	40 ～ 64	209 621	100	81.4	所有痴呆
Ichinowatari，et al[1]	1997	日本	5 个地区	18 ～ 64	3 729 706	1203	48.1	所有痴呆
Ratnavalli，et al[10]	2002	英国	伦敦	45 ～ 64	326 019	59	81	所有痴呆
Harvey，et al[11]	2003	英国		30 ～ 64	240 766	130	54	所有痴呆
Rosso，et al[12]	2003	荷兰	南荷兰	30 ～ 59	1 435 769	21	1.5	FTLD
Ikejima，et al[3]	2014	日本	5 个地区	18 ～ 64	9 370 651	2059	47.6	所有痴呆

AD. 阿尔茨海默病；FTLD. 额颞叶变性

在之前的调查 [13] 中，我们发现 VaD 是引起痴呆的最常见疾病，其次是 AD 及创伤后综合征，最后是额颞叶退行性变。无论是发病时，还是调查时，均发现 65 岁以下男性脑卒中患病率较高，这也是为什么会认为 VaD 是最常见的痴呆致病原因的主要因素。同时脑血管病的病因也很重要。在日本，近年来老年人脑血管病一直在减少，主要是多发性梗死和腔隙性梗死的减少，这在某种程度上是可以预防的。此外，严重的脑梗死、脑出血和硬膜下出血在脑血管病中很常见，而脑血管病是导致 EOD 的原因之一。在日本，没有报告显示发病时年龄在 65 岁以下的人的这些情况正在减少。

在 1996 年 Ichinowatari 的 研 究 [1] 中，发现 VaD 是引起痴呆最常见的疾病，其次是 AD。重要的是，在 Ichinowatari 和我们的调研中，VaD 都是首要原因，而在其他国家的报道中未看到这样的结果，这可能是日本 EOD 的特点之一。这项研究特别指出，由 VaD 引起的痴呆患者，男性是女性的 1.6 倍，在更早期的研究中男性是女性的 2 倍（图 1-2）。

1.3　迟发性痴呆

1.3.1　日本过去的调查结果

近年来，日本迟发性痴呆的流行病学调查情况不太好理解，原因如下：调查方法不同，调查规模较小，并且没有在全国范围内同时使用相同方法进行调查的记载。

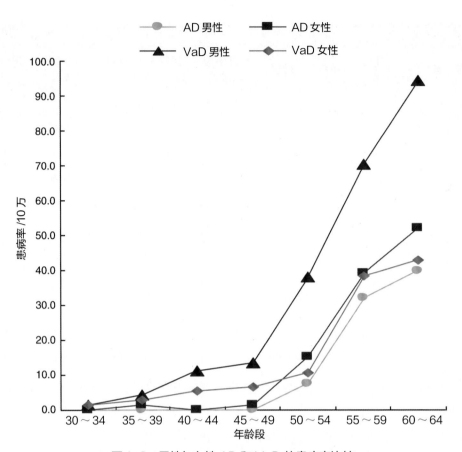

图 1-2　男性与女性 AD 和 VaD 的患病率比较

1.3.2　日本最新的全国性调查

2009—2012 年，采用标准化方法对日本各地 10 个地区的痴呆患病率进行了调查[15]。这项调查从 2009 年 10 月 1 日至 2010 年 9 月 30 日在以下 7 个地区进行：宫城县栗原（Kurihara，Miyagi Prefecture）、茨城县（Tone）、新泻县（Joetsu）、爱知县（Obu）、岛根县（Ama）、佐贺县（Imari）及大分县（Kitsuki）。从 2011 年开始，在茨城县筑波、福冈县久山和福冈县小田进行了调查，目的是了解城市地区的实际情况（表 1-1）。

在调查的第一阶段，调查人员在家访期间与家属交谈，并在家里或采访地点对患者进行信息采集。第二阶段，由医师进行问诊。第三阶段，进行磁共振成像（MRI）和血液检查。所有病例的评估按照阿尔茨海默病神经成像倡议（Alzheimer's Disease Neuroimaging Initiative）进行检查，该倡议也是目前的全球标准。

在估计患病率时，使用了来自 8 个地区的 7825 名受试者和 5386 名参与者的数据。调查结果显示，日本全国患病率约为 15%，标准差为 0.013 6，95%CI：0.12 ～ 0.17。截至 2012 年 10 月 1 日，估计全日本 65 岁及以上人口 3079 万人（确定值）中，痴呆患者约为 462 万人[15]。到 2014 年底，这一数字已经达到 5000 万。

图 1-3 显示了按年龄层次划分的痴呆患病率，这是最常见的衡量标准。65 ～ 69 岁人群的痴呆患病率为 1.5%，但此后每 5 年就会翻一番，85 岁时达到 27%。过去对 65 岁及以上

表 1-1　日本痴呆患病率的全国性调查（65 岁及以上人群）		
调查地点	人数（人）	患病率
宫城县栗原（Kurihara，Miyagi Prefecture）	24630	31.6%
茨城县（Tone）	4707	26.7%
新泻县（Joetsu）	53171	26.2%
爱知县（Obu）	14515	17.2%
岛根县（Ama）	924	38.0%
佐贺县（Imari）	554	30.7%
大分县（Kitsuki）	-	30.9%

老年人口痴呆患病率的估计显示，2011 年痴呆患病率约为 10%。Shimokata[14] 估计，未来随着老年人口的快速增长，痴呆患者的数量也将增加，2020 年约为 325 万人。

有人可能会问，为什么流行病学患病率如此显著地超出了预期？答案的关键是日本人平均预期寿命的提高。众所周知，衰老是痴呆的最大风险因素，而且年龄在 65 岁以后，患痴呆的风险每 5 年就会翻一番。1994 年，日本男性的平均预期寿命为 77 岁，女性的平均预期寿命为 83 岁。20 年后，这一数值分别增加到 80 岁和 87 岁，这也是导致痴呆患病率大幅上升的主要原因。

图 1-4 展示了以 5 岁为年龄层分组的痴呆患者数量。由此可见，数量最多的患者集中在 80 多岁组，他们约占日本痴呆人数的 50%。按性别划分，男性患者的数量在 75 岁以后不会增加。然而，在女性中，这一数字从这个年

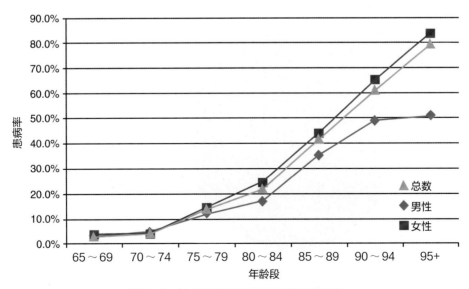

图 1-3　按 5 岁年龄段划分的痴呆患病率

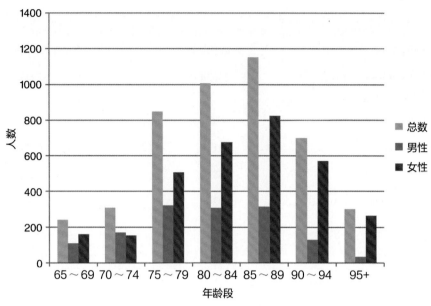

图 1-4　按 5 岁年龄组别划分的痴呆老年人数

龄段开始稳步增加。根据这一合乎逻辑的结论，可以毫不夸张地说，日本的痴呆问题是 80 多岁女性的问题。为什么会有这么大的性别差异呢？最重要的就是，男性和女性之间平均寿命相差 7 岁（男性为 80 岁和女性为 87 岁）。如上所述，因为 65 岁以后患痴呆的风险每 5 年翻一番。因此，7 岁的年龄差距约相当于 3 倍风险。

引起痴呆的疾病及相关因素中，阿尔茨海默病（AD）被证明是痴呆最常见的形式，其次是血管性痴呆（VaD）、DLB/PDD（图 1-5）。

轻度认知障碍的标准化患病率约为

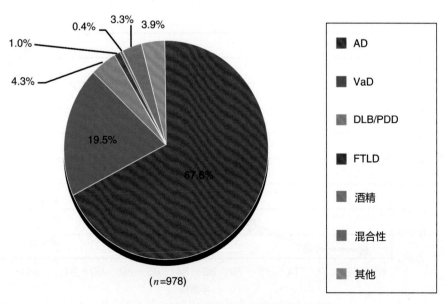

图 1-5　导致痴呆的疾病及相关因素比例

13%[15]。因此，认为处于痴呆前期状态的老年人的数量与患有痴呆的人数大致相等。

在不久的将来，随着日本人平均预期寿命的增加，痴呆患者的患病率和总人数预计都将稳步上升。这种现象对于痴呆患者来说，的确是"没有时间了"。

参考文献

[1] Ichinowatari N. Health Science Research Grants. Study on the early onset dementia. Annual report for the 8th fiscal year of Heisei，1997（in Japanese）.

[2] Asada T. Health and Labor Science Research Grants. Comprehensive Research on Aging and Health. Study on the actual condition of the individuals with early onset dementia and providing the infrastructure for them. Annual report for the 20th fiscal year of Heisei，2009（in Japanese）.

[3] Ikejima C，Ikeda M，Hashimoto M，et al. Multicenter population-based study on the prevalence of early onset dementia in Japan: vascular dementia as its prominent cause. Psychiatry Clin Neurosci,2014,68（3）:216–224.

[4] Mölsä P K，Marttila R J，Rinne U K. Epidemiology of dementia in a Finnish population. Acta Neurol Scand，1982，65:541–552.

[5] Sulkava R，Wikström J，Aromaa A，et al. Prevalence of severe dementia in Finland. Neurology，1985，35:1025–1029.

[6] Schoenberg B S，Anderson D W，Haerer A F. Severe dementia. Prevalence and clinical features in a biracial US population. Arch Neurol，1985，42:740–743.

[7] Kokmen E，Beard C M，Offord K P，et al. Prevalence of medically diagnosed dementia in a defined United States population: Rochester，Minnesota，January 1，1975. Neurology，1989，39（6）:773.

[8] Newens A J，Forster D P，Kay D W，et al. Clinically diagnosed presenile dementia of the Alzheimer type in the Northern Health Region: ascertainment，prevalence，incidence and survival. Psychol Med，1993，23:631–644.

[9] Ohshiro H，Kurozawa Y，Iwai N，et al. Estimated prevalence of presenile dementia in Tottori prefecture. Nihon Koshu Eisei Zasshi，1994，41:424–427（in Japanese）.

[10] Ratnavalli E，Brayne C，Dawson K，et al. The prevalence of frontotemporal dementia. Neurology，2002，58:1615–1621.

[11] Harvey R J，Skelton-Robinson M，Rossor MN. The prevalence and causes of dementia in people under the age of 65 years. J Neurol Neurosurg Psychiatry，2003，74（9）:1206.

[12] Rosso S M，Landweer E J，Houterman M，et al. Medical and environmental risk factors for sporadic frontotemporal dementia: a retrospective case-control study. J Neurol Neurosurg Psychiatry，2003，74:1574–1576.

[13] Ikejima C，Yasuno F，Mizukami K，et al. Prevalence and causes of early-onset dementia in Japan: a population-based study. Stroke，2009，40:2709–2714.

[14] Shimokata H. Epidemiological statistics of dementia in Japan. Nihon Rinsho,2004,62（Suppl 4）:121–126（in Japanese）.

[15] Asada T. Health and Labor Science Research Grants. Research on Dementia. Prevalence of dementia in the urban areas of Japan and development of treatment of the daily life disability associated with dementia. Report of comprehensive research for the 23rd to 24th fiscal year of Heisei，2013（in Japanese）.

第2章 阿尔茨海默病的诊断标准

Tetsuaki Arai

摘 要：生物标志物和遗传学研究的最新进展表明 AD 的病理生理过程在痴呆出现前许多年就已经开始了。基于这些发现，美国老年痴呆症协会（National Institute on Aging-Alzheimer's Association，NIA-AA）近期对 1984 年建立的 AD 诊断标准进行了修订，将生物标志物纳入 AD 诊断标准。专家工作组提出了 AD 随时间进展的 3 个阶段：AD 痴呆阶段，AD 引起的轻度认知功能障碍阶段，AD 临床前阶段。美国精神病学协会出版的《精神疾病诊断和统计手册》（第 5 版）将痴呆重新命名为一种显著神经认知障碍，并引入了轻微神经认知障碍的概念。这些新的指南有望提高 AD 的临床诊断，并有助于在未来建立新的 AD 治疗干预措施。

关键词：生物标志物，Tau，淀粉样蛋白，影像学

2.1 引言

AD 的临床诊断通常是基于 1984 年美国国立神经病学与语言障碍、卒中和 AD 及相关疾病协会（National Institute of Neurological and Communicative Disorders and Stroke–Alzheimer's Disease and Related Disorders Association，NINCDS-ADRDA）[1] 或《精神疾病诊断和统计手册（Diagnostic and Statistical Manual of Mental Disorders，DSM-4）》（第 4 版）建立的诊断标准[2]。与尸检相比，当这些标准被临床专家应用于 AD 的临床诊断时具有 80% 的阳性预测值。

生物标志物的最新研究进展引发了对 AD 时间进程的重新思考，包括脑脊液 β 淀粉样蛋白（Aβ）减少和 tau 增加，淀粉样蛋白 PET 显像示踪剂异常滞留，PET 显像摄取 FDG 减少和 MRI 上可见的脑萎缩，这些都发生在 AD 出现痴呆症状前的很多年。这些结果表明 AD 的病理生理过程在痴呆出现前许多年就已经发生。根据这些数据，AD 被重新定义为一种进展性疾病，始于不伴有认知障碍的大脑病理改变，到伴有 AD 生物标志物异常的轻度认知障碍（mild cognitive tmpairment，MCI）阶段，再到 AD 痴呆阶段（图 2-1）[3]。

基于这些研究发现，2011 年美国老年痴呆症协会（NIA-AA）对国立神经病学与语言障碍、卒中和 AD 及相关疾病协会（NINCDS-ADRDA）建立的 AD 诊断标准进行了修订[3-6]。新指南的目的在于提高临床诊断水平，明确未来的研究重点。2013 年美国精神病学协会出版的 DSM-5 将痴呆改名为"显著神经认知障碍"（major neurocognitive disorder），并引入了"轻微神经认知障碍"（mild neurocognitive disorder）这个概念[7]。重新分类的目的在于减少与痴呆相关的耻辱感，并提供符合当前临床实践的诊断指南。

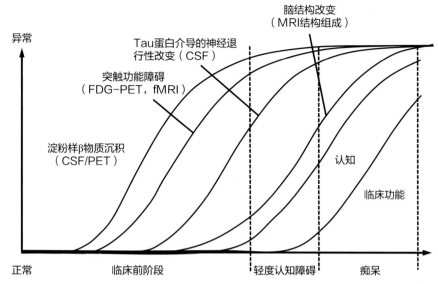

图 2-1 AD 动态生物标志物及临床疾病分期的假设模型

（修改自 Sperling 等 [5]）

2.2 美国老年痴呆症协会（NIA-AA）的标准

NIA-AA 诊断指南旨在反映 AD 的最新研究进展，表明 AD 的病理生理过程发生在认知能力下降或显著行为障碍之前的许多年 [6]。工作组提出了随着时间推移 AD 进展的 3 个阶段：AD 痴呆阶段、AD 引起 MCI 阶段和 AD 临床前阶段。有关 AD 痴呆阶段和 AD 引起 MCI 阶段的核心临床标准的定义旨在指导临床诊断。然而，关于 AD 临床前阶段的定义目前仅用于研究目的，没有任何临床意义。

2.2.1 AD 痴呆

工作组首先提出了全因痴呆的标准（表 2-1），然后提出了 AD 痴呆的标准 [4]。AD 痴呆涉及记忆、思维和行为症状，这些症状损害了一个人的日常生活能力。专家工作组强调，记忆障碍可能并不总是 AD 诊断的最核心特征，而生物标志物可能越来越多地被用于帮助提高诊断的确定性，特别是用于研究目的。

表 2-1 全因痴呆的标准

1. 干扰工作或日常活动能力

2. 与以前的能力和表现相比有所下降

3. 不能用精神错乱或严重精神障碍来解释

4. 通过病史采集和认知评估相结合来检测的认知障碍

5. 认知或行为障碍至少涉及两个领域：

（1）获取和记忆新信息的能力受损

（2）复杂任务的推理和处理能力受损，判断力差

（3）视觉空间能力受损

（续　表）

（4）语言功能受损（说、读、写）
（5）性格、行为或举止方面的改变

（修改自 McKhann 等[4]）

以下术语用于对 AD 引起的痴呆患者进行分类：①很可能（probable）AD 痴呆；②可能（possible）AD 痴呆；③很可能或可能 AD 痴呆，并伴有 AD 病理特征改变的证据。前 2 个用于所有临床环境，第 3 个用于研究目的。

当患者符合所有核心临床标准时（表 2-2），则诊断为很可能 AD 痴呆。当患者满足很可能 AD 痴呆核心临床标准，并且伴有持续认知下降的记录，这种情况仅代表一种活跃的、不断

进展的病理过程，并不能准确地说这就是 AD 的病理生理过程。很可能 AD 痴呆伴有认知能力下降记录的定义如下：在正式的神经心理学评估或标准化的精神状态检查背景下，根据问诊获得的信息和认知测试，在随后的评估中发现进行性认知下降的证据。致病性 AD 基因突变携带者中很可能 AD 痴呆也被定义为致病性基因突变（APP，PSEN1 或 PSEN2）的证据，这增加了疾病是由 AD 病理所引起的确定性。

表 2-2　很可能 AD 痴呆的核心临床标准

1. 符合全因痴呆标准
2. 隐匿性起病：在数月至数年内逐渐起病的症状
3. 通过报告或观察具有明确的认知衰退史
4. 最初的认知缺陷明显，最突出的表现有以下几个方面
（1）遗忘表现：学习和回忆最近所学信息障碍
（2）非遗忘表现
1）语言表达：最突出的缺陷是找词困难
2）视觉空间：最突出的缺陷是空间认知障碍
3）执行力：最突出的缺陷是推理、判断和解决问题能力下降
5. 若有证据证明是其他痴呆疾病，则不应诊断为 AD

（修改自 McKhann 等[4]）

当有不典型的病程或病因学上的混合表现时则诊断为可能 AD 痴呆。不典型病程包括突然出现认知功能障碍，缺乏足够的病史细节或进行性下降的客观认知记录。病因学上的混合表现证据包括：①伴随脑血管疾病，定义为短暂的脑卒中史与认知功能障碍的发生或恶化有关，或存在多发性或广泛性梗死或严重的白质病变；②具有路易体病的痴呆

特征，而不是痴呆本身；③同时存在其他神经系统疾病或非神经系统疾病，或使用了影响认知功能的药物。

对可能的或很可能的 AD，当有能够证明是由 AD 引起痴呆的生物标志物存在时，则可以诊断为 AD，有生物标志物的证据可提高 AD 诊断的确定性（表 2-3）。生物标志物主要分为两大类：①Aβ 沉积的生物标志物，即

淀粉样蛋白 PET 成像显示示踪剂异常滞留和 CSF 中 Aβ$_{42}$ 减低；②神经元变性或损伤的生物标志物，包括脑脊液 tau（总 tau 和磷酸化 tau）升高，在颞顶皮质的特定区域 PET 显示 FDG 摄取减少及在内侧、基底和外侧颞叶及内侧、外侧顶叶皮质的特定区域结构 MRI 上可见脑萎缩[6]。当患者满足很可能（probable）AD 痴呆的核心临床标准并具有生物标志物证据时，则可诊断为很可能（probable）AD 痴呆伴 AD 病理改变。如果这些生物标志物只有一类是阳性的，那么诊断是 AD 病因的概率仅

为中等水平，如果要最大概率确定 AD 病因诊断，必须这两类生物标志物都是阳性。如果两个类别都为阴性，诊断 AD 概率最低。如果这些生物标志物中只有一类是阳性，可能诊断为 AD；如果两类生物标志物均为阳性，很可能诊断为 AD；但是如果两类生物标志物都是阴性，则不太可能诊断为 AD。有 AD 病理特征改变的可能 AD 痴呆是指符合非 AD 痴呆临床标准的一类人群，但他们要么有 AD 病理特征证据，或者符合 AD 神经病理学标准。

表 2-3　纳入生物标志物的 AD 痴呆标准

诊断类别	Aβ（PET 或 CSF）	神经元变性（CSF tau, FDG-PET，结构 MRI）
很可能 AD 痴呆伴有 AD 病理特征证据	不可用或不确定	阳性
	阳性	不可用或不确定
	阳性	阳性
可能 AD 痴呆（不典型临床表现）伴有 AD 病理特征改变证据	阳性	阳性
非 AD 所致痴呆	阴性	阴性

（修改自 McKhann 等[4]）

AD. 阿尔茨海默病；Aβ. β 淀粉样蛋白；PET. 正电子发射断层扫描；CSF. 脑脊液；FDG. 氟脱氧葡萄糖；MRI. 磁共振成像

2.2.2　AD 引起的轻度认知功能障碍（MCI）

工作组为 AD 的症状性痴呆前期制定了以下两套标准，即 AD 引起的 MCI：①核心临床标准（表 2-4），供医疗服务者在没有先进成像技术或脑脊液分析的情况下使用；②可用于临床环境的研究标准，包括临床试验[3]。第二套标准纳入了基于影像学和脑脊液测量的生物标志物[3]。

表 2-4　MCI 的核心临床标准

1. 对认知变化的关注

2. 一个或多个认知领域的损伤
（如记忆、执行功能、注意力、语言、视觉空间技能）

3. 保留功能能力的独立性

4. 无精神错乱

（引自 Albert 等[3]）

根据这些新的诊断标准，诊断 MCI 分为两个步骤：首先提出了 MCI 的临床和认知综合征的标准（表 2-4）；其次提出了与 AD 一致的 MCI 综合征的病因标准（表 2-5）[8]。

表 2-5　纳入了生物标志物的 MCI 标准		
诊断类别	Aβ（PET 或 CSF）	神经元变性（CSF Tau，FDG-PET，结构 MRI）
AD 所致 MCI（中等可能）	阳性	未测
	未测	阳性
AD 所致 MCI（高可能性）	阳性	阳性
非 AD 所致 MCI	阴性	阴性

（引自 Albert 等 [3]）

MCI. 轻度认知障碍；AD. 阿尔茨海默病；Aβ. β 淀粉样蛋白；PET. 正电子发射断层扫描；CSF. 脑脊液；FDG. 氟脱氧葡萄糖；MRI. 磁共振成像

根据生物标志物的存在和性质，MCI 最终分为以下 4 个层次。

（1）MCI：当患者符合所有核心临床标准时，诊断核心临床标准。

（2）AD 引起 MCI，当患者符合所有核心临床标准，且存在两类生物标志物中的一种（Aβ 聚集或神经元变性）时，诊断为中等可能性。

（3）AD 引起 MCI，当患者符合所有核心临床标准，且两类生物标志物均存在时，诊断为高可能性。

（4）非 AD 引起 MCI：两个类别生物标志物均为阴性。

2.2.3　临床前 AD

临床前 AD 是指在任何明显认知或行为症状出现之前，大脑中提示 AD 最早迹象的生物标志物已发生变化。最近提出的生物标志物模型与 AD 的假设病理生理序列相似，特别适用于追踪 AD 的临床前阶段（图 2-1）[5]。

基于该模型，工作组提出了临床前 AD 的 3 个阶段框架。

（1）第 1 阶段：在淀粉样蛋白 PET 显像上出现示踪剂异常滞留证明 Aβ 聚集和（或）CSF 中 Aβ$_{42}$ 减低，但没有神经元变性、认知和（或）行为症状等生物标志物的改变。

（2）第 2 阶段：脑内有 Aβ 聚集和一个（或多个）神经退行性变的生物标志物改变，但没有认知或行为症状变化。神经退行性变的标志物包括：①脑脊液总 tau 或磷酸化 tau 升高；② FDG-PET 呈 AD 样低代谢；③ MRI 体积测量可见特定解剖脑区皮质变薄。

（3）第 3 阶段：脑内 Aβ 聚集和神经元变性，并有轻微认知功能下降的证据。处于这个阶段的人群与自己之前的认知功能相比显示出下降的迹象，但他们在进行标准认知测量时仍然表现在正常范围内。

2.3　《精神疾病诊断和统计手册》第 5 版（DSM-5）标准

虽然 NIA-AA 诊断指南已经重点关注了未来的研究方向，但 DSM-5 主要关注临床诊断。在 DSM-5 中，新引入了两个术语：显著神经认知障碍（major NCD）作为痴呆的替代术语，轻度神经认知障碍（mild NCD）相当于 MCI [7]。DSM-5 主要提供了显著 NCD 和轻度 NCD 的诊断标准，其次提供了神经认知障碍（NCD）不同病因的诊断标准。

为了诊断 NCD，需要与之前的水平相比，在一个或多个认知领域（复杂的注意力、执行功能、学习和记忆、语言、知觉运动或社会认知），有明显认知下降的证据。这些认知能力的下降会影响日常生活。但是这些认知缺陷不应是由精神错乱或其他精神障碍引起的。

为了诊断由 AD 引起的 NCD，应在一个或多个认知领域满足具有隐匿性发病并逐渐进展的显著或轻度 NCD 标准（对于显著 NCD，至少两个领域受损）。AD 引起的神经认知障碍（NCD）也可定义为可能或很可能（表 2-6）。

结　论

尽管目前大多数生物标志物仅用于研究，但新的标准可以为临床医师提供更清晰的 AD 痴呆和 AD 引起的 MCI 诊断策略。推进生物标志物、神经心理学评估和遗传学研究将为修订标准提供新的信息并提高其实用性。这些方法将为今后 AD 治疗提供新的干预手段。

表 2-6　AD 引起的显著或轻度神经认知障碍

1. 符合显著或轻度神经认知障碍（NCD）的标准

2. 一个或多个认知领域的隐匿性起病和渐进性进展

3. 关于显著神经认知障碍（NCD）：

如果存在下列任何一种，则诊断为很可能 AD；否则，诊断为可能 AD

（1）引起 AD 基因突变的证据

（2）以下 3 项均有

a. 记忆和学习及至少一个其他认知领域下降

b. 稳定进展，认知逐渐下降，没有延长的停滞期

c. 无混合病因证据

4. 关于轻度神经认知障碍

如果有 AD 基因突变的证据，则诊断为很可能 AD

若没有证据表明 AD 发生了致病基因突变，且满足以下 3 个条件，则诊断为可能 AD

a. 记忆和学习下降

b. 稳步进展，认知逐渐下降，没有延长的停滞期

c. 无混合病因的证据

5. 脑血管疾病、神经退行性疾病、物质影响或其他精神、神经或全身疾病不能更好地解释这种疾病

（修改自美国精神病学协会[7]）

参考文献

[1] McKhann G，Drachman D，Folstein M，et al. Clinical diagnosis of Alzheimer's disease: report of the NINCDS-ADRDA Work Group under the auspices of Department of Health and Human Services Task Force on Alzheimer's Disease. Neurology，1984，34（7）:939–944.

[2] America Psychiatric Association. Diagnostic and statistical manual of mental disorders（IV-TR），4th ed. — text revised. Washington，DC: American Psychiatric

Publishing，2000.

[3] Albert MS，DeKosky ST，Dickson D，et al. The diagnosis of mild cognitive impairment due to Alzheimer's disease: recommendations from the National Institute on Aging-Alzheimer's Association workgroups on diagnostic guidelines for Alzheimer's disease. Alzheimers Dement，2011，7（3）:270–279. doi:10.1016/j.jalz.2011.03.008.

[4] McKhann GM，Knopman DS，Chertkow H，et al. The diagnosis of dementia due to Alzheimer's disease: recommendations from the National Institute on Aging-Alzheimer's Association workgroups on diagnostic guidelines for Alzheimer's disease. Alzheimers Dement，2011，7（3）:263–269. doi:10.1016/j.jalz.2011.03.005.

[5] Sperling RA，Aisen PS，Beckett LA，et al. Toward defining the preclinical stages of Alzheimer's disease: recommendations from the National Institute on Aging-Alzheimer's Association workgroups on diagnostic guidelines for Alzheimer's disease. Alzheimers Dement，2011，7（3）:280–292. doi:10.1016/j.jalz.2011.03.003.

[6] Jack CR Jr，Albert MS，Knopman DS，et al. Introduction to the recommendations from the National Institute on Aging Alzheimer's Association workgroups on diagnostic guidelines for Alzheimer's disease. Alzheimers Dement，2011，7（3）:257–262. doi:10.1016/j.jalz.2011.03.004.

[7] America Psychiatric Association. Diagnostic and statistical manual of mental disorders. 5th ed. Washington，DC: American Psychiatric Publishing，2013.

[8] Mendiratta P，Wei JY . Diagnosing Alzheimerv's disease: update for the primary care clinician. J Ark Med Soc，2014，110（8）:160–163.

第3章 阿尔茨海默病的神经影像学结构

Hiroshi Matsuda and Etsuko Imabayashi

摘 要：基于 MRI 的脑萎缩评估被认为是评估 AD 的疾病状态和进展的有效方法。作为视觉检查的辅助测量，手动体积测量法一直用于检测海马萎缩，这是 AD 的核心生物标志物之一。最近可以免费获取的体积测量软件，如 FreeSurfer 使人们能够以更自动化的方式量化人脑灰质。然而，这些工具很耗时，通常需要几小时以上，因此不能作为常规使用工具。目前，基于体素的形态测量（voxel-based morphometry, VBM）可适用于常规的临床操作，其操作时间短，约几分钟即可完成。VBM 方法的重要性在于它不偏向于一个特定的结构，并且有利于对整个大脑的解剖差异进行客观和全面的评估。独立的 VBM 软件可在 Windows 系统运行。在日本，基于体素的 AD 特定脑区分析系统（voxel-based specific regional analysis system for AD, VSRAD）已广泛应用于 AD 诊断的临床实践中。VBM 技术也可使用 CT 数据，与 MRI 比较，CT 图像具有更高的同质性，同时图像失真较少。

关键词：MRI，X 线计算机断层扫描，基于体素的形态测量，VSRAD，阿尔茨海默病

3.1 引言

随着全脑解剖扫描分辨率的提高和采集时间的缩短，许多研究者利用 MRI 进行大脑形态测量学研究。基于 MRI 的脑萎缩评估被认为是评估 AD 疾病状态和进展的有效方法[1]。然而，大脑形态和神经解剖结构的个体差异通过视觉检查可能会导致部分结构改变被忽略。此外，视觉检查很难评估 AD 萎缩的轻微横断面和纵向变化。为了克服视觉检查的不足，手动体积测量法一直用于检测海马萎缩，也是修订版美国老年痴呆症协会 AD 诊断标准中核心生物标志物之一[2]。目前，海马萎缩率在许多疾病修正临床试验中作为次要预后参数。尽管通过专业人员手动勾画来评估海马萎缩是一个有效方法，但会增加体积测量差异[3]。为了减少人为因素的偏差，最近国际上正在努力统一现有的手动测量海马体积方法。同时，因手动体积测量法耗时，不能作为临床实践中的常规方法。此外，在近 10 年，基于表面的形态测量学测量工具可以用更自动化的方式量化人脑灰质的体积。例如，FreeSurfer 软件包[4, 5]（http://surfer.nmr.mgh.harvard.edu/）可基于 MRI 数据对皮质和皮质下灰质特征进行测量。这种基于表面的形态学测量不仅可以测量体积，还可以测量皮质厚度。利用这项技术，我们发现轻度认知障碍患者情景记忆变差和抑郁状态分别与左侧内嗅区、前内侧颞叶皮质及邻近杏仁核的脑回变薄有关[6]。此外，最近 MRI 分析的新技术，海马亚区自动分割法（automatic segmentation hippocampal subfields, ASHS）[6, 7]（https://sites.google.com/site/hipposubfields/）可自动测量海马分区和邻近皮质分区（图 3-1）。然而，由于单次 MRI 分析体积测量工作流程所需的时间为 10 ～ 30 小时，该软件还无法作为常规应用工具。目前，基于体素的形态测量（VBM）

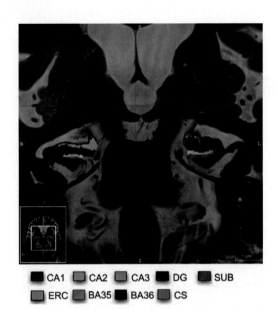

图 3-1　高分辨率 T_2 加权像的子分割。海马亚区和邻近皮质亚区可进行自动体积测定

CA. 海马角；DG. 齿状回；SUB. 下室；ERC. 内嗅皮质；BA35/36. Brodmann 区 35/36（共同形成肾周皮质）；CS. 侧副沟

虽然只提供统计指标，不能够提供绝对体积值，但很容易应用于 AD 常规临床诊断。VBM 方法[8]的重要性是对某一特定结构测量差异较小，并可对整个大脑的解剖差异做出客观和全面的评估[9]。

本章将描述在 Matlab 平台上运行的统计参数图（statistical parametric mapping，SPM）软件（http://www.fil.ion.ucl.ac.uk/SPM/），使用 MRI-VBM 技术在正常老化和 AD 中的应用。在此基础上，推荐了一种用 X 线计算机断层扫描（CT）代替 MRI 的新 VBM 技术。最后详细介绍了在 Windows 平台上开发的独立 VBM 软件作为 AD 临床评估的辅助工具。

3.2　基于体素的形态测量（VBM）

3.2.1　应用 VBM 的 MRI 数据后处理

用于基于体素的形态测量（voxel-based morphometry，VBM）分析的 MRI 数据采集要求三维容积 T_1 加权像，厚度为 1～1.5mm，无间隔。图像矩阵通常为 256×256。MRI 数据的 VBM 包括对脑灰质、脑白质和脑脊液（cerebrospinal fluid，CSF）的分割，利用线性仿射变换将所有图像解剖标准化到同一立体定位空间，并进一步非线性扭曲、平滑，最后进行统计分析。通过该方法处理后输出统计参数图。

3.2.1.1　优化 VBM

该方法通过引入额外的预处理步骤，在解剖标准化和随后的分割之前排除非脑体素，去除误分割的非灰质体素区域[10, 11]。初始分割是将本地空间的原始结构 MRI 图像分割成灰质和白质图像，然后进行一系列全自动的形态学处理，从分割的图像中去除颅骨和硬脑膜静脉窦等无关的非脑体素。得到的图像在本地空间中进行灰质和白质分割。提取出分割后灰质、白质的图像被标准化到灰质、白质模板，可以排除任何非脑体素的干扰，并提供最佳解剖标准化的灰质、白质。为了便于最佳分割，优化后的标准化参数被重新应用到本地空间原始全脑结构图像。然后，将立体定位空间中最佳标准化的全脑结构图像分割为灰质、白质和脑脊液，并对标准化分割的灰质、白质图像进行二次提取。在这个阶段重复脑提取步骤，因为在最佳标准化全脑图像中，来自头皮、颅骨或静脉窦的一些非脑体素仍可保留在分割后灰质、白质图像的脑边缘之外。

由于基于离散余弦变换的非线性空间归一化，某些脑区的体积可能增加，而其他脑区可能缩小。为了保持体素中特定组织的体积，加入了进一步的处理步骤，其包括将分割图像中的体素值乘以（或调制）分割图像中的体素值，通过解剖学标准化步骤导出的雅可比（Jacobian）行列式决定因子。实际上，对调制数据和非调制数据的分析是为了进一步识别脑区灰质绝对量（体积）和密度差异。最后，每一个最佳标准化、分割、调制的图像都进行各向同性高斯核卷积平滑，其半峰宽（FWHM）为 12mm。平滑步骤有助于补偿解剖学标准化的不精确性。此外，它还可使数据更趋向正态分布，提高了参数统计检验的有效性。

3.2.1.2　使用 SPM8 和指数化李代数微分同胚配准算法（DARTEL）进行 VBM 分析

结合了指数李代数微分同胚配准算法（diffeomorphic anatomical registration using exponentiated lie algebra，DARTEL）的 SPM8 算法，是一种成熟的微分同胚图像配准方法[12]。该算法已经被证明能够实现可逆变形（逆相一致的变形）。这种非线性的配准方法通过 Levenberg-Marquardt 策略来解决局部优化的问题。在恒定欧拉速度框架下，快速缩放和调整可以在计算中实现，这项技术优化了个体间的配准方法。VBM 可以通过 VBM8 工具箱（http://dbm.neuro.uni-jena.de/vbm8/），调用 SPM8+DARTEL 算法和进行横截面和纵向研究。

在 SPM8+DARTEL 的处理流程中，先使用 SPM8 中原有的分割程序将 T_1 加权像分为灰质、白质和脑脊液，得到了组织的原始空间版本和 DARTEL 导入版本。相比 FMRIB 软件库和 FreeSurfer 软件程序，SPM8 和 VBM8 工具箱的分割精度和可信度更高[13]。通过执行 DARTEL 里的"创建模板"功能，利用 DARTEL 导入版的灰质和白质图像生成流场（用来对形态进行编码）和一系列模板图像。在这一步中，DARTEL 通过数百万个参数对每个大脑的形态进行建模，提高了个体间校准精度。DARTEL 可在图像中同时对灰质和白质进行校准。这是通过生成越来越清晰的，迭代对齐的平均模板数据来实现。在 MNI 空间中，将先前步骤创建的流场和最终模板图像，处理生成了平滑的（半高全宽为 8mm）、可调制的、空间归一化的、Jacobian 标度的灰质和白质图像，并将图像重切为各向同性体素的大小。相比包括已优化 VBM[14] 在内的其他广泛使用的

非线性变形算法，DARTEL 有更好的配准精度。

3.2.1.3　VBM 在正常老龄化人群中的应用

研究正常大脑老化发生变化的分布和时间过程，对于理解这些变化基本机制和更好地描述随着年龄增长而风险增加的神经系统疾病非常重要。基于 MRI 结构数据的 VBM 技术的出现促进了探测灰质和白质局部体积变化模式。大多数研究采用横断面研究设计，利用特定时间点的体积和年龄相关性来推断随着时间的推移，老化过程如何影响大脑结构。然而，横向研究不可避免地造成了正常老龄化人群和 AD 之间局部体积变化存在一定程度的重叠[15]。因此，需要在同一受试样本中进行大规模纵向、随时间推移连续采集 MRI 测量数据的 VBM 研究[16]。

很多学者应用 VBM 研究随着年龄的增长灰质体积的变化（图 3-2）。据报道，额叶和岛叶的大部分皮质区域在体积和年龄之间呈线性负相关[10, 17-24]。与此相反，许多报道发现在诸如杏仁核、海马和丘脑等特定结构区域灰质体积得以保留[10, 18, 20, 23, 24]。这些皮质下边缘或边缘旁区的相对保留与丘脑 - 边缘回路在感觉整合、唤醒、情感和记忆功能中的重要性是一致的。这种早期成熟区的保留或许可以证明晚期成熟的皮质区更容易受到因年龄引起相关形态学变化的影响。这些年龄相关的特征可能在成年早期阶段已经出现。在非老龄化时期，随着年龄的增长其前额叶区域的体积呈线性减少，而内侧颞叶区域的体积保持不变[24]。大脑皮质灰质体积，甚至在青春期已显示出与年龄相关的减少[25]。

在整个成年期，丘脑前辐射、内囊、大脑脚、小脑和外囊中的白质体积与年龄增长呈线性负相关[26]（图 3-2）。相反，上纵束和上放射冠中白质体积与年龄之间呈非线性关系。这种与年龄呈非线性倒 "U" 形关系，在成年期略有增加，这与白质在青春期后持续成熟的概

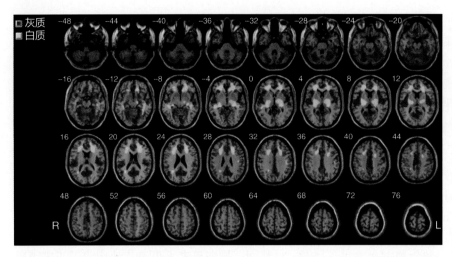

图 3-2　健康对照组与年龄相关的灰质、白质萎缩。其中 93 例 38 ~ 85 岁健康志愿者的 VBM 分析显示，灰质、白质体积与年龄增长呈显著负相关，其中以脑岛和额叶皮质（红色）、丘脑辐射和额叶深部白质（黄色）最为显著

念是一致的，在 40 岁时达到顶峰。

在一项对青春期间隔 2.5 年的纵向研究中，发现通过胼胝体体部连接的双侧额叶白质显著增加[25]。在这种情况下，必须记住脱水可能会导致颞顶区白质体积的显著广泛丢失[27]。因此，应用 VBM 研究白质的变化应考虑对照受试者的水合状态，以避免水合差异造成的潜在混淆。

如前所述，对皮质、灰质的形态评估不仅可以应用 VBM，而且还可以通过测量皮质厚度。有研究对基于体素的皮质厚度测量方法识别灰质变化与 VBM 识别局部灰质体积变化进行比较[28]。对健康老龄人来说，基于 VBM 和体素的皮质厚度测量结果总体上是一致的，但与 VBM 相比，基于体素的皮质厚度方法对于年龄相关的灰质减少更为敏感。基于体素的皮质厚度方法专门测量皮质厚度，而 VBM 提供了包括皮质表面积或皮质折叠及皮质厚度在内的灰质混合测量。

3.2.1.4　VBM 在 AD 中的应用

对脑萎缩的结构化 MRI 测量是追踪 AD 患者疾病进展的生物标志物。脑萎缩的进展与 Braak 分期方案描述的神经纤维缠结增多的典型模式相符合[29]。研究报道了神经纤维缠结进展的 6 个分期。第 Ⅰ 和第 Ⅱ 期涉及颞叶中间皮质区，该区域位于内嗅皮质外侧缘及内嗅皮质和颞叶新皮质之间。内嗅区位于海马和颞叶中间皮质区之间，分布于周围回和海马旁回前部。在本期，大脑的变化低于临床症状相关的阈值。第 Ⅲ 和第 Ⅳ 期显示内嗅区和颞叶中间皮质区均严重受累，伴有海马的轻度改变，而新皮质区几乎没有变化，许多人在此阶段的临床评估表明认知功能受损。第 Ⅴ 和第 Ⅵ 期涉及新皮质相关区。该期与用于 AD 临床诊断的神经病理学证实的常规标准一致。许多研究应用 VBM 对 AD 研究表明脑萎缩进展程度与 Braak 分期一致[30-40]。在阿尔茨海默病神经影像学倡议（ADNI）研究中[41]，VBM 显示经 ADNI 的神经心理测验获得的记忆综合评分与颞叶内侧及外侧灰质萎缩相关性较大，执行功能综合评分与顶叶和颞叶灰质萎缩也高度相关。

一项应用 VBM 对临终前 AD 痴呆患者病理研究[42]显示，神经纤维缠结的分布分 3 种亚型：典型 AD、海马保留型 AD 和边缘为主型 AD。与典型 AD 相比，海马保留型 AD 神经纤维缠结和萎缩在皮质较多，而在海马区较少，边缘为主型 AD 则相反。不同亚型的发病年龄不同，海马保留型 AD 组的发病年龄最小，边缘为主型 AD 组的发病年龄最大。这种差异很好地解释了为什么早发性 AD 患者有非典型的临床综合征，并与广泛的相关皮质受累有关。一些研究者也报道了早发性和晚发性 AD 之间灰质受累的拓扑差异[43-45]。

据报道，在 AD 中白质的变化不如灰质明显。对 AD 脑白质体积变化的 VBM 荟萃分析显示，延伸至颞叶白质的左侧海马旁回和延伸至海马旁回及胼胝体后部的右侧颞叶白质体积显著减少[46]。这些白质体积的减少与海马、杏仁核和内嗅皮质在内的记忆形成结构非常接近。AD 白质萎缩的机制尚不清楚。一种有争议的观点认为，灰质变性通过脱髓鞘引起白质萎缩，因为这些区域包含海马和杏仁核的传出连接。而另一种观点则认为，白质破坏引起 AD 的皮质病理学进展。AD 患者的白质损害引起皮质 - 皮质和（或）皮质 - 皮质下的认知网络中断，从而引起 AD 患者认知功能障碍。

3.2.2　VBM 在 CT 中的应用研究

通常在痴呆的诊断策略中，CT 用于筛查出血、肿瘤、水肿或其他器质性疾病引起的主要脑结构改变。CT 在经济性、时间分辨率和空间分辨率等方面比 MRI 更具优势。即使它用不同的机器或扫描方案。与 MRI 相比，脑 CT 图像更均质，显示的失真更小，此外，最近的 CT 数据可以从复合设备的常规研究中获得：单光子发射计算机断层扫描或正电子发射断层扫描。

CT 是由英国电气工程师 Godfrey Hounsfield 于 1967 年开发的。他的名字在 Hounsfield 单位（Hu）中得到了永恒体现，Hounsfield 单位是测量放射密度的计量单位。空气和水的 Hu 数值分别定义为 -1000Hu 和 0Hu，X 线衰减成比例缩放。虽然 CT 的组织分辨能力不如 MRI，但 CT 值 2 ～ 4Hu 的差异代表了灰质和白质之间 10% 以上的差异[47]。这种差异使分割脑 CT 图像中的灰质和白质成为可能，并可使用 VBM。

3.2.2.1　扫描参数

对于 CT 数据的采集，从放射防护的角度出发，辐射剂量应尽可能低。临床放射学中常用的脑 CT 剂量足以进行分割，而 PET/CT 或 SPECT/CT 中使用的低剂量 CT 则不可进行分割。示例参数如下：在螺旋扫描模式下，机架旋转时间为 1.0s，130kV，150 ～ 240mAs（毫安秒），以 0.5 : 1 光束为间距，每旋转一次机床进给 3mm，6mm×2mm 的探测器配置。图像经滤波后反投影，重建厚度为 3mm，显示视野为 25cm，重建矩阵为 512×512。图像质量和薄层厚度很重要。最后将图像体素大小调整到 2mm 左右进行分割。尽管 X 轴和 Y 轴有足够的分辨率，但 Z 轴应交错插入。适合和不适合分割的图像示例如图 3-3 所示。

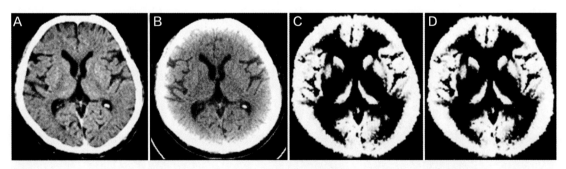

图 3-3　适合（A）和不适合（B）分割的 CT 图像。这两幅图像都是从同一个受试者身上获得的，具有不同的参数。以图 A 中的扫描参数为例说明：在螺旋扫描模式下，机架旋转时间为 1.0s，130kV，150 ～ 240mAs，以 0.5 : 1 光束为间距，每旋转一次机床进给 3mm 和 6mm×2mm 探测器配置；C. 从 A 图中分割的皮质图像；D. 从 B 图中分割出的皮质图像，D 图中的图像质量不适合 VBM

3.2.2.2 图像预处理与分割

在使用 SPM12 中的分割功能之前，使用 Image J（http://rsb.info.nih.gov/ij）对 CT 图像进行预处理。该软件被用来修剪头部边缘，并重新缩放至与 SPM12 中组织概率图相当的体素大小，约为 2mm×2mm×2mm。利用 SPM12 的分割模块对脑灰质和白质进行提取。偏倚正则化项选择"极重正则化"，偏倚 FWHM 选择"无校正"，每个组织概率图的高斯数选择"非参数"，采样距离设置为较短的采样距离"2"。图 3-4 是 CT 图像分割的样本图像并与 MRI 比较。从 CT 中分割出的灰质图像进行解剖学标准化，然后用各向同性的高斯核进行平滑，以利用部分容积效应建立灰质强度谱。灰质密度相当于位于平滑核固定体积内的灰色体素的加权平均值。因此，区域强度可以认为相当于 MRI 的灰质体积[8, 30]，基于体素的分析可以应用于这些图像。

3.2.2.3 CT-VBM 在 AD 脑萎缩中的应用

图 3-5 显示了 ¹¹C- 匹兹堡化合物（¹¹C-PiB）阳性 AD 受试者和 ¹¹C-PiB 阴性正常对照组间的基于 CT 数据的 VBM 结果。基于 CT 的 VBM 结果显示 AD 患者的灰质体积在双侧内嗅皮质、海马、前扣带回、颞极和尾状核头较认知正常者明显减少。在两种 VBM 方法比较研究中[48]，基于 MRI 的 VBM 显示 AD 组的灰质体积在双侧海马和左侧内嗅皮质等小区域内比认知正常组显著减少，但位于 Brodmann 分区 28 的左内嗅皮质在 CT 和 MRI 的 VBM 上均能观察到明显的萎缩。本研究仅利用 CT-VBM 观察到尾状核头、前扣带回和颞极的萎缩。据报道，这些区域与 AD 病理有关，在其中可观察到淀粉样沉积和神经原纤维改变[49]。一些基于 MRI 的 VBM 也报道了颞极和前扣带回的萎缩。此外，Madsen 等[50]研究发现轻度认知障碍（MCI）患者的尾状核体积减小，AD 患者的尾状核体积进一步减小。值得注意的是，由于不均匀性、失真或其他一些伪影造成的干扰可能使这些发现很难被基于 MRI 的 VBM 方法发现。

3.2.2.4 临床结果的追踪

Z 分数分析（患者体素值与正常平均值不同的标准差数，如下一节所述）有助于根据从许多对照受试者获得的正常数据库分析单个个体的数据。图 3-6 显示了 1 例 ¹¹C-PiB 阳性 AD 患者与一个正常数据库进行比较的 Z 分数分析的结果。这个正常的数据库是用从 14 个认知正常的受试者的 CT 图像中提取的灰质构建的。双侧内侧颞叶区的蓝色显示该 AD 患者灰质体积的减少超过 2 个标准差。结果表明基于 CT 的 VBM 代替 MRI 的 VBM 诊断 AD 在一定程

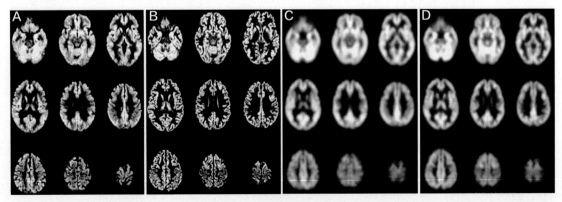

图 3-4　从同一受试者的 CT（A）和 MRI（B）中分割的皮质图像，以及各向同性高斯核（分别为 C 和 D）的平滑图像。平滑图像显示了 CT 和 MRI 中灰质分布的基本相似性

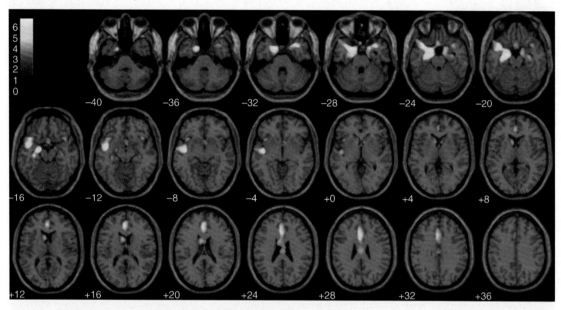

图 3-5　比较 14 例 AD 患者 [其中女性 8 例和男性 6 例，平均年龄（66.7±8.37）岁] 和 14 例年龄匹配的认知正常对照（CN）[其中女性 5 例和男性 9 例，平均年龄（65.3±4.73）岁] 结果。在 341 个连续体素的空间范围阈值下，对 AD 患者和认知正常人之间的灰质体积进行了分组分析。采用阈值为 $P < 0.001$、聚类错误发现率 < 0.05 的全脑分析进行多重比较校正主要效应

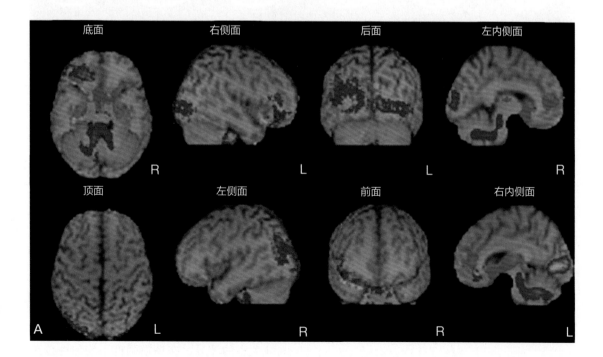

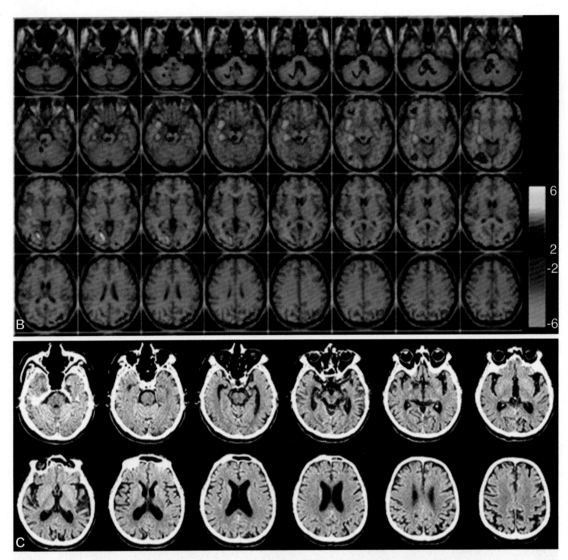

图 3-6　叠加在 MRI 模板上的 1 例 ^{11}C-PiB 阳性 AD 患者的 Z 分数图像

A. 渲染图像；B. 横轴图像；C. 原始 CT 图像。内侧颞区、颞极和双侧尾状头检测到明显萎缩，超过 2 个标准差

度上是可行的。

此外，由于同质性和普遍性，不需要考虑因机构和设备不同引起的差异，正常的数据库都可以在不同机构间采集和收集。

3.3　基于体素的阿尔茨海默病特定脑区分析系统（VSRAD）

据报道，VBM 方法比基于 VOI 的分析在鉴别 AD 和健康对照者方面显示出更高的准确性[51]。为了便于在单个受试者中使用 VBM 方法，已经开发了在 Windows 上运行的基于 SPM8 +DARTEL 的用于 VBM 分析的独立软件程序，以区分患者与健康对照组[52]（图 3-7）。首先，对 MRI 数据进行解剖学标准化，仅对 SPM 模板进行 12 个参数的仿射变换，以校正大脑大小的差异。在图像强度不均匀性校正后，采用统一的组织分割方法将 MRI 分割为

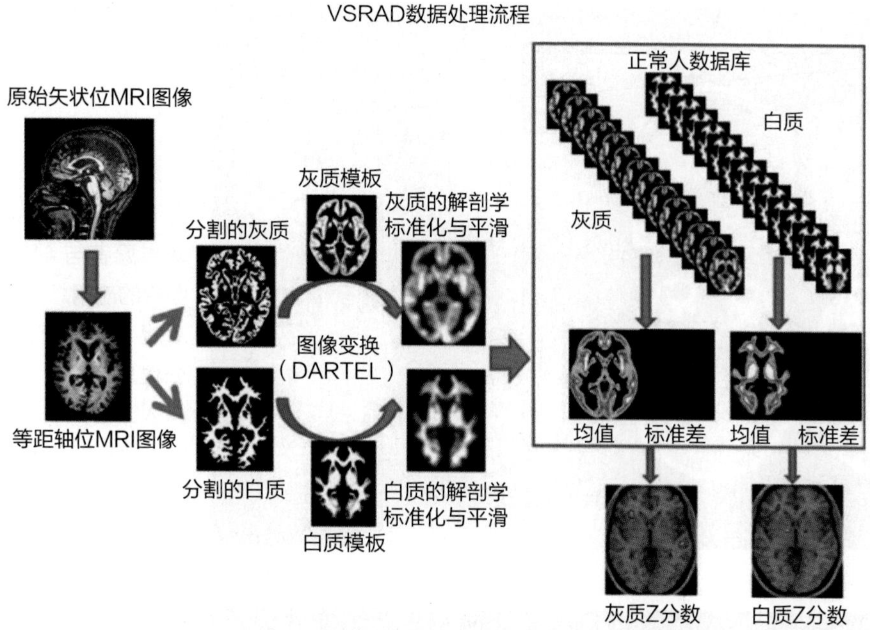

VSRAD数据处理流程

图 3-7　独立 VBM 软件 VSRAD 的数据处理通道

基于 SPM8+DARTEL 的 VBM 分析比较患者 MRI 与正常 MRI 数据库，得到灰质和白质的彩色 Z 分数图

灰质、白质和 CSF 图像。这些线性变换和分割图像通过 DARTEL 程序进行非线性变换，然后调制到 DARTEL 的自定义模板，最后使用 8mm FWHM 核进行平滑处理。每一个处理过的分割图像与 80 名健康志愿者的灰质或白质图像的平均值和标准差进行比较，使用体素-体素 Z 分数分析是否体素标准化到全局平均强度（全局标准化），Z 分数 = [（对照平均值）-（个体值）]/（对照标准差）。这些 Z 分数图通过覆盖在标准化大脑的断层图和表面渲染来显示。反转扭曲也可以将单个大脑的断层图显示 Z 分数图。该程序可以通过早期 AD 患者与健康对照组间比较所定义的内侧颞叶结构标注目标兴趣体积（volume of interest，VOI）。此软件程序的所有过程约

需要 9 分钟，使用 64 位英特尔个人计算机，i7 CPU，3.33GHz，6GB 内存。

确定了 4 个指标描述目标 VOI 和全脑萎缩的特征。第 1 个是从目标 VOI 的平均阳性 Z 分数得出萎缩的严重程度。第 2 个是显示目标 VOI 明显萎缩的区域范围，即 Z 分数超过目标 VOI 阈值 2 的坐标百分比。第 3 是一个区域在整个大脑中显示出明显萎缩的范围，即 Z 分数超过阈值 2 的坐标在整个大脑中的百分比。目标 VOI 的验证程度和范围及全脑范围这 3 个指标有助于 AD 早期诊断（图 3-8）和纵向评估（图 3-9）。第 4 个是显示目标 VOI 明显萎缩区域的范围与显示整个大脑明显萎缩区域的范围之比。这个比例可能有助于区分 AD 与其他表现为痴呆的神经精神疾病。

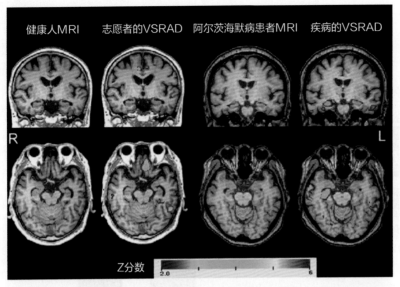

图 3-8　VSRAD 在老年健康志愿者与 AD 患者鉴别诊断中的应用

尽管 MRI 的目测检查不能区分健康志愿者（79 岁男性）和 AD 患者（68 岁女性），但 VSRAD 的 Z 分数彩色图可显示右侧颞叶内侧和外侧明显萎缩

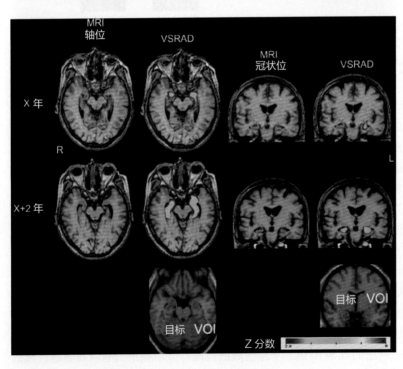

图 3-9　使用 VSRAD 对 1 例 AD 患者进行纵向 VBM 分析

VSRAD 显示 65 岁的 AD 患者发病的 2 年间，颞叶内侧灰质左侧为主进行性萎缩。在此期间，MMSE 评分从 25 分下降至 20 分。目标 VOI 萎缩的严重程度（以紫色线为主的内侧颞叶区）、目标 VOI 明显萎缩的区域范围、全脑明显萎缩的区域范围，以及目标 VOI 明显萎缩的区域范围占全脑明显萎缩区域范围的比值在 X 年分别为 1.9，44.3%，2.5% 和 17.6，在 X+2 年分别为 2.8，82.1%，2.7% 和 34.7

结　论

全脑和内侧颞叶结构的萎缩率是神经退行性变的敏感指标，并且已越来越多地用作评估 AD 潜在的疾病优化治疗试验中的预后指标。近年来，MRI 脑体积测定技术取得了一定的进展。即使在海马亚区也能进行自动绝对体积测量。在日本，独立的 VBM 软件（VSRAD）已应用于 AD 诊断的常规临床程序。与 MRI 相比，用比 MRI 同质性好、畸变小的 CT 数据进行 VBM 技术也是可行的。VBM 在 AD 的诊断和病情进展监测中作为临床评估的辅助手段，其临床应用价值将进一步提高。

参考文献

［1］Frisoni G B，Fox N C，Jack C R，et al. The clinical use of structural MRI in Alzheimer disease. Nat Rev Neurol，2010，6:67–77.

［2］Jack C R，Barkhof F，Bernstein M A，et al. Steps to standardization and validation of hippocampal volumetry as a biomarker in clinical trials and diagnostic criterion for Alzheimer's disease. Alzheimers Dement，2011，7:474–485.

［3］Geuze E，V ermetten E，Bremner J D. MR-based in vivo hippocampal volumetrics: 1. Review of methodologies currently employed. Mol Psychiatry，2005，10:147–159.

［4］Frisoni G B，Jack C R，Bocchetta M，et al. The EADC-ADNI harmonized protocol for manual hippocampal segmentation on magnetic resonance: evidence of validity. Alzheimers Dement，2014，11（2）:111–125. doi:10.1016/j.jalz.2014.05.1756.

［5］Fischl B，Salat D H，Busa E，et al. Whole brain segmentation: automated labeling of neuroanatomical structures in the human brain. Neuron，2002，33:341–355.

［6］Fujishima M，Maikusa N，Nakamura K，et al. Mild cognitive impairment，poor episodic memory，and late-life depression are associated with cerebral cortical thinning and increased white matter hyperintensities. Front Aging Neurosci，2014，6:306.

［7］Y ushkevich P A，Pluta J B，Wang H，et al. Automated volumetry and regional thickness analysis of hippocampal subfields and medial temporal cortical structures in mild cognitive impairment. Hum Brain Mapp，2015，36:258–287.

［8］Ashburner J，Friston K J. Voxel-based morphometry--the methods. NeuroImage，2000，11:805–821.

［9］Ashburner J，Friston K J. Why voxel-based morphometry should be used. NeuroImage，2001，14:1238–1243.

［10］Good CD，Johnsrude IS，Ashburner J，et al. A voxel-based morphometric study of ageing in 465 normal adult human brains. NeuroImage，2001，14:21–36.

［11］Karas G B，Burton E J，Rombouts S A，et al. A comprehensive study of gray matter loss in patients with Alzheimer's disease using optimized voxel-based morphometry. NeuroImage，2003，18:895–907.

［12］Ashburner J. A fast diffeomorphic image registration algorithm. NeuroImage，2007，38:95–113.

［13］Eggert L D，Sommer J，Jansen A，et al. Accuracy and reliability of automated gray matter segmentation pathways on real and simulated structural magnetic resonance images of the human brain. PLoS One，2012，7:e45081.

［14］Klein A，Andersson J，Ardekani B A，et al. Evaluation of 14 nonlinear deformation algorithms applied to human brain MRI registration. NeuroImage，2009，46:786–802.

［15］Raji C A，Lopez O L，Kuller L H，et al. Age，Alzheimer disease，and brain structure. Neurology，2009，73:1899–1905.

［16］Raz N，Lindenberger U，Rodrigue K M，et al. Regional brain changes in aging healthy adults: general trends，individual differences and modifiers. Cereb Cortex，2005，15:1676–1689.

［17］Resnick S M，Pham D L，Kraut M A，et al. Longitudinal magnetic resonance imaging studies of older adults: a shrinking brain. J Neurosci，2003，23:3295–3301.

［18］Matsuda H，Ohnishi T，Asada T，et al. Correction for partial-volume effects on brain perfusion SPECT in healthy men. J Nucl Med，2003，44:1243–1252.

［19］Tisserand D J，van Boxtel M P，Pruessner J C，et al. A voxel-based morphometric study to determine individual differences in gray matter density associated with age and cognitive change over time. Cereb Cortex，2004，14:966–973.

［20］Grieve S M，Clark C R，Williams L M，et al. Preservation of limbic and paralimbic structures in aging. Hum Brain Mapp，2005，25:391–401.

［21］Smith C D，Chebrolu H，Wekstein D R，et al. Age and gender effects on human brain anatomy: a voxel-based morphometric study in healthy elderly. Neurobiol Aging，2007，28:1075–1087.

［22］Curiati P K，Tamashiro J H，Squarzoni P，et al. Brain structural variability due to aging and gender in cognitively healthy Elders: results from the Sao Paulo Ageing and Health study. AJNR Am J Neuroradiol，2009，30:1850–1856.

［23］Kalpouzos G，Chételat G，Baron JC，et al. Voxel-based mapping of brain gray matter volume and glucose metabolism profiles in normal aging. Neurobiol Aging，2009，30:112–124.

［24］Terribilli D，Schaufelberger M S，Duran F L，et al. Age-related gray matter volume changes in the brain during non-elderly adulthood. Neurobiol Aging，2011，32:354–368.

［25］Giorgio A，Watkins K E，Chadwick M，et al. Longitudinal changes in grey and white matter during adolescence. NeuroImage，2010，49:94–103.

［26］Giorgio A，Santelli L，Tomassini V，et al. Age-related changes in grey and white matter structure throughout adulthood. NeuroImage，2010，51:943–951.

［27］Streitbürger D P，Möller H E，Tittgemeyer M，et al. Investigating structural brain changes of dehydration using voxel-based morphometry. PLoS One，2012，7:e44195.

［28］Hutton C，Draganski B，Ashburner J，et al. A comparison between voxel-based cortical thickness and voxel-based morphometry in normal aging. NeuroImage，2009，48:371–380.

［29］Braak H，Braak E. Staging of Alzheimer's disease-related neurofibrillary changes. Neurobiol Aging，1995，16:271–278.

［30］Ohnishi T，Matsuda H，Tabira T，et al. Changes in brain morphology in Alzheimer disease and normal aging: is Alzheimer disease an exaggerated aging process? AJNR Am J Neuroradiol，2001，22:1680–1685.

［31］Matsuda H，Kitayama N，Ohnishi T，et al. Longitudinal evaluation of both morphologic and functional changes in the same individuals with Alzheimer's disease. J Nucl Med，2002，43:304–311.

［32］Chetelat G，Desgranges B，de la Sayette V，et al. Dissociating atrophy and hypometabolism impact on episodic memory in mild cognitive impairment. Brain，2003，126:1955–1967.

［33］Rémy F，Mirrashed F，Campbell B，et al. V erbal episodic memory impairment in Alzheimer's disease: a combined structural and functional MRI study. NeuroImage，2005，25:253–266.

［34］Hirata Y，Matsuda H，Nemoto K，et al. V oxel-based morphometry to discriminate early Alzheimer's disease from controls. Neurosci Lett，2005，382:269–274.

［35］Di Paola M，Macaluso E，Carlesimo GA，et al. Episodic memory impairment in patients with Alzheimer's disease is correlated with entorhinal cortex atrophy. A voxel-based morphometry study. J Neurol，2007，254:774–781.

［36］Hämäläinen A，Pihlajamäki M，Tanila H，et al. Increased fMRI responses during encoding in mild cognitive impairment. Neurobiol Aging，2007，28:1889–1903.

［37］Leube D T，Weis S，Freymann K，et al. Neural correlates of verbal episodic memory in patients with MCI and Alzheimer's disease--a VBM study. Int J Geriatr Psychiatry，2008，23:1114–1118.

［38］Schmidt-Wilcke T，Poljansky S，Hierlmeier S，et al. Memory performance correlates with gray matter density in the ento-/perirhinal cortex and posterior hippocampus in patients with mild cognitive impairment and healthy controls--a voxel based morphometry study. NeuroImage，2009，47:1914–1920.

［39］Goto M，Abe O，Miyati T，et al. Entorhinal cortex volume measured with 3T MRI is positively correlated with the Wechsler Memory Scale-Revised logical/verbal memory score for healthy subjects. Neuroradiology，2011，53:617–622.

［40］Chételat G，Villemagne V L，Pike K E，et al. Independent contribution of temporal beta- amyloid deposition to memory decline in the pre-dementia phase of Alzheimer's disease. Brain，2011，134:798–807.

［41］Nho K，Risacher S L，Crane P K，et al. Voxel and surface-based topography of memory and executive deficits in mild cognitive impairment and Alzheimer's disease. Brain Imaging Behav，2012，6:551–567.

［42］Whitwell J L，Dickson D W，Murray M E，et al. Neuroimaging correlates of pathologically defined subtypes of Alzheimer's disease: a case-control study. Lancet Neurol，2012，11:868–877.

［43］Ishii K，Kawachi T，Sasaki H，et al. V oxel-based morphometric comparison between early- and late-onset mild Alzheimer's disease and assessment of diagnostic performance of z score images. AJNR Am J Neuroradiol，2005，26:333–340.

［44］Matsunari I，Samuraki M，Chen W P，et al. Comparison of ^{18}F-FDG PET and optimized voxel-based morphometry for detection of Alzheimer's disease: aging effect on diagnostic performance. J Nucl Med，2007，48:1961–1970.

［45］Frisoni G B，Pievani M，Testa C，et al. The topography of grey matter involvement in early and late onset Alzheimer's disease. Brain，2007，130:720–730.

［46］Li J，Pan P，Huang R，et al. A meta-analysis of voxel-based morphometry studies of white mater volume alterations in Alzheimer's disease. Neurosci Biobehav Rev，2012，36:757–763.

［47］Yamamura H，Kaga S，Kaneda K，et al. Head computed tomographic measurement as an early predictor of outcome in hypoxic-ischemic brain damage patients treated with hypothermia therapy. Scand J Trauma Resusc Emerg Med，2013，21:37.

［48］Imabayashi E，Matsuda H，Tabira T，et al. Comparison between brain CT and MRI for voxel-based morphometry of Alzheimer's disease. Brain Behav，2013，3:487–493.

［49］Braak H，Braak E. Neuropathological stageing of Alzheimer-related changes. Acta Neuropathol，1991，82（4）:239–259.

［50］Madsen S K，Ho A J，Hua X，et al. 3D maps localize caudate nucleus atrophy in 400 Alzheimer's disease，mild cognitive impairment，and healthy elderly subjects. Neurobiol Aging，2010，31:1312–1325.

［51］Testa C，Laakso M P，Sabattoli F，et al. A comparison between the accuracy of voxel-based morphometry and hippocampal volumetry in Alzheimer's disease. J Magn Reson Imaging，2004，19:274–282.

［52］Matsuda H，Mizumura S，Nemoto K，et al. Automatic voxel-based morphometry of structural MRI by SPM8 plus diffeomorphic anatomic registration through exponentiated lie algebra improves the diagnosis of probable Alzheimer Disease. AJNR Am J Neuroradiol，2012，33:1109–1114.

Aya M. Tokumaru，Yuko Saito，Shigeo Murayama，and Keita Sakurai

摘　要：神经放射学家对各种原因引起的痴呆的诊断是通过对临床上表现为认知障碍患者的影像学表现确定的，并向临床工作提供直接有助于治疗、照顾和护理的信息。引起痴呆的疾病较多，包括退行性痴呆、脑血管性痴呆、特发性正常颅压脑积水、代谢紊乱、中毒、脑炎和脑病，不同种类的痴呆诊断流程有很大的差异。诊断出可以治愈的疾病和独立的影像学评估是非常重要的。影像资料需要从多个角度进行评估，同时要结合患者、临床科室医师、当地医师、护士、护理人员和家庭的临床信息及通过多种方式获得的信息综合考虑。

　　痴呆的特点之一是病程长。目前，关键是通过先进的医学技术做到早期诊断。为实现该目标，需要所有人都努力，而不是"对疾病进行过早不成熟的判断，并做出相应的诊断"。同时，由于老年人特有的问题，对临床检查过程很长或处于进展期的患者，影像学检查和诊断比较困难。在实际临床工作中，AD 合并脑血管病（CVD）和路易体病（DLB）并不罕见。

　　本章主要介绍引起痴呆的主要疾病——老年 tau 蛋白病的影像学表现。同时，讨论其他可能引起痴呆的多种疾病，其影像学表现是鉴别诊断的关键。

关键词：老年 tau 蛋白病，颗粒性痴呆，淀粉样血管病

4.1　老年 tau 蛋白病

　　老年 tau 蛋白病是一组引起神经病变的神经退行性疾病，由于 tau 蛋白在神经元和胶质细胞中的积聚，逐渐发展成痴呆[1-6]。Tau 蛋白是一种微管结合蛋白，根据与微管结合位点的数量，分为 3- 和 4- 重复的 tau 异构体。大多数 tau 蛋白病与颗粒性痴呆（dementia with grains，DG）有关，神经纤维缠结型（senile dementia of the neurofibrillary tangle type，SD-NFT），进行性核上性麻痹（progressive supranuclear palsy，PSP）和皮质基底节变性（corticobasal degeneration，CBD/CBS），球状神经胶质 tau 蛋白病（globular glial tauopathies，GGT）等老年痴呆主要为 4- 重复 tau 积聚，而 Pick 病为 3- 重复 tau 积聚为主（表 4-1）。

表 4-1　老年 tau 蛋白病

1. 颗粒性痴呆：DG
2. 神经纤维缠结型老年痴呆：SD-NFT
3. 进行性核上性麻痹：PSP
4. 皮质基底节变性：CBS
5. 皮克病
6. 弥漫性神经纤维缠结伴有钙化：DNTC
7. 球状神经胶质 tau 蛋白病：GGT

在 1999 年 8 月—2012 年 5 月的东京都老年医学中心和老年学研究所的大脑库中，对 1212 名死亡患者（其中男性 689 名，女性 523 名，年龄在 31 ～ 104 岁）进行连续尸检，在神经退行性病变组，约 19% 可见 AD，DG 和 NFTD 各占 18%，其后为 DLB，临床痴呆比例（CDR）为 0.5。此外，老年 tau 蛋白病性痴呆，包括有并发症者占大多数（57%）（图 4-1）[4,5]。在 CDR 为 1 或更高的组群中，诊断为 AD 者占 35%，DLB 为 19%。同时，老年 tau 蛋白病，包括表现为复杂病理特征者占 33%。这些结果表明，在老年痴呆患者中，老年 tau 蛋白病是非常重要的基本病理改变。在临床和影像学诊断中需要考虑。

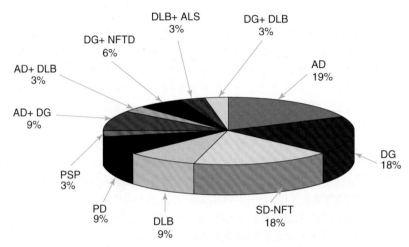

图 4-1　CDR = 0.5，退行性痴呆的病理基础

AD. 阿尔茨海默病；DG. 颗粒性痴呆；SD-NFT. 神经纤维缠结型老年痴呆；DLB. 路易体痴呆；PD. 帕金森病；PSP. 进行性核上性麻痹；ALS. 肌萎缩侧索硬化症（已授权 [5]）

4.2　颗粒性痴呆

4.2.1　疾病的概念

颗粒性痴呆（DG）是一种晚发性痴呆，Braak 和 Saito 等提出在形态学特征上，神经元突起中存在丰富的纺锤形嗜银颗粒，少突胶质细胞中存在卷曲小体 [1-4]。除了 AD 和 DLB 外，本病被认为是引起老年性痴呆一种重要的疾病（表 4-1，图 4-1）。在神经病理学上，该病的特点是嗜银颗粒的沉积，这些颗粒是用 Gallyas-Braak 银浸渍法染色发现的。颗粒沉积首先出现在周围脑回，逐渐扩散到周围的额叶和颞叶的皮质。Saito 等也提出了根据病变的区域将疾病的神经病理分期分为 Ⅰ～Ⅲ 期，痴呆发生在 Ⅲ 期 [4]。图 4-2 显示了 DG 的病理变化。据报道，在 AD 患者中，受影响区域接近早期出现病理的变化部位，并且随着疾病的进展，可与 AD 发生区域重叠。

4.2.2　临床诊断的问题

颗粒性痴呆的临床诊断标准尚未确定。因此，在很多患者中 DG 被诊断为另一种背景病理疾病，包括血管性痴呆和 AD。建立基于背景病理的临床诊断标准被认为可提供合适的治疗、照顾和护理 [4-7]。

通过神经病理学诊断为 DG 的病史分析有证据表明，这种疾病有以下特点：①进展缓慢；②显示额、颞叶痴呆的症状，如人格变化，易怒和沟通能力差；③健忘作为一个

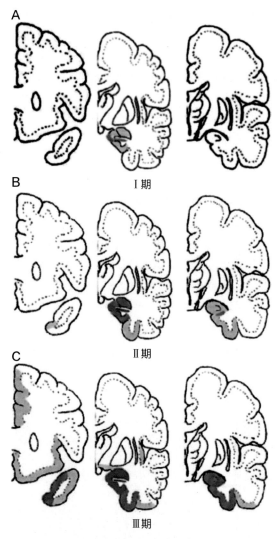

图 4-2　DG 的神经病理分期

在每个病理分期嗜银颗粒（AGs）的解剖区域分布如图。经过胼胝体膝、乳头体和外侧膝状体的 3 个冠状位层面。Ⅰ期：AGs 位于周围脑回、海马前回 CA1、前内嗅区和杏仁核。Ⅱ期：AGs 在内侧颞极、后下脚、内嗅和经鼻皮质更明显。Ⅲ期：AGs 累及扣带前回、隔膜、伏隔，除了内侧颞叶外，还有直回、岛叶皮质和下丘脑。很可能是嗜银颗粒Ⅲ期的病理改变导致认知功能下降（已授权 [2]）

频发的初始症状；④患者年龄比其他退行性变者要大 [5-7]。由于老年人 AD、SD-NFT 和血管性痴呆等与 DG 常见的并发症也使其临床诊断困难。因此，虽然 DG 的临床诊断标准很难制订，但迫切需要将 DG 的临床、影像学和病理因素联系起来，建立其临床诊断标准，并通过神经病理学的认可。

AD 的根治性治疗如 Aβ 疫苗治疗是基于淀粉样蛋白级联假说、tau 靶向药物，以及分泌酶抑制剂的发展，进一步增加了准确诊断轻度认知障碍（MCI）的必要性，MCI 是 AD 患者发病的一种前兆。AD 的根治性治疗不能有效地治疗无 β- 淀粉样沉积的 DG，所以 MCI 阶段甚至更早的准确诊断是必不可少的。DG 的临床症状与国际 AD 诊断标准中描述的症状重叠，并与其形态分化有关。除临床和神经精神病学诊断外，有待整合神经影像学客观数据的评估方法的发展。

4.2.3　DG 的 MRI 表现

在典型的 DG 中，MRI 显示周围脑回萎缩 [5, 6]（图 4-2 ～图 4-5）。许多 DG 患者表现为不对称萎缩；然而，也有一些患者左、右侧之间的区别并不明确。随着痴呆的进展，萎缩区向颞叶和额叶大范围拓展。

海马旁回附近内侧颞叶的结构，如内嗅皮质和周围脑回最早发生变化，需要在 AD 和 DG 早期进行 MRI 检查；然而，这些结构非常小，在这种情况下对萎缩的视觉评价很难。MRI 有许多优点，其中最大的优点是它的无创性和可重复性。因为单独视觉评估的客观性不足，就采用了统计图像分析来克服这个限制。在痴呆诊断中，基于体素的形态测量学（VBM）有助于客观评估灰质体积，其中统计图像分析技术也有报道。在未来，通过周围脑回萎缩情况统计对比，这是 DG 的一种初始病理变化，可以鉴别 DG 与包括 AD 在内的其他退行性痴呆，对 DG 患者感兴趣区的设定，区分 DG 和 AD 的软件有待开发。图 4-2 是在患者体内神经病理诊断显示中，明显有不对称的内侧颞叶萎缩，CT 检查可显示。该部位存在大量的

Gallyas-Braak 嗜银颗粒，证实为 DG 诊断。但是，周围脑回在疾病的早期阶段显示有嗜银颗粒的沉积和萎缩，非常接近 AD 早期萎缩的内嗅皮质，萎缩程度在 AD 中也可能是不对称的，从而增加了鉴别诊断难度。

使用多种模式相结合的评估，特别是使用 PIB[8, 9]，被认为可以反映 β 淀粉的积聚，是一种区分 AD 和 DG 的有用工具。在图 4-4 所示的患者中，海马旁回萎缩清晰，不存在 PIB 的积累，因此有必要疑诊为不同于 AD 的病理状态。如果随着临床评估的进展，用于标记 β 淀粉样蛋白的 PET 制剂，包括 PIB 构成 AD 的一个核心病理特征，反映淀粉样蛋白在影像中的积累过程变得清晰，对淀粉样蛋白成像的使用有监测治疗和护理作用，早期的诊断将有提升。另外，特异性的磷酸化 tau 标志物的 PET 的发展也在进行中，特异性 tau 脑病诊断的可能性也逐渐增加。

虽然仍然有争议，但在 FDG-PET 上观察到 DG 的一个特征是内侧颞叶葡萄糖代谢减少。显示这一变化的区域相对有限，外侧颞叶和顶叶的代谢相对于疾病分期通常表现完好。典型 AD 病理改变首先出现在扣带后回和楔前叶，然后发展到顶叶、外侧、内侧颞叶和额叶。此外，进展模式可能不同于代谢下降。

在脑灌注 SPECT 上，AD 典型模式也是从顶叶和颞叶相关皮质发展至额叶相关皮质。脑灌注 SPECT 诊断 DG 的有效性尚未能确定；然而，在内侧颞叶可观察到脑血流减少，血液减少的区域是有限的。统计图像分析的技术已经在脑灌注 SPECT 中采用，而不依赖于视觉评价或武断地设置感兴趣的区域。三维立体定向表面投影（3D-SSP）可通过投影在脑表面分析结果。使用 Matsuda 等开发的简易 Z 评分成像系统，利用 SPECT 三维成像系统在各种设备获得脑模图像，系统之间的差异得到纠正，并建立了设备共享的正常图像数据库 [10-12]。

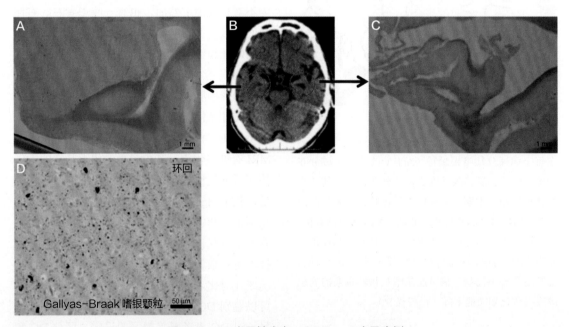

图 4-3　90 岁男性患者，CDR = 1 痴呆病例

A. 右侧内侧颞叶：显微镜标本（KB 染色）无明显萎缩；B. 头颅 CT 显示侧脑室左侧内角扩张，提示内侧颞叶萎缩，包括环回和海马旁回；C. 左侧内侧颞叶：显微镜标本（KB 染色）显示杏仁核、海马前侧、环回至内嗅皮质萎缩；D. 左侧内侧颞叶有大量 Gallyas-Braak 嗜银颗粒存在，尤其是在环回中（已授权 [5]）

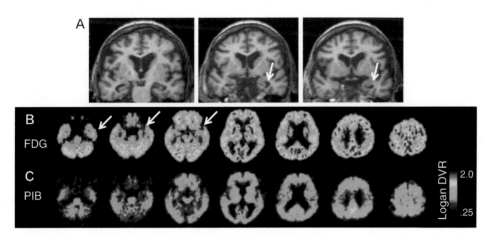

图 4-4　70 岁女性患者

A.MRI 三维 T_1 加权像显示侧脑室左下角扩张（白色箭），提示左侧为主的前内侧颞叶萎缩；
B.FDG-PET 显示以左侧为主的额颞叶葡萄糖代谢下降（白色箭）；C.^{11}C PIB-PET 研究结果
为阴性，表明该患者没有 Aβ 积聚（文献已授权 [5]，感谢 Kenji Ishii 医师提供）

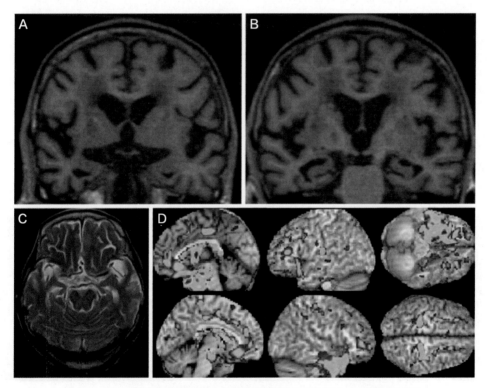

图 4-5　1 例经病理诊断证实为颗粒性痴呆的 80 岁女性患者的 MRI

她有 6 年的认知障碍病史，最后诊断为阿尔茨海默病。A、B. 冠状位三维 T_1 加权像显示右
侧为主的内侧颞叶不对称萎缩，包括环回和海马旁回；C. 此外，T_2 加权像显示右侧为主的
双侧杏仁核萎缩；D. 阿尔茨海默病体素特异性区域分析系统（VSRAD）的基于体素的形态
测量可以客观地显示这种以右侧为主的颞叶和边缘系统不对称萎缩

4.3　神经纤维缠结型老年痴呆（SD-NFT）

4.3.1　疾病的概念

SD-NFT 是 Yamada 等根据最近的神经病理学发现提出的一种新型痴呆[13-16]。它是除 AD 和 DLB 外的一种重要的诱发老年痴呆的疾病（表 4-1）。在神经病理学上，这种疾病的特点是海马旁区有大量的 NFT 沉积，老年斑块无或少见。

2014 年，有学者建议将 SD-NFT 称为原发性年龄相关性老年 tau 蛋白病（PART）[17]，但在 2015 年又提出了一个相反的论点，即部分 PART 只是 AD 的一种亚型[18]。通过神经病理学、生物化学、神经影像学各方面的知识建立本病概念和临床诊断。为了阐明 SD-NFT 疾病的概念，这篇报道阐述了目前已建立的背景病理学的知识。

4.3.2　临床诊断

临床特点：①随着年龄的增长记忆障碍加重；②进展缓慢；③海马区萎缩，可观察到轻度弥漫性脑萎缩；④可与 AD 和其他退行性痴呆相鉴别[13-15]。

4.3.3　MRI 表现

目前尚无完整描述影像诊断特点的报道，但有必要在高龄患者中积累缓慢进展的痴呆病例，考虑鉴别 AD 和嗜银性颗粒性痴呆的可能性[19]，基本治疗药物的研发，适当地进行临床试验，并计划精准治疗、照顾及护理计划。

图 4-6 显示的是 1 例 90 多岁的女性患者，在她 80 多岁时因健忘而患上痴呆，痴呆的进展相对缓慢。在发病 6 年后患者 MMSE 的评分为 23，MRI 图像出现异常。如 DG 患者中观察到偏侧的杏仁核萎缩不能确定，而要通过进行视觉检查，以及基于体素的阿尔茨海默病特定脑区分析系统（VSRAD）软件[20]，评估萎缩进展至海马后区。若基于淀粉样蛋白成像的摄取为阴性，应该考虑 SD-NFT。

在 SD-NFT 中，神经纤维缠结广泛存在于海马旁回和海马，并伴有神经元丢失和胶质增生。形态变化与神经病理变化相对应，可观察到海马旁回和海马区萎缩[13-15]。发生这些形态变化时，需要鉴别 AD 和 DG。SD-NFT 中可观察到萎缩延伸到海马后区，与 DG 形成对比，DG 的萎缩开始于周围脑回，并在内侧颞叶的腹侧明显。AD 患者有伴随疾病进展的全脑萎缩是明确的，而在 SD-NFT 脑皮质萎缩较

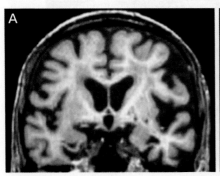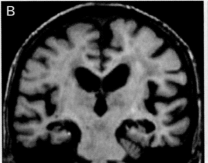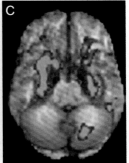

图 4-6　神经纤维缠结型老年痴呆：SD-NFT

90 多岁女性的 MRI，患者在 80 多岁时患上健忘型痴呆，痴呆进展相对缓慢。发病 6 年后的 MRI 图像 MMSE 评分为 23。A、B. 冠状三维 T_1 加权像显示海马萎缩，而在 DG 中观察到的那种严重的单侧杏仁核萎缩，这里并未见到（已授权[79]）。C. VSRAD 软件基于体素的形态测量可以客观显示海马区至海马后区的萎缩

轻微。当形态萎缩明显，而认知障碍的进展非常轻微时，鉴别 SD-NFT 和 DG 非常有必要。不像 DG 那样，SD-NFT 在早期表现为萎缩向海马后部延伸。目前单独从视觉上观察 MRI 鉴别 AD 非常困难，SD-NFT 与疾病分期相应的脑萎缩的程度较 AD 轻。

目前尚无相关脑血流的 SPECT 报道，部分病例显示内侧颞叶血流减少，类似于 AD 的模式。使用 PIB 进行淀粉样成像呈阴性，PIB 可反映 Aβ 积累。PET 特异性标记磷酸化 tau 制剂开发和应用可能会拓展特异性诊断的可能性，并成为鉴别 AD、DG 和 SD-NFT 的有用工具。准确的早期诊断对于基础治疗，早期和临床前诊断和临床试验是必不可少的，为此，积累基于病理的临床和影像学发现是迫切需要的[14,15]。

虽然很难说评估系统已经建立，但在嗜银颗粒痴呆 FDG-PET 的特征表现为内侧颞叶糖代谢减少。在疾病进展中，它是相对局限的，外侧颞叶和顶叶代谢不受影响。在一些病例中，SD-NFT 表现类似于 DG 的趋势，难以与 AD 鉴别。病理学的积累是必要的，AD、DG 或 DL 与 SF-NFT 并存的病理学改变也有报道[4,16]。需要认识到老年痴呆者存在复杂的病理学改变的比率较高。

4.4　进行性核上性麻痹

4.4.1　疾病的概念

进行性核上性麻痹（PSP）是一种神经退行性疾病，由 Steel 等提出，在 1964 年报道了包括解剖病例在内的 9 例患者[21]。它是一种 tau 蛋白病，表现为中脑和小脑上脚萎缩，黑质和蓝斑核褪色，以及包括苍白球、丘脑下核、小脑齿状核在内的广泛区域的病理变化，组织学上以簇状星形胶质细胞为特征。

4.4.2　临床表现

这种疾病发生在 40 岁以后，进展缓慢，

其特点是核上性垂直凝视麻痹，由于姿势维持功能受损而频繁跌倒，从发病早期开始出现帕金森病和步态障碍[22]。

在对病理诊断为 PSP 的临床症状的研究中，临床症状表明痴呆的发病率很高，比如人格改变/额征、心理症状和记忆障碍/认知障碍，分别占 33%、18% 和 32%，表明 PSP 是一种重要的认知障碍疾病[23,24]。由于头部损伤引起的跌倒会影响预后，基于影像学的准确诊断有助于进行精确治疗、照顾和医疗护理。

近年来，PSP 的临床和病理多样性得到了证实。Richardson 等[21] 报道经典的 PSP 显示早期体位不稳、跌倒和核上性凝视麻痹，即所谓的 Richardson 综合征（Richardson syndrome，PSP-RS），约占所有病例的 50%。此外，PSP 亚型表现出不同的临床和病理谱[25]，如 PSP- 帕金森类病（PSP Parkinson's disease，PSP-P）难以与帕金森病（PD）、单纯性运动鉴别，伴有门冻症的 PSP- 单纯性运动不能（PSP simple dyskinesia，PSP-PAGF）先于门冻症，PSP-PNFA 会出现失语症，PSP-CBS 会出现对称性皮质类综合征，少数伴有小脑共济失调（cerebellar ataxia，PSP-C）的患者会出现小脑症状，影像学表现可反映每个亚型。

在临床病理上，PSP 与 AD、PD 和 DLB 在病理上重叠，通过临床和神经影像学诊断这些并发症比较困难。神经放射科医师的重要作用是仔细了解病史和个体的影像学表现，根据这些重叠的表现提出诊断建议。

4.4.3　MRI 发现

4.4.3.1　PSP-RS

MRI 有助于诊断 PSP-RS。矢状位的检查是基本序列，典型矢状位图像上特征是中脑萎缩与相对正常的脑桥共同组成，称之为"蜂鸟征"或"企鹅 - 剪影征"，是重要的影像学表现[26,27]（图 4-7，图 4-8）。横断面图像可显示

中脑萎缩和在上丘水平中脑前后径的变小，称为"牵牛花征"或"米老鼠征"（图 4-7）[28]。

小脑上脚的萎缩反映了小脑齿状核退化引起的继发性传导通路改变，具有较高的诊断价值（图 4-7，图 4-8）[29]。此外，第三和第四脑室的扩大和脑桥被盖、前扣带回和内侧额叶的萎缩也有助于诊断[30]。在苍白球、导管周围区域和小脑上脚可观察到 T_2WI 高信号（图 4-8）[31]。这些萎缩的变化可以在中央矢状位图像通过面积测量和基于体素的形态学测量（VBM）客观地评估。除了中脑被盖，使用 VBM 对中央前回、尾状核、丘脑和小脑附近的额叶萎缩评估也有报道[32-35]。然而，神经放射科医师应该明白，在疾病早期过程中 PSP-RS 也可能不会表现出中脑萎缩（图 4-9）。

关于用扩散张量成像（DTI）评价水扩散率的微观结构变化，据报道，不仅 PSP 与其他帕金森病之间存在差异，而且和 PSP-RS、PSP-P 之间也存在差异[36]，更要重视 DTI 在小脑上脚中的评估及常规形态学成像[37, 38]。

磁敏感加权像（SWI）是一种具有较长回波时间的技术，伴有高分辨率全血流补偿的三维 GRE 序列，比传统的 T_2 加权像对脑内矿化物具有更高的敏感性，包括铁沉积和血液产物[39, 40]。另外，该序列可以得到更好的解剖图像，其中基底节区的结构容易识别。既往的 SWI 研究报告中，铁沉积在红核有助于鉴别 PSP 与其他帕金森病综合征[41, 42]。

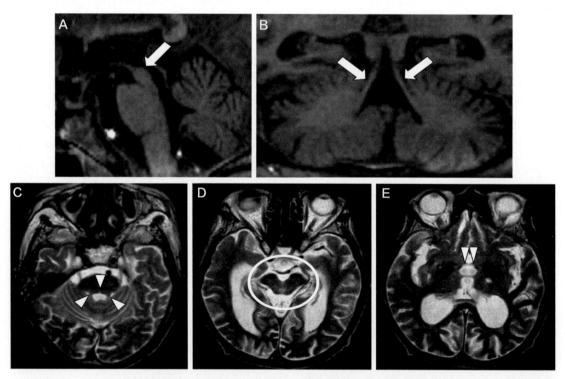

图 4-7　PSP-RS，80 岁男性患者，病理证实为 PSP（PSP-RS）

A、B. 症状发作 8 年后，矢状位和斜冠状三维重建 T_1 加权像（T_1WI）显示中脑被盖和小脑上脚严重萎缩（箭）。脑干的这种特征形状，包括变小的中脑凹陷轮廓和大脑桥，提示"蜂鸟征"或"企鹅 - 剪影征"，是典型的 PSP 的影像征象。C～E. 脑桥被盖、双侧小脑上脚（C，箭头）萎缩，中脑前后径缩小，称为"米老鼠征"（D，圆圈），丘脑、第三脑室扩张（E，双箭头）也是横轴位 T_2 加权像（T_2WI）上的典型征象。左侧丘脑小圆形高信号提示陈旧性脑梗死

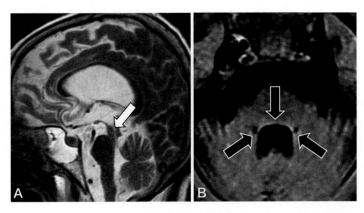
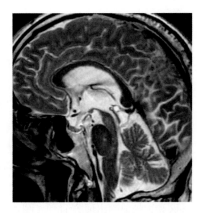

图 4-8　PSP-RS，70 岁女性患者，病理证实的 PSP（PSP-RS）
A. 症状出现 9 年后，除了典型的中脑萎缩（箭）外，矢状位 T₂WI 还显示出胼胝体萎缩和额叶脑沟扩张，提示额叶萎缩；B. 在液体衰减反转恢复（FLAIR）图像（箭）上，小脑上脚和脑干被盖呈轻微高信号也是 PSP 的特征性表现（由 Fuji Yokoi 医师提供，成田纪念医院）

图 4-9　60 岁女性患者，经病理诊断证实为 PSP（PSP-RS）
与图 4-7 和图 4-8 的进展期患者相比，在症状出现 2 年后采集的矢状位 T₂WI 没有显示出典型的中脑被盖和胼胝体萎缩

4.4.3.2　PSP 亚型

已有报道提示 PSP 亚型患者中脑和小脑上脚萎缩较 PSP-RS 轻。为了正确诊断这些亚型，放射科医师应该关注不同的区域，包括苍白球、额叶和大脑脚，而不只是中脑[42]。使用统计成像对萎缩区域评价分析疾病类型，如 VBM 分析，在未来研究中会越来越多[34, 42-47]。

4.4.3.3　PSP-P

PSP-P 是继 PSP-RS 之后第 2 个常见的亚型，占 PSP 的 20% ～ 35%。PSP-P 的 tau 病理学改变较 PSP-RS 轻，两组之间的分布模式相似：丘脑下核和黑质受累最严重。虽然黑质在 PSP-P 中受到严重影响，可通过 PSP-P 与 PSP-RS 的临床特征进行鉴别，比如震颤和中度左旋多巴反应性，可能是由于多巴胺在 PSP-RS 中的黑质外中脑耗竭程度较低[25, 48]。一些病例中患者早期对左旋多巴的反应良好，但与 PD 相比，病情阶段进展更快。随着疾病的进展，眼瘫和体位不稳出现，对左旋多巴的反应性变差。与典型 PSP-RS 相比，中脑萎缩的程度在这种亚型中较轻（图 4-10）。另一个重要的观点是 PSP-P 患者小脑上脚萎缩较轻。因此，只有通过脑桥 / 中脑比值才能鉴别 PSP-P 和 PD 患者，但诊断准确率相对较低（敏感性＝60%，特异性＝96%，准确性＝86%）[49]。定量分析报告表明，PSP-P 中脑萎缩不如 PSP-RS 明显，而中脑、小脑上脚、丘脑和额叶白质萎缩也比 PSP-RS 更轻微[34]。

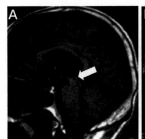
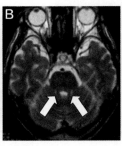
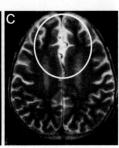

图 4-10　90 岁男性患者，经病理诊断证实为 PSP-P
A、B. 与典型的 PSP-RS 病例相比，中脑被盖（A，箭）和小脑上脚（B，箭）在矢状位和轴位图像上均无明显萎缩改变；C.T₂WI 显示前扣带回（圆圈所示）萎缩

4.4.3.4　PSP-PAGF

PSP-PAGF 的特点是早期在行走、写作、说话、行走障碍。在疾病第 1 个 5 年没有僵硬、震颤、认知障碍或眼睛运动异常。左旋多巴无效。在目视检查中没有观察到任何特征性变化 [50]。但是，A.Tokumaru 等发现苍白球 T_2 信号延长可作为该亚型的诊断线索 [51]（图4-11）。在 VBM 分析中，与正常对照相比，丘脑、苍白球、额叶、顶下小叶、颞叶和边缘叶包括海马区和扣带前回出现萎缩 [52]（图4-11）。积累大样本研究与 PSP-RS 和其他 PSP 亚型相关联的形态差异及临床诊断和病理背景是有必要的。

4.4.3.5　PSP-PNFA

有一种罕见的 PSP 亚型，可引起明显的进行性言语和语言功能障碍，称为进行性非流利性失语症（PNFA）。PNFA 是一种已知的伴有额颞叶变性（FTLD）的疾病。同时，由于患者有 PSP 的病理背景，存在跌倒的风险，因此准确的病理诊断对患者照顾和护理非常重要。图中报道的 PSP-PNFA 主要表现为额叶萎缩，尤其是左侧，伴有同侧大脑脚萎缩 [53-55]（图4-12，图4-13）。

中脑萎缩不如 PSP-RS 明显，但较正常人可见萎缩，基于这一点可做出诊断。据 VBM 研究，在言语异常和前外侧裂周围区异常的 PNFA 病例中，萎缩的主要皮质区是前运动区和辅助运动区 [54, 56]（图4-12，图4-13）。需要综合临床、病理和影像学进行分析。

4.4.4　鉴别诊断

MRI 中央矢状位影像显示中脑被盖萎缩是重要的表现，据此可做出 PSP 的诊断。但是 PSP 并非唯一引起中脑被盖萎缩的疾病，最重要的是与皮质基底节变性（corticobasal degeneration，CBD）疾病相鉴别。在 CBD，皮质萎缩有偏侧性，但伴有大脑脚萎缩的偏侧性，鉴别诊断困难，因为 PSP-PNFA 和 PSP-CBS 也具有偏侧性。据 VBM 报道，CBD 白

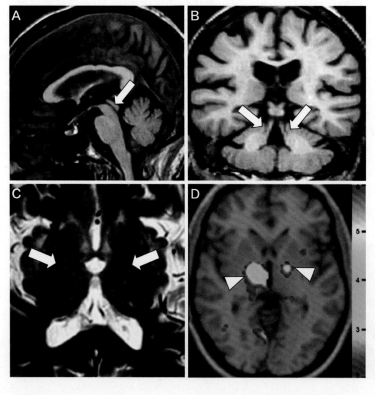

图 4-11　80 岁女性，经病理诊断证实为 PSP（PSP-PAGF）A、B. 与典型 PSP-RS 病例相比，矢状位和重建斜冠状位 3D T_1WI 上，中脑被盖（A，箭）、胼胝体和小脑上脚（B，箭）无明显萎缩改变；C. 同时，T_2WI 显示以右侧为主的双侧苍白球区（箭）三角形高信号；D. 值得注意的是，VSRAD 软件上的基于体素的形态测量（VBM）可以客观地显示右侧为主的双侧苍白球和右侧丘脑（箭头）的萎缩，这两个部位是 PSP 患者病理改变的预测部位。萎缩程度使用彩虹刻度彩条上的 Z 评分表示

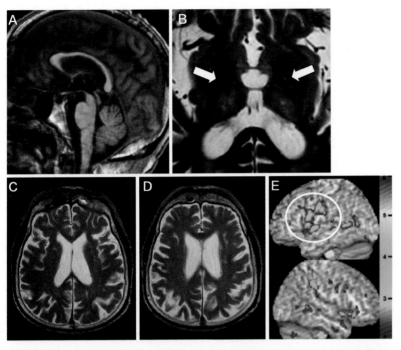

图 4-12　80 岁男性，经病理诊断证实为 PSP（PSP-PNFA）

A. 矢状位 3D T_1WI 显示中脑轻度萎缩；B.T_2WI 显示双侧苍白球（箭）棒状高信号。C ～ E. 在 T_2WI 图像（C、D）目测难以评估左侧为主的额叶萎缩，但 VSRAD 软件上的 VBM 分析可显示左侧为主的额叶灰质和白质萎缩。3D 视图突出显示了左额叶灰质萎缩，特别是在布罗卡区（E，圆圈）

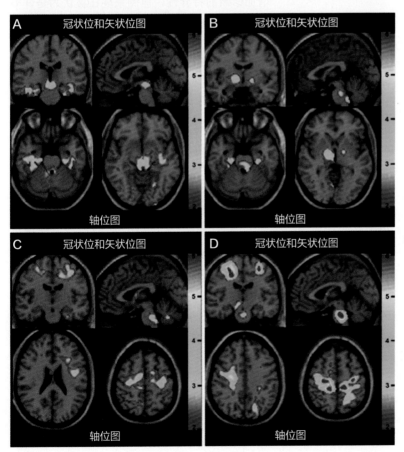

图 4-13　VBM 分析结果的轴位图像，分别是经病理证实的 PSP-RS（A）、PSP-PAGF（B）、PSP-PNFA（C）和 PSP-CBS（D）患者的图像

VBM 分析可显示 PSP 临床亚型的特征性白质萎缩，表现为 PSP-RS 的中脑和小脑上脚萎缩、PSP-PAGF 的苍白球萎缩、PSP-PNFA 的左额叶包括额下回的萎缩、PSP-CBS 中央沟周围不对称的额顶叶萎缩改变。此外，大多数亚型可见脑桥被盖的萎缩

质的病理学改变较 PSP 明显,有利于鉴别诊断。除肉眼观察图像外,也有 VBM 方法的报道。Machado-Joseph 病和齿状核 - 苍白球萎缩,是常染色体显性脊髓小脑共济失调的形式,也可以表现为中脑和小脑上脚萎缩。中脑萎缩也可能发展为特发性正常颅压性脑积水(idiopathic normal pressure hydrocephalus, i-NPH)。狭窄高凸(tight high convexity),内侧蛛网膜下腔和扩大的外侧裂伴有脑室扩大可定义为蛛网膜下腔不成比例扩大性脑积水(disproportionately enlarged subarachnoid space hydrocephalus, DESH),是 iNPH 的一个特征。DESH 患者可表现为中脑萎缩,与 PSP 无明显区别。

4.5 皮质基底核变性和皮质基底核综合征

4.5.1 疾病的概念

皮质基底核变性(CBD)是 Rebeiz 等[57]首先提出的一种进行性神经退行性疾病。其特征为进行性、不对称皮质功能障碍(如失用、异肢体征、皮质感觉丧失和肌阵挛),以及锥体外系功能障碍(如运动障碍、肌张力障碍)[57]。作为一种病理诊断,CBD 的特点是在特定区域的神经元和胶质细胞中广泛沉积过度磷酸化的 4- 重复 tau[58]。当第一次描述时,CBD 被认为是一个独特的临床病理实体,但 CBD 具有很大的临床病理异质性[59-61],皮质基底核综合征(corticobasal syndrome,CBS)这个术语被用作临床诊断,而 CBD 被用于病理诊断[59, 60]。CBS 可以是许多不同病理背景的临床综合征,包括皮质基底核变性(corticobasal degeneration,CBS-CBD)、进行性核上性麻痹(progressive supranuclear palsy,CBS-PSP)、阿尔茨海默病变性(Alzheimer's disease,CBS-AD)和额颞叶变性(frontotemporal lobar degeneration,CBS-FTLD)。

4.5.2 临床诊断

CBD 的临床诊断标准的定义和标准化至关重要,因为它关乎 tau 蛋白病治疗药物的潜在发展。由行为神经学、神经心理学和运动障碍专家组成的国际联盟在共识和系统文献综述的基础上制订了新的标准[62]。结合共识,有 4 种 CBD 表型:皮质基底核综合征(CBS)、额叶行为 - 空间综合征(FBS)、非流利 / 语法错乱变异型原发性进行性失语(naPPA)和进行性核上性麻痹综合征(PSPS)。他们提出了两套标准:更具体临床研究标准的可能的 CBD(诊断标准除外 cr-CBD 背景病理变化)和更广泛标准的 CBD(p-CBD),后者对 CBD 病理的特异性较低,但代表了其他基于 tau 的病理[62]。

先前的临床标准排除了"早期痴呆",以增加诊断的特异性,但痴呆现在被认为是许多 CBD 病例的重要临床特征[63-65]。

4.5.3 MRI 发现

虽然在上述最新的诊断标准中没有描述神经影像学,但随着对 CBD 的理解和神经影像学研究的进展,这些标准将需要继续修订,并将被证实可用于区分不同的表型和诊断。

目前,MRI 对 CBD 的诊断主要有两方面。第一阐明对 cr-CBD 有用的 MRI 表现,需要结合临床表现、影像学、背景病理学进行坚持不懈的研究。既往 MRI 研究报道了病理诊断 CBD 特征性的神经影像学表现,包括大脑皮质和大脑脚的不对称萎缩,中脑被盖和胼胝体的萎缩,以及皮质下白质的异常 T_2 信号延长[55, 66](图 4-14,图 4-15)。在 MRI 显示脑白质损害区域,虽然神经病理学检查显示一些继发性变性,但白质内的 tau 蛋白病变,尤其是皮质下白质证据显著[66](图 4-14)。从视觉上看,白质信号强度的变化程度因病例而异。中脑被盖萎缩在 CBD 和 PSP 中均可见,是病理变化的反映,部分病例临床或影像学上难以区分，但损害 U 纤维的白质变性在 CBD 中比 PSP 严重，白质信号强度变化可作为区别点。然而，仅凭目测来评价可能会有困难，因此报道了一种基于体素的形态测量学（VBM）分析方法有助于客观评价。SPM8+Dartel 的 VBM 分析表明，双侧额叶皮质下 WM 显著萎缩对 CBS 有诊断价值[67]。因此，VBM 方法可用于区分 CBS 和 PSP-RS。然而，考虑到 CBD 的临床广谱性，需要更多的经病理证实的 CBD 病例，来确立 VBM 分析中 WM 容积减少的诊断价值。即使使用 WM 体积减少的 VBM 分析，也很难鉴别 CBD 与 PSP-CBS、PSP-PNFA。

　　MRI 的第二个作用是鉴别有背景病理的 p-CBD 与 CBD[68, 69]。虽然有不同的病理背景，但额叶和顶叶皮质及受累区域的病变是共同的，提示临床症状由病变的部位决定，而不是由病变的背景病理决定，皮质感觉丧失可能是由于顶叶的病变，异肢体征可能是由于额叶或顶叶的病变。必须认识到 AD、FTLD、PSP 和克 - 雅病（Creutzfeldt-Jakob disease，CJD）是 CBS 的病理背景。弥散加权 MRI 表现为皮质高信号是 CJD 的特点，选择合适的时机进行 MRI 检查有助于排除性诊

断。关于病理诊断的 CBS 与影像对照的报道尚不多见，VBM 分析已有报道。CBS 萎缩的影像表现因病理诊断而异。广泛性萎缩提示 FTLD-TDP 或 AD，额颞叶萎缩提示 FTLD-TDP，颞顶叶萎缩提示 AD。相反，更多的局灶性萎缩主要累及运动前和辅助运动区，提示 CBD 或 PSP。CBS 的这些萎缩模式对诊断具有参考性价值，但在纳入诊断标准之前需要进行前瞻性验证。

　　扩散张量成像（diffusion tensor imaging，DTI）测量水分子在生物组织中的运动。可测量各向异性分数（fractional anisotropy，FA）和表观扩散系数平均值（coefficient average，ADC Ave），前者是白质一致性和轴突堆积的指标，后者是每个体素内扩散速率的平均大小。扩散张量成像可能会敏锐地发现微结构组织损伤的不同分布，在鉴别 PS 和 CBD 方面的作用已有报道。

　　MRI 对萎缩的显示和 DTI 显示微结构损伤有望作为与分子病理学相符的生物标志物[70]。为了尝试对 β 淀粉样蛋白、tau 蛋白和 TDP-43 的靶向治疗，有必要积累临床、神经影像学、病理学方面的研究，以作为客观标准。

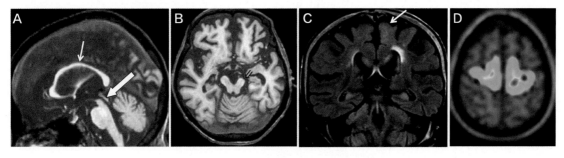

图 4-14　80 岁女性患者，诊断为 CBD

A. 矢状位 T$_1$ 加权像显示中脑严重萎缩（粗箭），胼胝体变薄（细箭）；B.T$_1$ 加权轴位图像显示左侧显著的大脑脚萎缩（箭）；C.FLAIR 冠状位图像显示皮质下白质高信号（箭）；D.VBM 分析的轴位图像显示左侧显著的白质萎缩

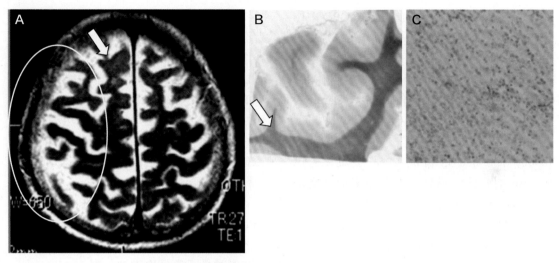

图 4-15　80 岁女性患者，经病理诊断证实为 CBD

A. 轴位 T_2 加权像显示右侧额叶萎缩明显（圆圈）和皮质下高信号（箭）；B. 显微镜标本中，白质髓鞘染色减少（箭）；C. 针对抗磷酸化 tau 抗体的 A-T8 染色为阳性，这与 CBD 的原发改变一致

4.6　老年性海马硬化症

4.6.1　疾病的概念

　　老年性海马硬化症（hippocampal sclerosis of aging, HS-Aging）是一种相对常见的神经病理表现，其特征是海马区的细胞丢失、胶质增生和萎缩，这是 AD 无法解释的[71-79]。高达 20% 的 85 岁以上的人可以观察到 HS-Aging 病理变化[73, 77]。HS-Aging 病理改变与认知障碍相关[72-76]。HS-Aging 被公认是 AD、DLB 和 FTLD 的并发症，但有独立的病理变化，最近许多的研究报道 HS-Aging 在海马的 CA1 区和下丘发现神经元丢失和胶质增生[71-79]。高频率的 TAR DNA 结合蛋白 43（TDP-43）病理也有报道，但对与之相应的临床和影像学表现的相关研究不足[71, 73, 76]。虽然目前的研究认为它是一种独立的神经退行性疾病，但也有假设它是伴随着黄疸后脑病、缺氧缺血性脑病、脑炎和血管疾病的变化，或这些变化的叠加，其病理可能是多样的。

　　HS-Aging 在老年人的背景病理学改变中出现的频率相对较高。作为痴呆因素的重要性已被病理学改变的研究阐明，但仍需建立一致的临床诊断指南，开发包括神经影像学在内的客观生物标志物是当务之急。

4.6.2　神经影像学

　　基于 HS-Aging 背景病理的神经影像学研究报道较少[71, 76, 77]，但 MRI 有望成为临床诊断 HS-Aging 的重要生物标志物。为了获取海马的图像，观察垂直于长轴的冠状面的海马体是必需的。获取矢状面应设置垂直于海马的冠状面。评价海马硬化的基本序列是快速自旋回波 T_2 加权像和液体衰减反转恢复（FLAIR）。

　　海马硬化的 MRI 表现为海马萎缩，T_2 加权像和 FLAIR 呈高信号（图 4-16～图 4-18）。多为单侧发病，但也有双侧发病。因为 AD 也可以出现海马萎缩，两者有必要进行鉴别，当痴呆的临床进展缓慢，同时 T_2 加权像和海马结构的 FLAIR 上显示明显的高信号和萎缩，尽管单词列表延迟回忆能力受损，但海马硬化仍具有相对的保持语言流畅性的可能性（因为前者更依赖于新皮质功能，而后者更多地依赖

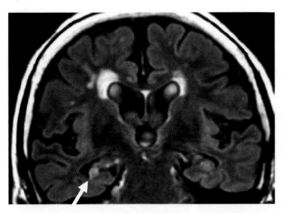

图 4-16　70 岁女性患者，诊断为记忆障碍

在 FLAIR 冠状面上，右侧海马可见明确的局限性萎缩和高信号，提示海马硬化

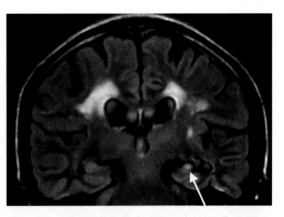

图 4-17　70 岁男性患者，患有痴呆 12 年无明显进展，过去有癫痫病史

左侧为主的局限性海马萎缩和相应区域 FLAIR 信号增高（箭），提示左侧为主的海马硬化

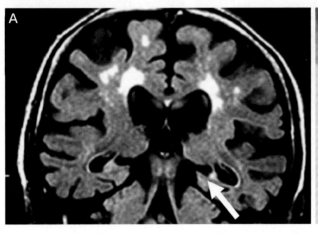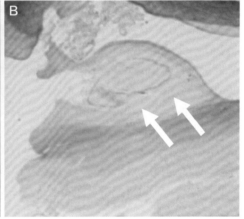

图 4-18　80 岁男性患者

A. 冠状位 FLAIR 图像显示左侧海马萎缩，信号增高（箭）。在形态学上，有必要与海马硬化相鉴别；B. 背景病理为左侧海马 CA1-2 区神经元丢失（箭），对应海马硬化。同时可见有 TDP-43 的积聚

于涉及海马结构的脑功能）[75]，则应该考虑为海马硬化。在临床上，许多病例被诊断为 AD 或 FTLD[73-78]，因此，仍需进一步积累明确的病理诊断病例，以提高鉴别诊断的敏感性和特异性。

由于海马硬化可能发生在右侧或左侧，痴呆的严重程度可能表现不同。同时，应注意海马硬化症是否位于患者的优势半球。

海马萎缩和异常信号强度提示海马硬化，

但目前应注意其背景病理可能的异质性，并根据个体病例的临床病程进行正确的诊断。

在 HS-Aging 的研究中，痴呆是主要症状，癫痫的发生率较低。根据老年人在急诊现场的经验，当形态学显示海马硬化时，类似于早发性病例，仔细调查既往癫痫病史、目前的疾病、感染、血管病变、既往创伤史，以及病程，对下一步的治疗计划有重要意义[79-81]。癫痫症状在老年患者中可能被认为是痴呆，因为许多癫

痫发作是非抽搐的，在某些情况下使诊断变得困难。在这个老龄化的社会中，70 岁或 70 岁以上的老年人癫痫发病率迅速上升 [80, 81]。应特别注意这些患者的 MRI 是否表现为海马硬化。

据报道，在经病理证实为海马硬化症的年轻癫痫患者海马切除术后脑切片 TDP-43 呈阴性，但仍需进一步积累病例，以研究老年 HS-Aging 伴有显著的痴呆与临床表现为癫痫的早发性海马硬化症的差异和重叠性。

4.6.3　鉴别诊断

阿尔茨海默病、颗粒性痴呆应纳入临床和影像学鉴别诊断。在神经影像学方面，可靠的诊断为脑炎（图 4-19）、黄疸后脑病（图 4-20）、缺氧缺血性脑病和脑梗死也很重要。

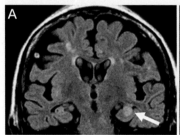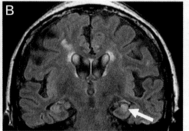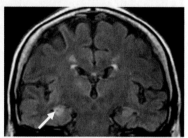

图 4-19　70 岁女性患者，疑似非疱疹性边缘脑炎（non-herpetic limbic encephalitis，NHLE）

A. 冠状面 FLAIR 图像显示 NHLE 发作时左侧海马肿胀和高信号，FLAIR 高信号（箭）；B. 发病 11 个月后，冠状面 FLAIR 图像显示海马萎缩，呈高信号（箭）。明确追踪临床病程，并追踪 NHLE 全程的影像学表现。然而，如果第 1 次检查是在发病后 11 个月进行的，当时 MMSE 评分为 24 分，显示轻度认知功能障碍，放射科医师该如何看待这些影像学的发现呢？可能会将海马硬化列入鉴别诊断，同时，也有必要仔细考虑炎症和惊厥后及缺血的改变（文献已授权 [79]）

图 4-20　80 岁女性患者，在惊厥发作后 10 天拍摄的冠状面 FLAIR 图像

这张图像显示右侧海马区的高信号，可能是由黄疸后脑病引起的（文献已授权 [79]）

4.7　特发性压力性脑积水

4.7.1　疾病的概念

正常压力性脑积水（normal pressure hydrocephalus，NPH）是众所周知的老年人痴呆的可治性病因，其典型临床特征是步态障碍、痴呆和尿失禁 [82-84]。NPH 可分为特发性 NPH（into idiopathic NPH，iNPH）和继发性 NPH（表 4-2）。iNPH 的国际指南和日本指南已经出版 [82-89]。iNPH 的病因和发病机制尚不清楚。根据适当的诊断标准，脑室 - 腹膜（ventricle-peritoneal，VP）和腰 - 腹膜（lumbo-peritoneal，LP）分流术的临床改善是可以期待的，而神经影像学提供客观信息起着重要的作用。

4.7.2　iNPH 的影像学表现

表 4-3 为 2011 年提出的 INPH 诊断标准的要点 [86]。MRI 在诊断中起着重要作用，除横断面图像外，还应采集冠状面和矢状面图像。iNPH 在 MRI 上的主要表现如下（图 4-21 ～图 4-23）：①脑室扩大，Evans 指数（由同层面额角最大直径除以内颅直径）> 0.3（图 4-21）[85, 90, 91]；②外侧裂扩大；③基底池收紧高位脑凸面 / 中线脑脊液间隙。符合上述条件，并反映脑脊液在上下蛛网膜下腔分布不均

衡的病理状态称为不成比例扩大的蛛网膜下腔脑积水（DESH），许多 iNPH 病例表现出这种形态[90-92]。除 iNPH，外侧裂扩大不太可能在 NPH 中观察到。DESH 的特点是高位脑凸面和中线脑脊液间隙变窄但常可观察到局部脑沟扩张（图 4-24）。

表 4-2　正常压力性脑积水的分类

正常压力性脑积水
- 特发性 NPH
  - DESH
  - nonDESH
- 继发性NPH
  - 获得性病因
    - 蛛网膜下腔出血
    - 脑膜炎
    - 脑外伤
    - 颅内手术
    - 其他
  - 先天性/发育性病因
    - 成人长期显著性脑室扩张
    - Chiari畸形
    - Dandy-Walker综合征
    - 脊柱裂
    - Blake囊肿

DESH. 不成比例扩大的蛛网膜下腔脑积水，nonDESH. 非 DESH 表现

表 4-3　修订的指南中特发性正常压力脑积水（iNPH）的诊断标准

1. 可能的 iNPH：符合以下全部 5 个特征

（1）60 岁或以后出现症状

（2）多于一种临床三联症：步态障碍、认知障碍和尿失禁

（3）脑室扩大（Evans 指数＞ 0.3）

（4）上述临床症状不能完全用其他神经或非神经疾病来解释

（5）既往没有明确的可能导致脑室扩张的疾病，包括蛛网膜下腔出血、脑膜炎、颅脑损伤、先天性脑积水和导水管狭窄

可能的 iNPH 支持特征

①步幅小、步履蹒跚、行走不稳和转身时不稳定增加

②症状进展缓慢；但有时可见到过程波动，包括间断性发展停止和恶化

③步态障碍是最常见的特征，其次是认知障碍和尿失禁

④认知测试中可见认知障碍

⑤外侧裂和基底池通常增大

⑥其他神经系统疾病，包括帕金森病、阿尔茨海默病和脑血管病可能并存，但所有这些疾病都应该是轻微的

⑦脑室周围的改变不是必需的

（续　表）

⑧测量 CBF 有助于与其他痴呆的鉴别

有 MRI 支持的可能的 iNPH

有 MRI 支持的可能的 iNPH 指的是符合可能的 iNPH 的条件，同时 MRI 显示上脑沟 / 中线表面上的脑沟和蛛网膜下腔变窄（DESH）。这类诊断可以在无法进行脑脊液检查的情况下使用，比如在基于人群的队列研究中

2. 很可能的 iNPH：满足以下 3 个所有特征

（1）符合可能的 iNPH 的要求

（2）脑脊液压力在 $200mmH_2O$ 或以下，脑脊液含量正常

（3）以下 3 个研究特征之一

①在步态障碍存在的情况下，上脑沟和蛛网膜下腔变窄的神经影像学特征（DESH）

②脑脊液排液试验后症状改善

③脑脊液引流试验后症状改善

3. 确定的 iNPH

分流术后症状改善

CBF. 脑血流量；DESH. 不成比例扩大的蛛网膜下腔积水；MRI. 磁共振成像[86]

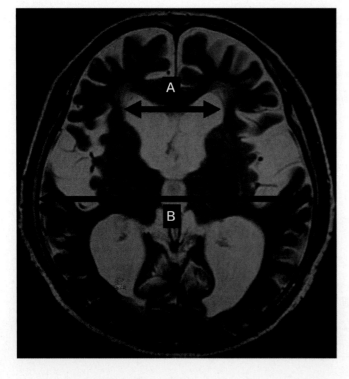

Evans 指数 $= \dfrac{A}{B}$

$$\dfrac{A}{B} > 0.3$$

图 4-21 Evans 指数 = A/B，A/B ≥ 0.3，A = 额角的最大直径。B = 同一平面上的内颅骨直径（感谢 Mori Harushi 医师提供，东京大学放射科）

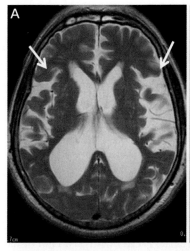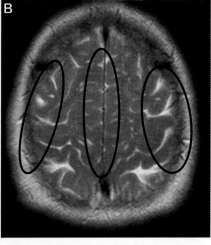

图 4-22　80 岁男性患者，诊断为 DESH，伴有步态障碍，小便失禁和认知障碍

A. 轴位 T_2 加权像显示脑室扩张和外侧裂扩大（箭）；B. 轴位 T_2 加权像显示上脑沟 / 中线脑脊液间隙狭窄（圆圈）（感谢 Mori Harushi 医师提供，东京大学放射科）

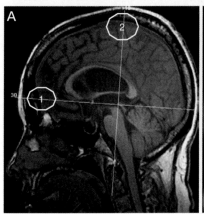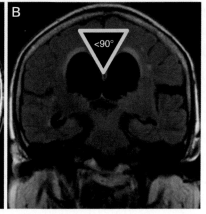

图 4-23　胼胝体角度（CA）：60 岁女性患者，伴有步态障碍

A.1 ＝前后联合线。2 ＝经过后连合并且垂直于前后联合线的冠状面；B. 经后连合的冠状面 CA 小于 90°（感谢 Mori Harushi 医师提供，东京大学放射科）

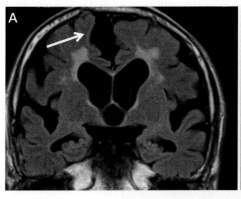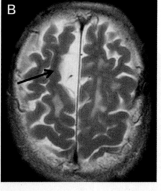

图 4-24　80 岁男性患者，诊断为 iNPH，伴有认知能力下降和步态障碍，背景病理没有显示任何退行性疾病

A.FLAIR 冠状面图像显示侧脑室和外侧裂扩张；B. 轴位 T_2 加权像显示后部上脑沟和中线脑脊液间隙变窄，可见局部脑沟扩张（箭）

　　文献发现包括前扣带沟扩张[92, 93]和胼胝体角度变窄[94]（图 4-23）。CA 代表胼胝体在冠状面 MRI 上垂直于前后联合线（AC-PC 线）的后连合上形成的角度（图 4-23）。据报道，当角度为 90° 或更小时，可用于区分正常衰老和 AD，准确率为 93%，敏感度为 97%，特异度为 88%[91]。许多 iNPH 病例不伴有脑室周围高信号（periventricular hyperintensity，

PVH），目前，PVH 的存在与否无助于 iNPH 的鉴别。

iNPH 合并脑室扩大扩张者未发现 DESH，称为非 DESH 型 iNPH。尽管 MRI 上观察到典型的 DESH 表现，但有些病例没有临床症状。但被认为进展为 iNPH 的风险很高，在 MRI 上称为具有 iNPH 特征的无症状性脑室扩大（asymptomatic ventricular enlargement, AVIM）[95]。在 MRI 上区分 DESH 和 AVIM 是很困难的，需要根据临床症状来判断，要注意临床症状和 MRI 随访结果是至关重要的。

4.7.3　鉴别诊断

（1）iNPH 在老年人中发病率较高。该疾病伴有认知障碍，可以治疗，因此与 AD 和帕金森病（PD）鉴别很重要。自从提出 DESH 表现，提高了 MRI 诊断 iNPH 的准确性。但值得注意的是，老年 iNPH 常合并 AD、PD 和脑血管病（CVD），单靠 MRI 难以诊断。图 4-25 和图 4-26 显示了 MRI 上 AD 和 iNPH 的鉴别要点。iNPH 和 AD 患者均可观察到脑室增大，但 iNPH 组可见清晰的狭窄上脑沟 / 中线脑脊液间隙，胼胝体夹角小于或等于 90°，而 AD 组则不明显。此外，iNPH 可见扣带沟前部扩张，AD 以扣带沟后部扩张为主。

最近 Yamashita 等报道，基于 VBM 的 CSF 间隙分析可以准确检测 CSF 间隙中不成比例的变化，并可将 iNPH 与 AD、PD 和健康老年人鉴别，期待进一步广泛应用[96]。除了有助于早期和鉴别诊断外，基于 VBM 的 CSF 空间分析还可以用于预测疾病的发生，并监测分流手术是否有效的形态学变化。为了将基于 VBM 的 CSF 空间分析作为有用的工具应用于未来的多中心试验，还需要进一步的交叉验证研究。

iNPH 也可出现中脑萎缩，应注意与进行性核上性麻痹（PSP）和皮质基底节变性（CBD）的并发症相鉴别。

（2）继发性压力性脑积水（sNPH）：是后天原因引起的，如蛛网膜下腔出血（SAH）、脑膜炎等。如果证实有明确的既往病史，可做出肯定的诊断。在形态学上，与 iNPH 相比，脑室增大，脑脊液间隙变窄，但许多病例外侧裂扩张较轻。

（3）长期存在的成人显性脑室增大（LOVA）[97]：在 LOVA 中，脑室增大自婴儿期开始，持续时间很久。可导致脑积水，尿失禁和认知功能障碍。在成人，认为导水管狭窄是其致病因素（图 4-27）[97]。长期的脑室增大可能伴随鞍区扩张和破坏。与 iNPH 相比，青少年及 60 岁以上的人群相对年轻人发病率较高。可广泛观察到脑室增大和脑脊液间隙变窄，但未见外侧裂扩张（图 4-27）。

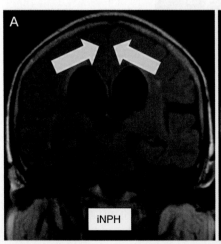
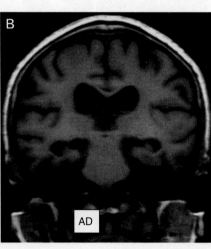

图 4-25 iNPH 与 AD 的鉴别诊断
A、B.iNPH 和 AD 均可见脑室增大，但 iNPH 组（A）可以明确见到上脑沟 / 中线脑脊液间隙的狭窄，胼胝体角度小于或等于 90°，而 AD 组（B）不明显（感谢 Mori H 医师提供，东京大学放射科）

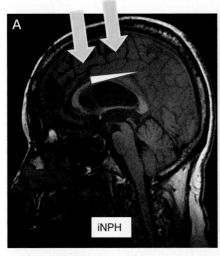
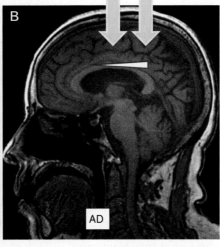

图 4-26　iNPH 与 AD 的鉴别诊断

iNPH 组（A）扣带沟前部可见扩张，而 AD 组（B）以扣带沟后部扩张为主（感谢 Mori H 医师提供，东京大学放射科）

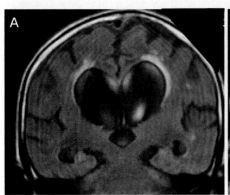
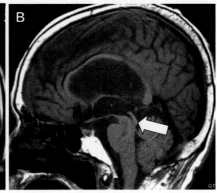

图 4-27　80 岁男性患者，诊断为 LOVA，伴有长期的步态障碍，很容易跌倒

A. 有明显的脑室增大，但无侧裂扩张；B. 显示中脑导水管尾部狭窄（箭）

4.7.4　脑脊液动力学的病理生理学

目前的脑脊液运动是基于 Dandy、Black-fan[98] 和 Csing 等在 20 世纪早期提出的假说，即存在单向流动，其中 CSF 在脉络丛产生，并被蛛网膜颗粒吸收。

Dandy 等提出脑脊液体积流动理论：脑积水是由于脑脊液形成和吸收失衡引起的。与体积流理论不同的是，Greiz 等提出"流体力学理论"[99]：慢性脑积水是由于颅内顺应性降低，引起动脉搏动受限和毛细血管搏动增加。

然而，无论用哪种理论都难以解释 DESH 的病理机制，目前 iNPH 的病因尚不清楚。最近，Yamada 等使用时空标记反转脉冲（spatial labeling inversion pulse，SLIP）技术研究脑脊液运动[100]。他们认为，脑脊液的脉动流一直持续到外侧裂，但没有观察到从外侧裂到脑凸面的脑脊液脉动流，而且脑脊液的运动并不局限于稳态的单向流动，这表明新的 MRI 技术可能改变以往关于脑脊液运动的普遍看法。

4.8　血管性痴呆

4.8.1　疾病的概念

血管性痴呆（VaD）是引起老年痴呆最常见的原因之一。此外，脑血管病（CVD）可加重神经退行性疾病引起的痴呆，如 AD、PD、

DLB 等。

VaD 的病因和病理改变多样性，临床症状和病程也存在多样性。当脑血管病进展时，痴呆症也会同时进展。有几个临床诊断标准 [101, 102]，本报告根据美国国家神经疾病和卒中研究所（the National Institute of Neurological Disorders and Stroke，NINDS）- 国际脑科学协会（Association Internationale pour la Rechecheetl' Enseignement en Neurosciences，AIREN）制订的包括脑影像学在内的影像学诊断标准，并介绍了皮质微梗死，伴有皮质下梗死和白质脑病的常染色体显性遗传性脑动脉病（cerebral autosomal dominant arteriopathy with subcortical infarcts and leukoencephalopathy，CADASIL）和淀粉样脑血管病的不同影像学表现。

4.8.2　MRI 诊断

4.8.2.1　多发性梗死性痴呆

多发性大范围完全性梗死，通常是由累及皮质和皮质下区域的大血管闭塞引起痴呆的临床综合征。

4.8.2.2　关键区域单发梗死性痴呆（要害性梗死）

定义为由重要功能区的皮质和皮质下小范围局灶性缺血性损伤引起的认知障碍[101,103-106]。

表 4-4 显示了发生认知衰退的要害性梗死区域 [101, 103-106]。Papez 回路是一系列神经回路从海马结构到穹窿，乳头体，乳头丘脑束（Vicq d' Azyr 束），丘脑前核，扣带，内嗅皮质，并返回到海马结构，损害 Papez 回路的脑血管病与认知功能下降有关，该回路与记忆密切相关。

旁正中丘脑梗死多见于双侧，双侧旁正中丘脑病变常伴有喙侧中脑病变，形成中脑丘脑综合征，表现为精神状态改变、垂直凝视麻痹和健忘症三重症状。丘脑旁正中区域由大脑后动脉（posterior cerebral artery，PCA）P1 段发出的丘脑穿支动脉灌注，但有

表 4-4　引起梗死性痴呆的区域
1. 角回
2. 基底前脑
3. 丘脑
4. 尾状核头部
5. 海马
6. 穹窿
7. 胼胝体
8. Papez 回路

一个解剖学变异称为 Percheron 动脉（artery of Percheron，AOP），从 PCA 发出的分支是单一的优势丘脑穿支动脉，许多双侧丘脑旁穿支动脉闭塞是由 AOP 闭塞引起的 [105]。图 4-28 显示了 1 例 50 多岁的男性患者，在突然出现垂直眼球运动后，认知能力下降，双侧旁正中丘脑和中脑均有梗死。

图 4-29 显示了 1 例 60 多岁的男性患者，伴有胼胝体下动脉区（ScA）的梗死，其分支起自前交通动脉（A-com），伴有健忘性认知功能障碍。弥散加权像和 FLAIR 显示双侧穹窿前连合和穹窿柱有高信号病变（图 4-29）。ScA 血管区域的卒中导致一种特征性的影像和临床表现模式。缺血累及穹窿前柱和胼胝体膝部，以及患有包括认知障碍在内的柯萨 - 科夫综合征的患者。前交通动脉动脉瘤手术后认知功能减退的患者也应注意这些区域 [106]。

图 4-30 显示了 1 例 70 多岁的女性患者，左前内侧丘脑梗死后发生继发性乳头丘脑束变性，同侧乳头体萎缩，这也是她记忆障碍的主要病因。

4.8.2.3　小血管疾病相关性痴呆

由小血管疾病引起的损伤可位于皮质或皮质下。后者包括老年人大脑内经常观察到的腔隙性脑梗死（脑梗）和白质损伤。多发性基底节和白质区的损伤是由穿支动脉和髓质动脉闭塞引起的。Binswanger 病（Binswanger's disease，BD）的临床特征是假性延髓体征、行为改变、记忆障碍、精神运动阻滞和其他皮质下特征，如步态障碍、尿失禁和帕金森症状。

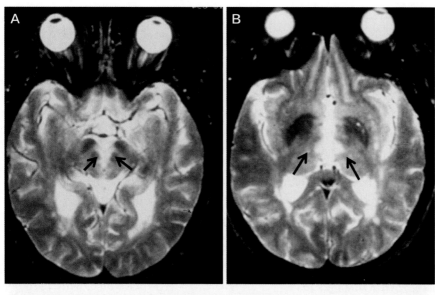

图 4-28　50 岁 男性患者，突发垂直眼球运动

A、B.T$_2$ 加权横断面图像显示双侧旁正中丘脑和中脑梗死（箭）

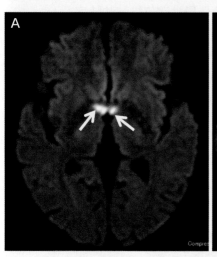
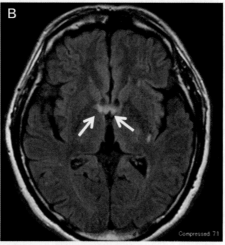

图 4-29　60 岁 男性患者，几天前突然出现健忘和认知障碍

A、B. 健忘和认知障碍（要害性梗死），伴有双侧穹窿和前连合（胼胝体下动脉灌注区域）梗死

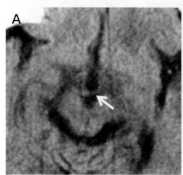
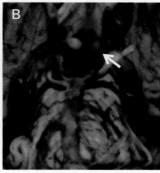
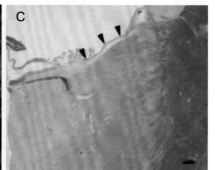

图 4-30　70 岁女性患者，记忆障碍

A、B. 轴位 CT 显示左侧乳头体萎缩（箭），大体标本显示左侧乳头体萎缩（箭头）；C.KB 染色显示左侧丘脑内侧梗死，在左侧丘脑梗死（箭头）发生后，由于乳-丘脑束的继发性退变而出现乳头体萎缩

BD 也被称为皮质下动脉硬化性脑病，在脑白质形成广泛的弥漫性缺血性病变。T$_2$ 加权像上白质内可见广泛高信号，FLAIR 呈高信号，常可观察到多发腔梗灶和少量出血的并发症（图4-31）。在 BD 中，存活的老年高血压患者（特别是夜间高血压）中动脉硬化引起大血管阻塞和大心脏血管事件。脑内高血压性小血管疾病的进展和慢性低灌注，主要在额叶产生腔梗和白质病变[107-109]。在 BD 中，不仅髓质动脉灌注区缺血，而且豆纹动脉、髓质动脉和岛叶皮质穿支的分水岭缺血也是 BD 的重要病因。在这种情况下，不仅要预防高血压小血管疾病，而且要预防慢性低灌注。

4.8.2.4　皮质微梗死和认知功能下降

最近皮质微梗死与认知障碍的关系引起了临床、影像学和病理学方面的关注[110, 111]。据报道，显微镜下观察到的大脑皮质微梗死与认知功能下降有关。通过仔细观察 FLAIR 可以发现微梗死，而在 3-T MRI 上使用双反转恢复（DIR）和三维液体衰减反转恢复（3D-FLAIR）可以更清楚地显示皮质微梗死[111]。微梗死与痴呆症和认知有关的机制目前尚不清楚。约

50% 的微梗死灶肉眼不可见，此外，微梗死灶的影响独立于其他常见的病理改变。考虑到与脑淀粉样血管病的相关性和动脉栓塞梗死的可能性，有必要在 MRI 上清晰显示皮质微梗死，并建立与临床、病理及危险因素的对应研究[110, 111]。

图 4-32 显示了 1 例 80 多岁的女性患者，经 MRI 检查有进行性认知功能障碍。T$_2$ 加权像可清楚地观察到顶叶萎缩（图 4-32A）。当仔细观察 FLAIR 图像时，皮质中散在小的高信号（图 4-32B），病理证实该区域存在微小的皮质梗死（图 4-32C），提示该患者的痴呆不同于其他痴呆。该患者证实没有其他退行性疾病，如 AD。

4.8.2.5　伴有皮质下梗死和白质脑病的常染色体显性遗传性脑动脉病

常染色体显性遗传性脑动脉病伴有皮质下梗死和白质脑病（cerebral autosomal dominant arteriopathy with subcortical infarcts and leukoencephalopathy，CADASIL）是一种典型的常染色体显性遗传性脑小血管病（致病基因：NOTCH3）。腔隙性脑梗死在患者年轻时就反复出现，没有脑血管疾病的危险因素，脑白质

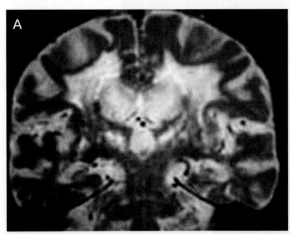
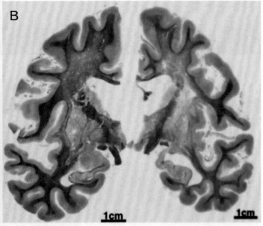

图 4-31　Binswanger 病

A. 在冠状面 T$_2$ 加权像上，可见脑白质弥漫性高信号，双侧丘脑和基底节区多发小梗死，伴有微出血；B. 髓鞘染色显示，与 T$_2$WI 高信号相对应，髓鞘连续性降低，但 U 形纤维相对完整。基底节区和丘脑内散在分布着多发小梗死和微出血

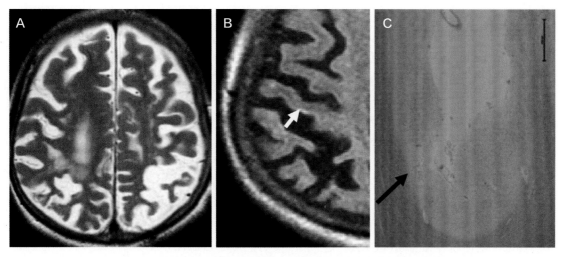

图 4-32　80 岁女性，诊断为皮质微梗死伴有进行性认知障碍

A. T$_2$ 加权像可清楚观察到顶叶萎缩；B. 仔细观察 FLAIR 图像，可见皮质内散布着小的高信号（C），病理证实该区域存在微小的皮质梗死，这些提示了该患者有痴呆表现。这位患者没有其他退行性疾病，如 AD

病变加重并引起进行性痴呆。MRI 在 T$_2$WI 上可见多发性腔隙性梗死，FLAIR 上可见白质内弥漫性高信号。颞极两侧对称性皮质下白质的病变是该患者特征（图 4-33）[112]。外囊对称性高信号病变也是本病的特征，但也可见于 BD[113]。

　　CADASIL 相关疾病包括常染色体隐性遗传（致病基因：HTRA1）的脑动脉病变伴有皮质下梗死和白质脑病（cerebral arteriopathy with subcortical infarcts and leukoen cephalopathy，CARASIL）。日本已经确立了此疾病的概念，并从日本报道了许多病例。临床上伴有早发性秃顶、畸形脊椎病和进行性痴呆，影像学表现与 CADASIL 相似。

4.8.2.6　低灌注

　　认知能力下降可由全脑缺血引起，这可

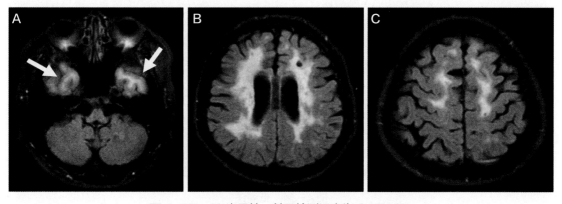

图 4-33　40 岁男性，基因检测证实为 CADASIL

该患者患有 5 年的记忆力障碍、性格改变和高血压，逐渐出现了认知障碍的恶化和包括左侧偏瘫在内的其他症状。A ～ C. 轴位 FLAIR 图像显示了特征性的异常表现，包括多发脑白质高信号，包括颞前极（A，箭）、脑室周围和深部白质，额叶深部白质的低信号提示慢性缺血性改变和小梗死灶能继发于全身性循环障碍，如严重低血压、主要动脉阻塞或重度狭窄。图 4-34 显示了 1 例 72 岁的男性患者，患有缓慢进展的痴呆。MRI 显示边缘系统萎缩进展超过 6 年，在其背景病理中没有观察到退行性痴呆，如 AD。证实双侧颈内动脉严重狭窄，表明低灌注很可能与该患者认知损害和萎缩的进展有关。

4.8.2.7 出血性痴呆

出血性病变，包括慢性硬膜下血肿，蛛网膜下腔出血后遗症，以及脑血肿都可能引起血管性痴呆。脑淀粉样血管病（CAA）是一种常见的脑部小血管病，其特征是 β 淀粉样蛋白（Aβ）进行性沉积于中小动脉壁（直径约为 2mm）、大脑皮质小动脉和毛细血管及覆盖的软脑膜上，原因不明，枕区易于受累。与 AD 中发现的主要由 42 个氨基酸残基片段组成的淀粉样斑块相比，CAA 中的血管淀粉样斑块主要由可溶性的 40 个氨基酸片段组成，这表明其沉积的病理生理机制不同[114]。当出现症状时，老年人的脑出血（ICH）是 CAA 最常见的表现（图 4-35）。除了典型的急性皮质 - 皮质下脑出血外，CAA 还会引起各种类型的血管病变，包括慢性脑出血、微出血（MBS）（图 4-36，图 4-37）、蛛网膜下腔出血（SAH）、浅表铁质沉着症（图 4-38）、微梗死及 CAA 相关的白质脑病[40, 115-117]。放射科医师和临床医师有必要了解与 CAA 相关的影像表现[40]。Rotterdam 进行的一项前瞻性研究表明，T_2^* 加权像上 5 个或更多的微出血与除记忆之外的认知功能下降有关[118]。

除了出血性并发症外，还报告了与 CAA 相关的血管周围炎症和白质脑病综合征[119]。在病理上，CAA 相关炎症表现为血管淀粉样沉积，伴有血管周围、壁内和（或）跨壁的炎性改变[120]。白质病变的特点是大范围不对称区，异常信号延伸至皮质下白质，偶尔累及灰质（图 4-39）。与 CT 相比，MRI 尤其是 FLAIR 序列对这些病变的显示更为清晰。这些病变累及一个或多个皮质区域，大致平均分布在额叶、顶叶、颞叶和枕叶，没有明显的偏侧

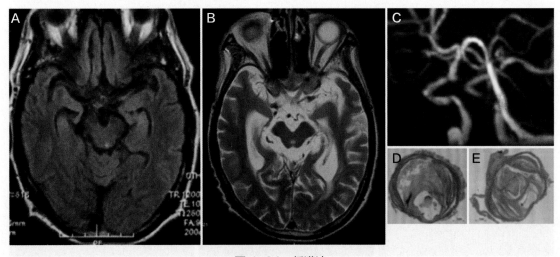

图 4-34　低灌注

A.72 岁患者的 FLAIR 轴位图像；B.6 年后，包括边缘系统在内的脑萎缩明显进展，在此期间认知能力加剧下降；C.MRA 显示双侧颈内动脉重度狭窄；D、E. 病理检查未发现退行性痴呆的病理学证据，仅证实双侧颈内动脉重度狭窄

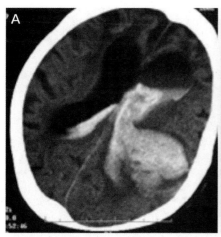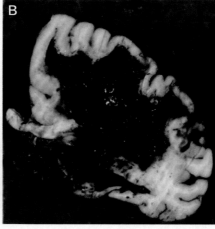

图 4-35 CAA 相关的皮质下出血。92 岁女性，CAA 相关性脑出血合并脑室大量出血

A.CT 扫描显示左侧顶叶皮质下大面积脑出血延伸至左侧脑室；B. 尸检大体标本确认了巨大的皮质下和脑室内血肿[117]

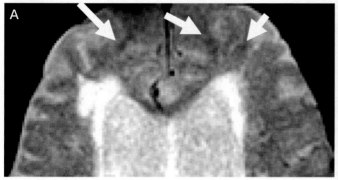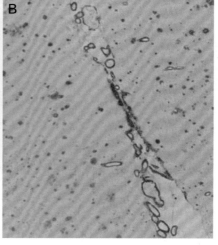

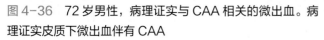

图 4-36 72 岁男性，病理证实与 CAA 相关的微出血。病理证实皮质下微出血伴有 CAA

A. 轴位 GRE T_2^* 加权像显示多个皮质 - 皮质下低信号病灶，提示 CAA 相关的微出血（箭）；B. 额叶组织病理切片显示在额叶的软脑膜和皮质血管壁中有淀粉样 β 免疫反应沉积

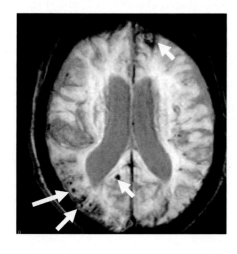

图 4-37 80 岁女性，有记忆障碍，CAA 相关的微出血和皮质下出血。3D T_2^* 图像显示右枕叶（箭）多发微出血，左侧额叶也可见皮质下出血（箭）

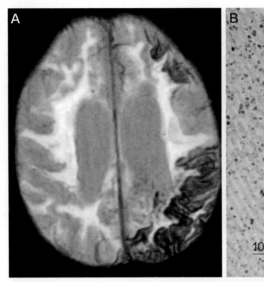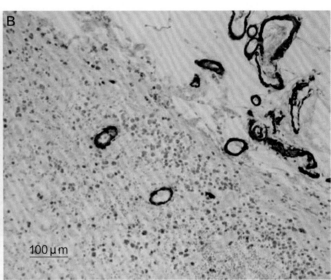

图 4-38　90 岁男性，经病理诊断证实为 CAA 相关的浅表铁质沉着症

A.3D T_2^* 加权像显示沿左侧大脑沟回样低信号；B. 在顶叶的软脑膜和皮质血管壁有严重的 β 淀粉样蛋白免疫反应沉积（单克隆抗体 Aβ11-28 免疫组织化学染色阳性）[117]

性 [121]。DWI 和 ADC 图可以进一步提示血管源性水肿的信息（图 4-39）。由于各种病理情况均可表现为多发白质病变，因此对 CAA 相关炎症的诊断关键在于对 CAA 的认识。换言之，梯度回波（GRE）序列包括磁敏感加权像（SWI）和回波偏移原理与观察序列（PRESTO图像，能够识别 CAA 相关的 MBS，对无创地诊断 CAA 相关炎症至关重要。

一些患者对免疫抑制 / 类固醇治疗反应明显，表明该疾病代表一种可治疗的 CAA 形式，凸显了在实践中做出这种诊断的重要性（图 4-39）。

VaD 的病理改变具有多样化，因此，仔细对每位患者的影像做出正确的判读非常重要。随着 MRI 技术的进步，实现皮质微梗死和病理多样化的可视化将成为可能。今后需要积累和分析更多的影像表现、临床进程和病理改变，以进一步阐明个体患者的病理变化。

4.9　可治疗和可逆性痴呆

许多可逆的痴呆病例会显示出一个快速进展的过程，为此有学者提出了快速进展性痴呆的概念。包括 MRI 在内的神经成像有助于痴呆的鉴别，在进展急性到亚急性期及在区分可治疗和可逆性痴呆方面起着重要作用。

基于 Cummings 等和 Picchini 等的报道，首先由 Mori 等编写的引起快速进展性痴呆的疾病如表 4-5[122-124] 所示（血管性痴呆在 4.8 中进行了概述）。

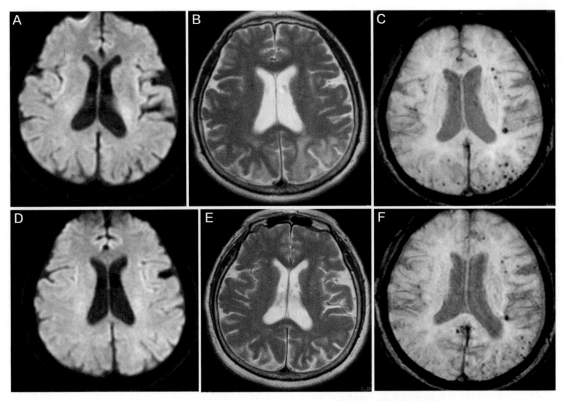

图 4-39　70 岁女性，诊断为 CAA 相关炎症、微出血和微梗死

A. 轴位 DWI 未见明显异常信号；B. 轴位 T_2WI 显示融合的非对称性高信号病变，主要累及左侧枕顶叶皮质（箭头），提示血管源性水肿；C.3D T_2^* 加权像显示多个微出血灶；D ～ F.1 个疗程的静脉注射类固醇治疗 7 个月后，T_2 加权像（E，箭头）上可见白质病变的改善，左枕叶的微出血灶数量减少（F）

表 4-5　快速进展性痴呆 [122-124]

* **血管性**
  多发性脑梗死
　要害性脑梗死
　微皮质梗死
　硬脑膜动静脉瘘
　硬脑膜血栓形成
　浅表铁质沉着症
　颈动脉闭塞
* **感染性**
　克 - 雅病
　病毒感染
　　HIV 脑炎、艾滋病、疱疹病毒性脑炎
边缘脑炎、日本 – 乙型脑炎
进行性多灶性白质脑炎
亚急性硬化性脑炎
脑脓肿
结核（Tb）、真菌、弓形虫、寄生虫等

（续　表）

惠普尔（Whipple）病
真菌性脑膜炎（隐球菌、念珠菌、曲霉菌）
结核性脑膜炎
莱姆病、神经梅毒
* 肿瘤性
　脑肿瘤（脑膜瘤、胶质瘤、恶性淋巴瘤）
　血管内淋巴瘤病
　癌性脑膜炎
* 退行性 / 代谢性
　AD，DLB，PD 伴有痴呆，FTLD
　亨廷顿病
老年性 tau 蛋白病〔PSP，CBD，GGT，Pick 病，NFTD，DG〕
多系统萎缩（MSA），肾上腺脑白质营养不良
脑淀粉样血管病
伴有脑铁沉积的神经变性：NBIA
* 泛酸激酶相关的神经退行性变 *PKAN（Halllervorden-Spatz 病）
* 神经铁蛋白病
* 血浆铜蓝蛋白缺乏症等
　高氨性脑病
　Wilson 病
　尿毒症、血液透析
　渗透性脱髓鞘综合征
　可逆性后部白质脑病综合征（RPLS）
　低血糖脑病
　缺氧缺血性脑病
　Wernicke 脑病（维生素 B_1 缺乏）
　亚急性联合脊髓变性（维生素 B_{12} 缺乏）
　Marchiafava-Bignami 病
　肝性脑病
* 中毒
直接作用于中枢神经系统的药物：抗精神病药物、催眠药、镇静药、抗焦虑药物、抗抑郁药物、抗癫痫药物
抗胆碱能药物：抗帕金森病药物、消化系统疾病的抗胆碱能药物、泌尿系统疾病的药物（膀胱过度活动的治疗药物）、抗哮喘药物
抗组胺作用：抗过敏药物、H_2 受体拮抗剂、消化系统疾病的药物
其他：肾上腺皮质类固醇、镇静药（阿片类药物、非甾体抗炎药），循环系统疾病药物（抗高血压药、抗心律失常药、利尿剂、洋地黄），抗肿瘤药，抗生素，抗病毒药
　慢性酒精中毒
　重金属（汞、铅、砷、铊、锰）
有毒有害物质（三氯乙烯、甲苯、二硫化碳、有机磷）
　间歇性一氧化碳中毒
* 自身免疫性
自身免疫介导的脑炎 / 脑病 [副肿瘤综合征导致边缘系统脑炎 / 脑病，抗 NMDA 受体脑炎，抗 VGKC 复合物抗体相关性脑炎（抗 LGI1 抗体脑炎 / 抗 Casper2 抗体脑炎）]
　桥本脑病（抗 NAE 抗体边缘脑炎）
　IgG4 相关疾病

（续　表）

抗磷脂抗体综合征

系统性红斑狼疮（SLE）

神经白塞病

Sjögren 综合征

类风湿关节炎

血管炎综合征（主动脉血管炎综合征、颞动脉炎、结节性多动脉炎、肉芽肿伴多血管炎、显微镜下多血管炎）

原发性中枢神经系统血管炎（PACNS）

多发性硬化（MS）

急性播散性脑脊髓炎（ADEM）

神经结节病

Cogan 病

* 外伤性

颅脑损伤

慢性硬膜下血肿

* 内分泌性

慢性肾上腺皮质功能减退症（Addison 病）

老年起病的孤立性促肾上腺皮质激素缺乏

全垂体功能减退症

甲状腺功能减退症（黏液水肿）

甲状腺功能亢进症

甲状旁腺功能减退症

甲状旁腺功能亢进症

库欣病 / 库欣综合征

*！医源性

过度电休克治疗

治疗用药

*！特发性

特发性正常压力脑积水

导水管狭窄

癫痫（抽搐、非抽搐）

身体疾病（呼吸衰竭、心律失常、严重贫血、红细胞增多症）

睡眠障碍（睡眠呼吸暂停综合征）

*！遗传性

CADASIL、CARASIL、家族性 CJD、Gerstmann-Strassler-Scheinker 综合征

4.9.1　感染

中枢神经系统感染表现包括急性病程伴有发热，认知功能下降，精神症状缓慢并逐渐加重的临床情况。

4.9.1.1　散发性克 - 雅病（SCJD）

CreutzFeldt-Jacob 病最初是由德国神经病理学家 CreutzFeldt 和 Jacob 在 20 世纪 20 年代初描述的具有神经病理特征的一组疾病，由美国的 Prusiner 诺贝尔生理学或医学奖获得者提出的异常朊病毒蛋白被广泛认为是该病的病原体。异常的朊病毒蛋白在大脑中积聚，损害神经细胞，导致神经细胞的退化和坏死，从而诱发疾病。它被分为散发性、遗传性和传染性 [牛海绵状脑病（变异）、医源性和库鲁病]，分别占病例的 80%、10% 和 10%。

SCJD 是一种朊病毒病，其特征是脑部海绵样变性和异常的朊病毒蛋白积聚。其发病原因尚不清楚，但根据 PrP 基因第 129 位密码子 [蛋氨酸（M）、缬氨酸（V）] 的多态性和蛋白抗性 Western blot 图谱可将其分为 6 种类型（MM1、MM2、MV1、MV2、VV1 和 VV2）。MM1 和 MV1 可引起快速进行性痴呆，并在脑电图上检测到肌阵挛和周期性同步放电（PSD）。特征性的影像学表现在诊断中起着重要作用。由于肌阵挛是一种临床特征，在检查中常常难以控制身体运动，如疑似这种病建议

尽早行 MRI 检查。扩散加权像在早期最有价值（图 4-40）[125, 126]，表现为沿着大脑皮质的高信号，在丘脑和基底节区也发现高信号，与疾病不同的阶段相关（图 4-41）。与脑梗死不同，CreutzFeldt-Jacob 病在弥散加权像上的异常信号持续时间较长。弥散加权像由于采用高速采集技术，在控制身体运动困难的患者中可以快速地重复进行，有利于病程观察和判断。在弥散加权像上，早期在皮质、基底节和丘脑出现高信号，在 T_2 加权像和 FLAIR 上，这些区域也可出现高信号。皮质的异常信号可以是局限性的，在一些病例中

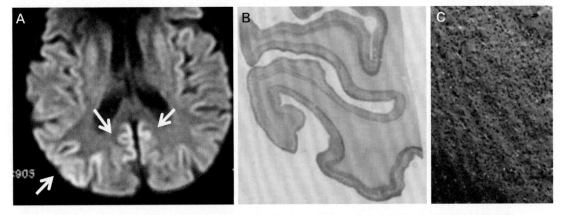

图 4-40　80 岁女性，CJD（MM1 型），首发症状是视力障碍，伴有快速进展性认知障碍
A. 弥散加权像（DWI）显示双侧枕叶、颞叶皮质高信号（箭）；B. 显示朊病毒沉积在皮质（棕黄色）；C. 在视觉皮质，病理学表现为海绵状改变，与 DWI 的高信号相对应

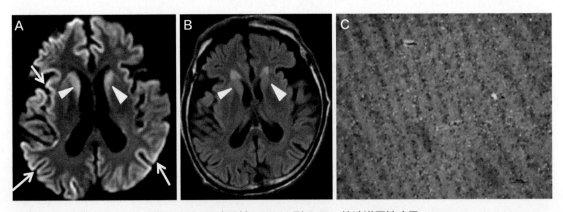

图 4-41　70 岁男性，MM1 型 CJD，快速进展性痴呆
A.DWI 表现为双侧皮质高信号（箭头），尾状核（箭头）也呈对称性高信号；B. 在 FLAIR 图像上，尾状核（箭头）似可见微弱的高信号；C. 尾状核呈海绵状改变

也可出现明显偏侧性[125, 127]，而基底节区和丘脑的病变大多可在双侧观察到。随着病情进展，异常信号区域迅速出现全脑萎缩，皮质变薄。以前，CreutzFeldt-Jacob 病是根据临床症状和影像学表现的定位进行分类，现在则根据异常朊病毒蛋白阳性进行分类。然而，首次检查确诊并不容易，值得注意的是，有些病例的进展伴随视力障碍[128]。海登海因型 CreutzFeldt-Jacob 病已知会随着疾病进展伴有视力障碍，并会在其枕叶检测到与临床症状相应的异常信号。

在牛海绵状脑病相关变异型 Creutz Feldt-Jacob 病中，枕部高信号是典型的征象（枕部征）[129, 130]。弥散加权像显示高信号可以鉴别低血糖、惊厥后和缺氧缺血性脑病等。

4.9.1.2　HIV 相关的神经认知功能障碍 / 紊乱

年轻患者的痴呆若快速进展，除神经梅毒外，首先要鉴别 HIV 相关的神经认知功能减退 / 障碍（HANDs），这一点很重要。

HANDs 这个术语用来描述与 HIV 感染相关的神经认知功能障碍 / 紊乱。尽管进入了联合抗反转录病毒治疗（CART）的时代，HANDs 仍然很普遍，较轻的 HANDs 现在占主导地位。应注意的是，临床症状随疗程的推移而改变，在转为病毒阴性和免疫重建时，认知障碍可能会迅速恶化[131-134]。

了解与 HANDs 相关的神经影像学表现在治疗决策中很重要。

如图 4-42 所示，随着年龄的增长脑萎缩明显，MRI T_2 加权像和 FLAIR 表现为大脑深部白质呈非特异性高信号。U 形纤维可完整，T_1WI 改变不明显[133]。即使常规 T_1WI 和 T_2WI 表现为正常时，扩散张量成像仍可见皮质下白质的平均扩散率和分数各向异性异常[133, 135]。

4.9.1.3　神经梅毒

神经梅毒是一种由梅毒螺旋体感染中枢神经系统引起的性传播疾病，根据不同的分期和病理可以观察到不同的影像学表现，包括脑膜血管炎、梅毒树胶肿和脑炎。在 HIV 感染的群体中神经梅毒可死灰复燃。

MRI 表现多样，如脑膜强化、慢性脑膜炎性脑积水、肉芽肿形成、脑神经强化、视神经强化、脑膜源性肉芽肿形成（Gumma）、血管炎相关血管狭窄等。血管炎引起的脑梗死较常见，部位包括：基底节区（穿支的 Nissle 动脉内膜炎）和大脑中动脉区（Heubner 动脉内膜炎）。白质病变，如颞极皮质下和岛状回的病变，常见于神经梅毒[132, 136]（图 4-43）。

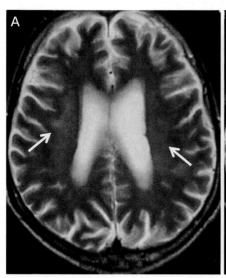
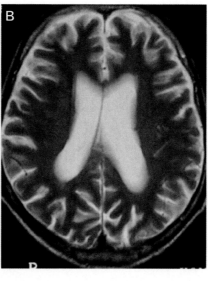

图4-42　40岁男性，HIV 相关脑病

A. 随着患者年龄的增长，脑萎缩明显。HAART 治疗前，双侧深部白质显示轻度高信号（箭）；B.HAART 治疗后，T_2 加权像上白质高信号消失（来源于 Jpn J Clin Radiol.2008，53:743-760.日本已授权）

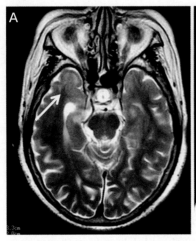
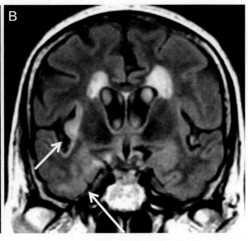

图 4-43 80 岁女性，诊断为神经性梅毒，主诉为记忆障碍

A.T₂ 加权像显示右侧为主的颞叶白质高信号（箭头）；B.FLAIR 图像显示右侧岛叶皮质（箭）、右侧颞叶（箭）高信号病变

4.9.1.4　进行性多灶性白质脑病

进行性多灶性白质脑病（progressive multifocal leukoencephalopathy，PML）是一种进行性脱髓鞘疾病，由免疫低下状态下 John Cunningham 病毒重新激活导致少突胶质细胞损伤引起[137]。HIV 感染是重要的基础疾病，但恶性肿瘤、胶原蛋白疾病和器官移植后也会增加 PML 的风险[138]。PML 患者认知能力下降，精神状态改变。如果没有适当的治疗，患者会逐渐恶化，90% 的病例会在 PML 后 1 年内死亡[139]。

早期诊断和早期治疗可改善患者预后和生活质量。影像学表现因分期不同而异，主要病灶位于皮质下白质，许多病例中病灶为偏侧非对称分布。然而，由于少突胶质细胞受损，含有少突胶质细胞的基底节和丘脑也可能存在损害。MRI 显示，脑室周围和皮质下白质可见典型的多发病灶、不对称的长 T₁ 和长 T₂ 信号区域（图 4-44）。常见 U 形纤维受累。占位效应和出血不常见[140, 141]。早期和进展期病变可混合在同一病变中。病变通常不强化。在一项研究中，50% 的长期存活者 MRI 显示 PML 病灶强化[135]。认为强化与炎症反应力有关；然而，在一项影像 - 病理相关性研究中，MRI 强化与病理标本中的炎症之间没有相关性[140]。其他报告表明，强化是对病毒抗原的免疫反应[142]。

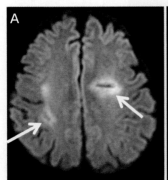
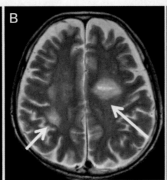
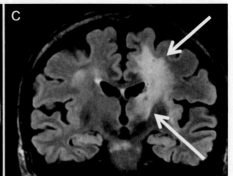

图 4-44　进行性多灶性白质脑病（PML）

A、B. 弥散加权像（DWI）和 T₂ 加权像（T₂WI）显示双侧额叶白质内的多灶性高信号病变（箭）；C.FLAIR 图像显示左侧额叶白质弥漫性高信号，左侧基底节区无明显水肿或占位效应（箭）

4.10　其他形式的痴呆（1）

4.10.1　肿瘤

认知障碍是肿瘤性病变的最初症状。对缓慢进展的脑膜瘤、大脑胶质瘤病、血管内 B 细胞淋巴瘤病（IVLBL）和大脑淋巴瘤病进行准确诊断是非常必要的。大脑淋巴瘤病是一种罕见的恶性淋巴瘤变种，临床表现为进行性痴呆和步态不稳，MRI 上可见无强化的弥漫性白质脑病（图 4-45）。

IVLBL 是中枢神经系统原发性恶性淋巴瘤的变异，血管内肿瘤性淋巴细胞增殖可引起血管内栓子。该病临床病程多样化，如亚急性进行性认知功能障碍，可出现意识障碍和头痛，病情进展迅速，预后较差，对疑似者需要做出早期诊断。最近有报道，西方型以中枢神经系统浸润和皮肤症状为特征，亚洲变异型的中枢神经系统和皮肤症状轻微，但可发展为全血细胞减少和肝脾大。前列腺酸性磷酸酶（PAP）有望成为肿瘤标志物[143]。因观察到骨髓浸润，可通过骨髓活检确诊。另外，随机皮肤活检的适用性已被报道，比骨髓活检更简单[144]。MRI 表现多样，包括与动脉供血区域不一致的多发、多样的梗死样表现，非特异性弥漫性白质病变（图 4-45，图 4-46），肿块样病变和脑膜强化。在 T_2 加权像 /FLAIR 上可以观察到需

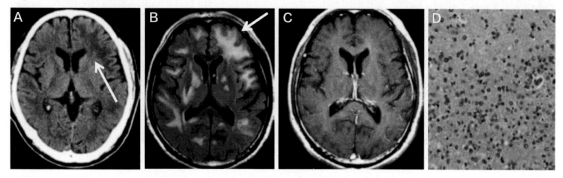

图 4-45　70 岁男性，大脑淋巴瘤病（弥漫大 B 细胞淋巴瘤），主诉为易跌倒，头痛，逐渐进展的认知衰退
A. 轴位 CT 显示左侧皮质下白质呈低密度；B.FLAIR 图像显示双侧白质和基底节区弥漫性高信号病变，并伴有左额叶水肿（箭）；C. 增强后 T_1 加权像（T_1WI）无明显强化；D. 组织活检标本（H&E 染色）显示大 B 细胞淋巴瘤弥漫性浸润 [来源于 Jpn J Diagn Imaging，2016，36:72–482.（已授权）]

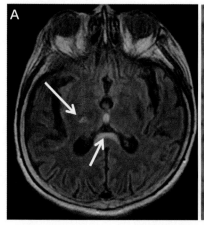
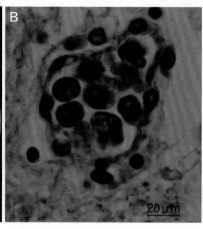

图 4-46　70 岁男性，血管内 B 细胞淋巴瘤，主诉为快速进展的认知衰退
A.FLAIR 图像显示右侧丘脑和穹窿高信号病变（箭）；B.H&E 染色穹窿的显微镜标本显示血管腔内有淋巴瘤细胞

要与渗透性髓鞘溶解症相鉴别的脑桥高信号，认为是静脉充血引起[145]。病变通常无强化，但当肿瘤细胞侵犯到血管外组织时，可以观察到强化。一旦通过组织活检确定 IVL 诊断，使用 R-CHOP 的化学治疗可以完全缓解[146, 147]。因此，认识脑部的 MRI 表现，有助于早期诊断和干预，改善 IVLBL 预后。

4.10.2　代谢性疾病

代谢性脑病是由于代谢异常而表现出特征性的影像学表现，影像学诊断直接与功能和生存预后相关。

4.10.2.1　韦尼克（Wernicke）脑病（硫胺素缺乏症）

韦尼克脑病是由硫胺素缺乏引起的。原因包括慢性酒精中毒、恶性肿瘤、长期透析、长期静脉营养、神经性厌食、妊娠剧吐、胃部手术、化疗期间营养不良和重症胰腺炎。在 MRI 上，T_2 加权像和 FLAIR 显示丘脑沿第三脑室、下丘脑和中脑导水管周围区域对称性高信号（图 4-47）。临床上，由于位于丘脑内侧的眼球运动中心受损，可发展为定向受损和眼球运动障碍性脑病。早期应用硫胺素可以改善临床和影像学表现（图 4-48）。在

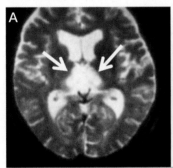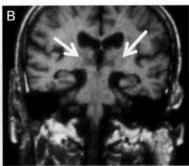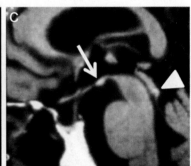

图 4-47　50 岁男性，慢性酒精中毒，伴有柯萨 – 科夫综合征的韦尼克脑病

A.T_2 加权像（T_2WI）显示丘脑沿第三脑室呈对称性高信号（箭）；B.T_1 加权像显示丘脑内侧对称性低信号（箭）；C. 增强后 T_1 加权像显示乳头体（箭头）和下丘（箭头）的强化病变

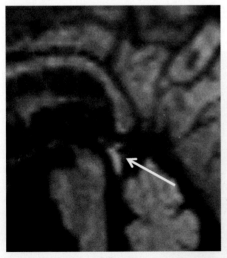

DWI (b=1000)

图 4-48　40 岁男性，韦尼克脑病

在急诊 MRI 上，弥散加权像（DWI）显示四叠体呈高信号（箭）。患者的临床症状在早期静脉注射硫胺素治疗后得到改善

伴有乳头体萎缩和坏死的严重病例中，可发展为 Korsakoff 综合征，并伴有记忆障碍、逆行性健忘和失语。

4.10.2.2 低血糖脑病

过量使用胰岛素或口服降糖药、胰岛素瘤或其他情况如脓毒症、肾衰竭或肝衰竭都可能引起低血糖。低血糖可引起多种神经症状，从局灶性神经缺陷到永久性功能障碍或死亡。低血糖脑病神经后遗症预后取决于低血糖的严重程度和持续时间。早期准确诊断，使血糖水平恢复到正常范围是改善预后的重要因素。

如果在白质中发现高信号病变，如胼胝体、内囊或放射冠，并且在随访中高信号病变消失，患者很可能在没有神经功能受损的

情况下恢复。应及时给予葡萄糖替代，以正常血糖为目标（图 4-49）。然而，如果发现病变有广泛的皮质受累（图 4-50），预后较差 [148-150]。此外，额叶和顶叶皮质受累比只累及白质的预后更差，但比弥漫性皮质受累或基底节区受累较好 [151]。

4.10.3 黄疸后脑病、癫痫、惊厥

癫痫，包括症状性（结构性 / 代谢性）癫痫在儿童和年轻人中的发病率很高 [152]，但随着社会的老龄化，老年人首次发生癫痫者增多已成为一个热门话题 [153]。据报道，65 岁或以上的年龄段患病率几乎相等，但发病率随着年龄的增长而增加 [153]。中枢神经系统疾病随年龄的增长而不断进展成为结构性 / 代谢性（症

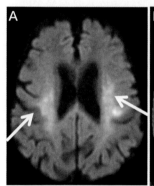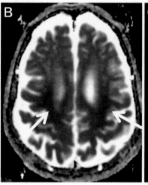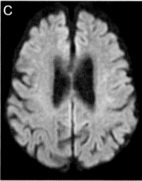

DWI (b=1000) BS=33

ADC map BS=33

DWI (b=1000) 补充葡萄糖治疗后

图 4-49 70 岁女性，伴有意识障碍，低血糖脑病
A、B. 弥散加权像（DWI）显示额部白质呈对称性高信号，表观扩散系数（ADC）图像呈低信号（箭）；C. 临床及时补充葡萄糖后痊愈，DWI 显示额部白质异常高信号消失

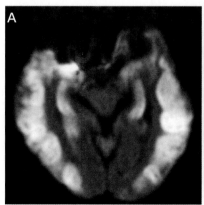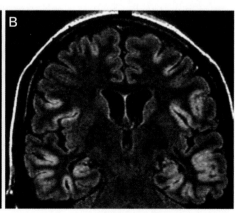

DWI (b=1000)

FLAIR

图 4-50 20 岁女性，胰岛素过量引起低血糖脑病
A. 弥散加权像（DWI）显示双侧皮质和海马高信号病变，伴有皮质水肿；B. DWI 检查 3 周后，FLAIR 冠状面图像显示海马高信号，并广泛累及皮质

状性）癫痫的新诱因。由于治疗策略是根据病因制订的，因此在进行影像诊断时应该考虑到年龄的差异。

随着世界人口的老龄化，70 岁或以上癫痫的发病率在迅速上升。儿童和青少年发生率高的原因是大脑皮质畸形、围生期疾病以及肿瘤，而神经退行性疾病，如脑血管病（30% ～ 40%）、颅脑损伤、阿尔茨海默病、脑肿瘤等随着年龄的增长而增加。淀粉样血管病有不同的影像学表现，如皮质下出血、蛛网膜下腔出血、相关的炎性病理和微出血，这些应作为老年人急性症状性癫痫和症状性癫痫（结构性或代谢性）的病因考虑。早期发生的意识障碍、失语、瘫痪和痴呆，可延误癫痫的诊断，首次发作后复发率高于年轻患者。此外，急性心肌梗死合并癫痫持续状态和急性冠状动脉功能不全的并发症也有报道，临床关注需要不同于年轻群体。在有癫痫病史的痴呆患者中，通过适当的抗癫痫药物治疗可以改善认知功能障碍。

癫痫的一线诊断影像依靠 MRI，但 CT 在评价钙化病变方面更具优势。对于伴有钙化、血管畸形或结节性硬化的肿瘤，需加做 CT 检查。

对于症状性癫痫的病因，在 CT 无法发现病灶的情况下，选择 MRI 作为急诊科要求的急诊检查。鉴别脑炎、脑病、中毒和惊厥后脑病与急性全身性疾病，对于患者的生存，以及防止其向癫痫转变具有重要意义。

在症状性癫痫病例中，可能存在几种病因。癫痫持续状态可伴有海马肿胀和弥散加权像高信号，但不能判断为海马硬化。然而，在某些惊厥后的随访中，出现进行性海马萎缩和认知能力下降，这对癫痫症状的随访很重要。

惊厥后脑病的发生是由于惊厥发作时脑局部血管扩张，增加了脑血流量，但对氧气和葡萄糖的需求超过了血流量的增加。这种疾病是由相对缺氧和葡萄糖引起的脑损伤。许多成人和婴儿癫痫持续 1 小时或更长时间，又或 30 分钟或更长时间的癫痫持续状态，其进展将明显影响生活质量和功能预后。惊厥后的脑病与其他引起惊厥的病理改变，如边缘脑炎、低血糖脑病、缺氧缺血性脑病和克 - 雅病通常很难鉴别。

影像学表现包括 T_2 加权像和 FLAIR 显示高信号并伴有海马、小脑、杏仁核、丘脑和皮质肿胀（图 4-51）。弥散加权像急性期有无高信号及 ADC 降低可出现于不同病例中。与血管供血区的不一致是与急性期脑血管病鉴别的一个重要区别点。在急性期 SPECT 可检测到血流量增加。当皮质坏死发生时，T_1 加权像可以检测到高信号（图 4-51）。儿童癫痫持续状态型脑病的病程和病理与成人有明显不同。在临床和影像学表现中均可观察到双相模式。MRI 的表现随癫痫严重程度和时间的不同而多样，例如，一些病例不伴有任何皮质病变，一些病变局限于海马[154]（图 4-52）。在老年人中，认知障碍出现在最早期并不少见，而抽搐发作则无法在临床上观察到，对 MRI 表现的细致解读在临床上很重要。

4.10.4　中毒

如表 4-5 所示，与中毒相关的脑病有多种原因，如服药自杀、药物滥用、事故、职业暴露和有不良反应的药物。当发病有明确的病史时，很容易做出诊断，但在许多情况下，通过问诊准确地阐明病史较困难。除了根据发病时的情况怀疑中毒的病例外，当健康的年轻人出现明显意识障碍和认知障碍急剧加重时，还应将中毒纳入鉴别诊断。

在一些病例中，只有非特异性白质脑病发生，MRI 可能很难做出诊断，但具体的 MRI 表现可能取决于中毒的病因。在判断临床情况的同时，结合临床资料进行影像学诊断非常重要。

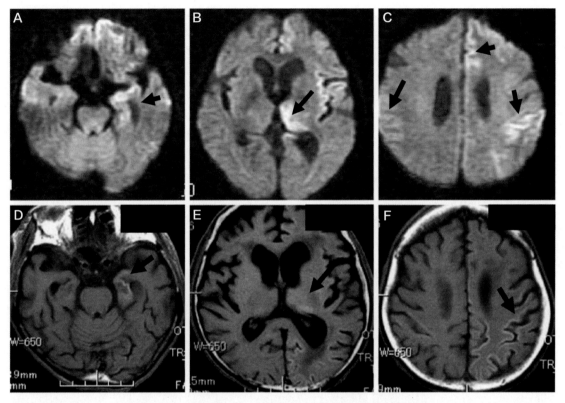

图4-51　70岁女性，黄疸后缺氧性脑病，癫痫持续状态

A～C. 弥散加权像（DWI）显示左侧海马、杏仁核、丘脑和大脑皮质高信号病变（箭）。D～F.T$_1$加权像（T$_1$WI）显示左侧海马、丘脑、额叶和顶叶皮质高信号，代表皮质梗死（箭）

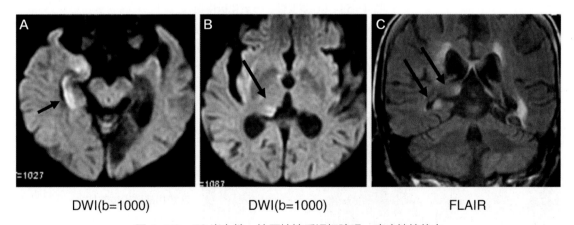

DWI(b=1000)　　　　　DWI(b=1000)　　　　　FLAIR

图4-52　70岁女性，惊厥抽搐后记忆障碍，癫痫持续状态

A～C. 弥散加权像和 FLAIR 未发现皮质广泛异常，右侧丘脑和海马呈高信号。惊厥镇静后，与发作前相比，出现明显的认知功能减退，主要是记忆障碍

4.10.4.1　一氧化碳（CO）中毒

一氧化碳是燃烧的副产品，是一种无色无味的气体。一氧化碳是世界范围内中毒、伤害和死亡的主要原因。一旦吸入 CO，它就会与血红蛋白结合形成亲和力比氧气大 250 倍的碳氧血红蛋白（COHb），导致携氧能力降低，向组织释放氧气减少，引起组织缺氧。当 COHb 为 15% ～ 30% 时，暴露于 CO 的最初症状是非特异性的，包括头痛、头晕、恶心、疲劳和手部灵活性受损。急性症状缓解后，可能会有 2 ～ 40 天的清醒间隔期，然后出现延迟性神经后遗症，并伴有嗜睡、行为改变、

健忘、记忆丧失和帕金森病样特征，并伴有弥漫性脱髓鞘。

在急性期 MRI 上，最常见的是苍白球坏死。在 T_2 加权像和 FLAIR 上观察到苍白球呈对称性高信号[155]。在某些病例中会出现迟发性神经后遗症，临床症状在清醒间隔后再次加重（图 4-53）。早期 MRI 未见异常或仅有轻度改变，但 T_2 加权像和 FLAIR 显示高信号白质病变随神经症状加重而扩大，表现为弥漫性白质病变（图 4-53，图 4-54）。对于 CO 中毒病例，在度过急性期[155-157] 后，应定期行 MRI 随访，同时注意神经影像学表现（图 4-53，图 4-54）。

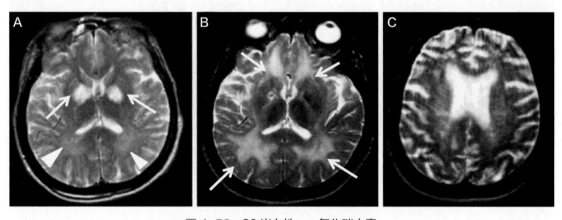

图 4-53　30 岁女性，一氧化碳中毒

A.CO 中毒急性期 T_2 加权像（T_2WI）上，双侧苍白球呈对称性高信号（箭头），白质内有可疑斑片状高信号，但不明显（箭头）；B. 2 周后患者意识水平恶化加重，双侧脑白质广泛出现弥漫性高信号（箭）；C.1 年后可见严重脑萎缩，并出现长期的严重认知功能障碍和持续帕金森症状

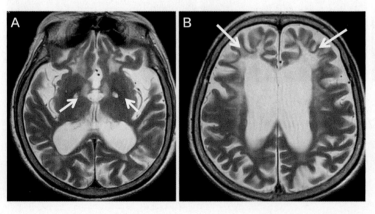

图 4-54　70 岁女性，一氧化碳中毒的慢性期。中毒发生 3 年后，认知功能障碍较前加重

A.T_2 加权像（T_2WI）显示双侧苍白球呈对称性高信号（箭）；B.T_2WI 显示以额叶为主的白质弥漫性高信号（箭），在有严重白质损害的区域可清晰观察到脑萎缩改变

4.10.5　自身免疫

自身免疫性脑炎可引起亚急性记忆和认知障碍，通常伴随着意识水平的抑制。自身免疫性边缘脑炎可伴肿瘤发生副肿瘤综合征，也可在不伴肿瘤的患者发生[158-160]。大致分为两组，第 1 组预后不良，与抗 Hu、抗 CV2、抗 Ta、抗 MA2、抗 Yo 等细胞内抗原抗体有关[161]。第 2 组涉及针对离子通道、受体和其他相关蛋白的细胞外表位的自身抗体，如抗 N- 甲基 -D- 天冬氨酸受体（抗 -NMDAR）和电压门控钾通道复合体（VGKC）。肿瘤的关联性是多种多样的，而且预后往往更好。自身免疫检测对自身免疫性脑炎的正确诊断极为重要。以下几个原因阐明了及时诊断与自身免疫性脑炎相关的肿瘤非常重要。第一，治疗相关肿瘤被认为有助于自身免疫性脑炎的治疗。第二，肿瘤治疗和自身免疫性脑炎的治疗可能需要同时进行。第三，类固醇治疗，如利妥昔单抗或环磷酰胺，可能会使肿瘤诊断复杂化，特别是在恶性淋巴瘤等肿瘤的情况下。

4.10.5.1　抗 N- 甲基 -D- 天冬氨酸受体脑炎

抗 N- 甲基 -D- 天冬氨酸受体（Anti-NMDAR）脑炎是一种与抗 NMDAR 的 GluN1 亚单位 IgG 抗体相关的治疗反应性脑炎[162-166]。在患有卵巢畸胎瘤的年轻女性的脑脊液 / 血清中检测到抗体，患者通常会出现精神分裂样的精神症状，通常之前有发热、头痛或病毒感染样疾病的前驱病史。在达到精神疾病的顶峰后，大多数患者会出现癫痫发作，随后出现无反应 / 紧张性状态，意识水平下降，中枢性通气不足，经常需要机械通气，口面部肢体运动障碍，以及自主神经症状[162-164]。这些抗体最初只在患有卵巢畸胎瘤的年轻女性中发现。最近的研究表明，即使在没有畸胎瘤的情况下，这种疾病也会发生，甚至男孩和成年男性也会受到影响[165]。

MRI 表现通常是轻微的、短暂的和非特异性的，表现首先见于 T_2 加权像 /FLAIR，通常累及大脑和海马的皮质和皮质下区域，但有时也会影响基底神经节区（图 4-55）。脑部 MRI 通常不明显，但可观察到病灶强化或内侧颞叶异常，脑脊液表现为非特异性改变。脑电图经常显示弥漫性 delta 减慢，没有阵发性放电，尽管癫痫发作频繁、症状严重，但只有 35% 的患者在发病时脑部 MRI 异常，当贯穿到整个病程时，这一比例增加到 50%[164, 166, 167]。目前的研究表明，抗 NMDAR 脑炎患者可能并发或独立发展为脱髓鞘性疾病。对 AQP4 和 MOG

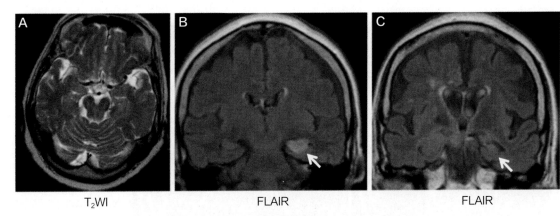

| T₂WI | FLAIR | FLAIR |

图 4-55　70 岁女性，诊断为抗 NMDAR 脑炎

A. 刚出现意识障碍和行为异常时，T_2 加权像（T_2WI）未见明显异常；B. 发病后意识障碍持续 2 个月后的 FLAIR 图像，可见左侧海马高信号伴有水肿（箭）；C. 发病后 1 年，FLAIR 显示左侧海马萎缩性改变（箭），严重的意识障碍已缓解，但记忆力缺陷仍然持续

抗体的检测通常有助于认识到这些关联性。当MRI上观察到脱髓鞘样改变时，有必要考虑是否存在复杂的自身免疫异常[166]。

图 4-55 显示了 1 例 70 岁的女性患有抗NMDAR 脑炎，出现意识障碍和行为异常时，MRI 未发现异常。发病 2 个月后意识障碍持续时行 MRI 检查，FLAIR 显示左侧海马高信号、肿胀。约 1 年后，海马区的异常信号消失，但萎缩加剧。严重的意识障碍缓解，但记忆障碍明显且持续时间长。腹部 CT 未发现盆腔肿瘤。

4.10.5.2 桥本脑病[抗 NH2- 末端 α- 烯醇化酶（NAE）边缘性脑病]

桥本脑病（hashimoto encephalopathy，HE）与自身免疫性甲状腺炎有关，被认为是一种自身免疫性疾病。表现出广泛的临床症状，包括行为改变、神志不清和认知障碍，有时类似于朊病毒疾病[168-170]。即使甲状腺功能正常，仍有可能发生。甲状腺抗体和特异性诊断标志物抗 NAE 抗体的测定对诊断有帮助。大多数 HE 患者对类固醇治疗反应良好[171, 172]。静脉注射免疫球蛋白和血浆置换也能改善临床症状。有病例显示，通过活检获得了血管炎的证据，但在另一些病例中没有血管炎，这表明 HE 的病理改变尚不清楚。

MRI 表现通常无特异性，但据报道也有不同的 MRI 表现（图 4-56）。弥散加权像（DWI）能够检测出常规 MRI 无法检测到的小而活跃的缺血性病变[171, 173, 174]。这些 DWI 改变在中枢神经系统血管炎中也可见，并随着治疗而改善。此外，小脑和脑干病变、小脑萎缩和需要与边缘脑炎、肿瘤、肉芽肿和感染相鉴别的非特异性白质脑病已有报道[175-178]。

虽然根据不同的 MRI 表现很难确定 HE，但识别 HE 对于亚急性进行性认知损害的鉴别诊断是重要的，因为有些疾病对类固醇治疗有效。

4.10.5.3　神经精神性红斑狼疮（NPSLE）

系统性红斑狼疮（SLE）是一种慢性、反复复发与缓解的全身性疾病，其特征是免疫耐受的丧失导致自身抗体的产生和免疫复合物的沉积。女性更好发，女性与男性的比例在（7～15）：1。NPSLE 与系统性红斑狼疮患者预后较差。NPSLE 可分为脑血管病、认知功能障碍、癫痫和精神病，以及周围神经系统疾病[179-182] 类型。NPSLE 可作为癫痫和认知功能减退的鉴别诊断。

这种疾病的病因尚未确定。已报道与抗

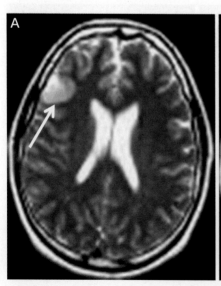
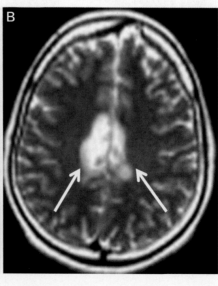

图 4-56 20 岁女性，诊断为桥本脑病 A、B.T₂WI 显示双侧额叶皮质多发高信号（箭）（引自 Jpn J Clin Radiol. 2005，50:480–490. 已授权）

核抗体、抗 DNA 抗体、抗 Ro、抗 La、抗 RNP、NMDAR 和抗磷脂抗体的关系，并描述了细胞凋亡缺陷、细胞因子的参与、T 细胞受体功能障碍和补体激活形成的白细胞栓子。目前认为该病是通过 1 号染色体 1q23-24 和紫外线、结晶性二氧化硅、EB 病毒感染等环境因素以复杂的方式参与免疫异常相关的多种病理过程而发展的[183,184]。关于中枢神经系统的损害，已经报道了狼疮抗体与 DNA 和 N- 甲基 -D- 天冬氨酸（NMDA）受体反应造成的损害。

NPSLE 表现为几种类型的脑损害，包括全脑缺血性改变、实质水肿、微量出血、胶质细胞增生、弥漫性神经元 / 轴索丢失、梗死溶解、栓塞微血栓、血管重构、急性梗死、急性大出血和颅内出血消失。由于血管周围炎性细胞浸润和血管壁紊乱造成的病变会导致小梗死、小出血和血管周围炎症，以及随后血栓形成。在许多报道中，白质中观察到的提示血管周围炎症的病变表现为 T_2 加权像和 FLAIR 高信号。病灶偶有强化表现，可伴有血管周围和脑膜强化，提示相应病理改变。白质脑病、横贯性脊髓炎和无菌性脑膜炎也有报道[185-191]。抗磷脂综合征（APS）以抗磷脂抗体（APL）为特征。据报道，在复杂的病例中血栓形成的发生率很高。一般来说，SLE 损害的血管大小是毛细血管到中小血管水平，但在抗磷脂综合征中可能出现大血管闭塞，这一点应该注意[186,191-196]。根

据病变的分期或活动性，细胞毒性水肿或血管源性水肿混合在一起。应用弥散张量成像（DTI）和脑网络对 NPSLE 进行早期诊断，以及判断治疗过程和预后，最近有报道，对于常规 MRI 显示正常的 NPSLE 患者，高级神经成像有望作为脑部结构和代谢异常的客观生物标志物[197-200]。

图 4-57 ～图 4-60 显示了 NPSLE 的不同 MRI 表现，如出血和梗死，合并 APS、动脉狭窄、非特异性白质病变和边缘脑炎的病例[201]。图 4-61 显示 1 例 50 岁的女性系统性红斑狼疮患者，伴有头痛、呕吐和难治性皮疹。在 MRI T_2 加权像上，左侧丘脑内可见不规则、不均匀低信号。在 CET$_1$WI 上表现为多结节强化，该疾病为深部真菌病。患者曾长期使用类固醇治疗系统性红斑狼疮，提示存在机会性感染。许多病例都经历了长期的病程，这可能需要考虑修改治疗方案。

NPSLE 和自身免疫性疾病的中枢神经系统病变，如中枢神经系统结节病、神经白塞病、抗中性粒细胞胞质抗体（ANCA）相关的血管炎、IgG4 相关疾病和原发性中枢神经系统血管炎（PANCS），表现出多种非特异性表现，并且有证据提示神经成像对诊断 SLE 没有帮助[202]。然而，SLE 的病理改变表现也是多种多样的，影像学表现可真实地反映与个别病例的检查分期和病理相对应的不同临床表现。虽然常规的筛查方法很难显示不同抗体（如

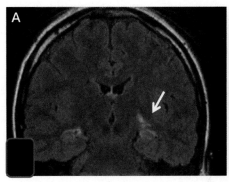
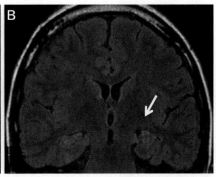

FLAIR　　　FLAIR

图 4-57　30 岁女性，记忆障碍，诊断为 NPSLE
A. 在记忆障碍发生时进行 MRI 检查，FLAIR 冠状面图像显示左侧丘脑高信号病变（箭）；B. 类固醇治疗 3 周后，丘脑高信号消失

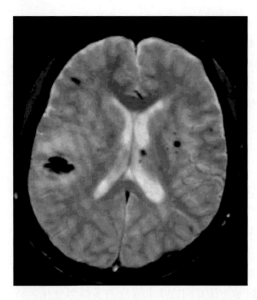

图 4-58　30 岁女性，系统性红斑狼疮合并抗磷脂综合征
T$_2^*$ 加权像显示右侧额叶、颞叶皮质下、左侧丘脑、基底节区多个不均匀低信号病灶

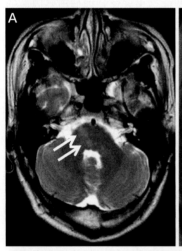
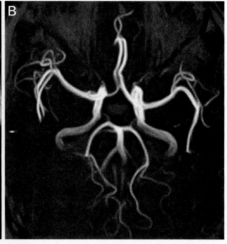

图 4-59　30 岁女性，诊断为 NPSLE，以眩晕、复视为主诉

A、B.T$_2$ 加权像（T$_2$WI）显示右侧脑桥基底部和脑桥被盖呈高信号（箭）。在此时间点 MRA 未发现明显异常（引自 Aoki S, et al.Yokuwakaru nou MRI 3rd ed. Tokyo: Gakken Medical Shujunsha.2012：556-557 已授权）

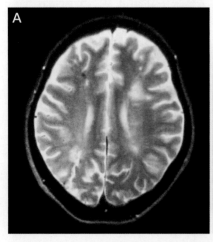
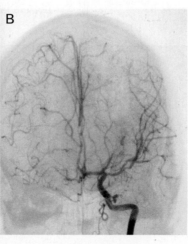

图 4-60　30 岁女性，诊断为系统性红斑狼疮合并抗磷脂综合征

A.T$_2$ 加权像（T$_2$WI）显示深部白质和皮质下白质的几个高信号病灶，以及多个小梗死和微出血的低信号病灶；B. 在左侧颈内动脉造影正面图上，观察到左侧大脑中动脉管壁不规则

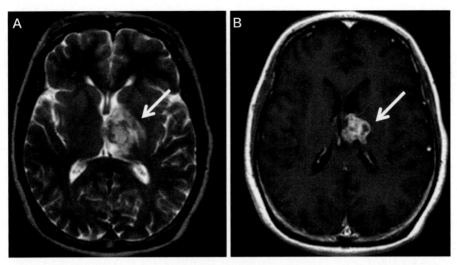

图 4-61　50 岁女性，诊断为系统性红斑狼疮患者，伴有头痛、呕吐和难治性皮疹

A.T$_2$ 加权像（T$_2$WI）显示左侧丘脑不规则形病灶，信号不均匀（箭）；B. 增强后 T$_1$ 加权像呈多结节强化，为深部真菌病。患者曾长期使用类固醇药物治疗系统性红斑狼疮，提示存在机会性感染，许多病例都经历了长期的病程，这可能需要考虑修改治疗方案（Jpn J Clin Radiol，2008，53:783–796. 已授权）

APS）在脑内病变中的累及情况，但在每个实际临床病例中，客观描述脑内正在发生的变化，即不同的、非特异性的发现，是影像学诊断的优势所在。研究图像并仔细分析每个病例的表现可能对常规医疗诊断很重要。

影像学诊断的作用是客观地识别某种病变引起的损伤，并提示病变的原因。关注图像的背景资料可能有助于诊断和治疗。

4.11　其他形式的痴呆（2）

4.11.1　神经元核内透明包涵体病

神经元核内透明包涵体病（NIHID）是一组以神经元细胞内包涵体存在和神经系统多个区域神经元丢失为特征的神经退行性疾病。自 1980 年首次病理报道以来，35 年来只有 30 例报道，被认为是一种罕见的神经退行性疾病[203-206]。然而，自从 2011 年，由弥散加权 MRI 提示 NIHID，并由尸体证实的报道以来，已有许多病例报道[207]。根据报道的病例，提出了 NIHID 的 3 个临床亚型：婴儿型、青少年型和成人型[207]。NIHID 是一种病理实体，通常通过死后组织学检查来诊断。已经报道了散发性和家族性病例，但没有发现遗传异常。最近，皮肤活检被报道用于生前诊断 NIHID，因为皮肤组织中的脂肪细胞、成纤维细胞和汗腺细胞中存在核内包涵体[208-211]。

典型成人型 NIHID 的症状是记忆力丧失、认知衰退和定向障碍。自主神经和周围神经紊乱也是常见的相关症状[208-211]。

以下特征性 MRI 表现可做出 NIHID 的诊断：弥散加权像（DWI）皮质髓质交界处高信号，T$_2$WI 和 FLAIR 成像高信号区的白质脑病（图 4-62）。皮髓交界处的高信号病变在 DWI 上持久存在[208, 211, 212]。在 T$_2$WI/FLAIR 上可见弥漫性白质病变增大，脑萎缩可能会随着临床症状的进展而加重，在小脑和脑干可观察到异常信号。当产生皮质损害时，必须仔细检查这些损害是由 NIID 引起的原发性损害，还是合并惊厥后脑病、脑炎或其他脑病。

脆性 X 相关性震颤 / 共济失调综合征（FXTAS）是鉴别诊断和影像学诊断最重要的发现[213-215]。

4.11.2　遗传性球形弥漫性白质脑病

遗传性球形弥漫性白质脑病（hereditary diffuse leukoencephalopathy with spheroids，HDLS）是一种神经退行性疾病，临床表现包括痴呆、帕金森病、癫痫等多种症状。病理特征包括轴突球体形成、髓鞘丢失、轴突破坏和胶质增生。最近，集落刺激因子 1 受体（CSF1R）

被确定为 HDLS 的致病基因[216-220]。

MRI 和 CT 上的特异性表现可诊断 HDLS。在 MRI[210-212] 上，可以观察到大脑萎缩和斑片状白质改变，最明显的是额叶和额顶区，并通过内囊后肢延伸到脑干锥体束（图 4-63）。在 DWI 上，白质病变呈高信号，异常信号有延长的趋势（图 4-63）。与 NIHID 不同，白质病变在脑室和深层白质周围强化（图 4-63）。白质病变的融合随着疾病的进展而加重，胼胝体变薄和萎缩。CT 上可见脑白质微钙化，有助于鉴别不明显的白质脑病。

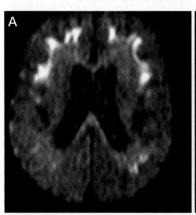
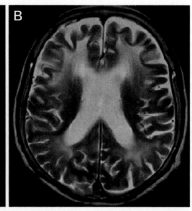

图 4-62　60 岁女性，神经元核内透明包涵体病（NIHID）

A. 弥散加权像显示皮质髓质交界处的高信号病变；B.T₂ 加权像显示皮质下深部白质弥漫性高信号，并可见脑萎缩

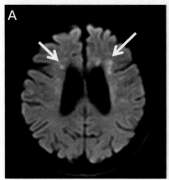
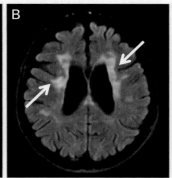
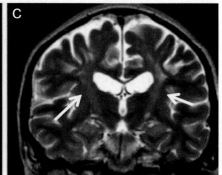

图 4-63　30 岁女性，HDLS（CSF1R 序列分析显示一个新的错义突变外显子 18，Ile794Thr），首发症状是书写和说话困难

A. 弥散加权像（DWI）显示侧脑室周围多个高信号病灶（箭）；B.FLAIR 图像显示深部白质弥漫性高信号伴有萎缩（箭）；C. 冠状位 T₂ 加权像显示高信号延伸至内囊（箭）（病例来自 Medical College of Nagoya City University，感谢 Sakurai K 医师提供）

参考文献

［1］Braak H，Braak E. Argyrophilic grains: characteristic pathology of cerebral cortex in cases of adult onset dementia without Alzheimer changes. Neurosci Lett，1987，76:124–127.

［2］Saito Y，Ruberu NN，Sawabe M，et al. Staging of argyrophilic grains: an-age associated tauopathy. J Neuropathol Exp Neurol，2004，63:911–918.

［3］Saito Y，Yamazaki M，Kanazawa I，et al. Severe involvement of the ambient gyrus in a case of dementia with argyrophilic grain disease. J Neurol Sci，2002，196:71–75.

［4］Saito Y，Murayama S. Neuropathology of mild cognitive impairment. Neuropathology，2007，27:578–584.

［5］Tokumaru AM，Saito Y，Murayama S. Dementia with Grains. In: Matsuda H，Asada T，editors. Imaging diagnosis of dementia，2nd ed. Osaka: Nagai Shoten，2010: 284–293.

［6］Adachi T，Satito Y，Hatsuta H，et al. Neuropathologica asymmetry in argyrophilic grain disease. J Neuropathol Exp Neurol，2010，69:737–744.

［7］Murayama S，Saito Y，Adachi T. Degenerative disease，Argyrophilic grain disease. Nippon Rinsho. 2014，03;supple II:46–50.

［8］Verhoeff NPLG，Wilson AA，Takeshita S，et al. In-vivo imaging of Alzheimer's disease β -amyloid with [11C] SB-13 PET. Am J Geriatr Psychiatry，2004，12:584–595.

［9］Okamura N，Suemoto T，Shinomitsu T，et al. A novel imaging probe for in vivo detection of neuritic and diffuse amyloid plaques in the brain. J Mol Neurosci. 2004，24:247–255.

［10］Matsuda H，Mizumura S，Nagao T，et al. Automatic discrimination between very early Alzheimer disease and controls using an easy X-score imaging system for multicenter brain perfusion single-photon emission tomography. AJNR，2007，28:731–736.

［11］Waragai M，Yamada T，Matuda H. Evaluation of brain perfusion SPECT using an easy Z-score imaging system (eZIS) as an adjunct to early-diagnosis of neurodegenerative diseases. J Neurol Sci，2007，260:57–64.

［12］Waragai M，Mizumura S，Yamada T，et al. Differentiation of early-stage Alzheimer's disease from other types of dementia using brain perfusion single photon emission computed tomography with easy X-score imaging system analysis. Dement Geriatr Cogn Disord. 2008，26:547–555.

［13］Yamada M，Itoh Y，Otomo E，et al. Dementia of the Alzheimer type and related demenitas in the aged: DAT subgroups and senile dementia of neurofibrillary tangle type. Neuropathlogy，1996，16:89–98.

［14］Yamada M. Senile dementia of the neurofibrillary tangle type (tangle only dementia); The neuropathological criteria and clinical guidelines for the diagnosis. Neuropathology，2003，23:311–317.

［15］Yamada M，Ito Y. Senile Dementia of the NFT Type (ND-NFT). In Matsuda H，Asada T，editors. Neuroimaging of Dementia，2nd ed. Osaka: Nagai Shoten，2010:278–283.

［16］Ulrich J，Spillantini MG，Goedert M，et al. Abundunt neurofibrillary tangles without senile plaques in a subset of patients with senile dementia. Neurodegeneration，1992，1:257–264.

［17］Crary JF，Trojanowski JQ，Schneider JA，et al. Primary age-related tauopathy (PART): a common patholofy associated with human aging. Acta Neuropathol，2014，128:755–766.

［18］Duyckaerts C，Braak H，Brion J-P，et al. PART is part of Alzheimer disease. Acta Neuropathol，2015，129:749–756.

［19］Saito Y，Tokumaru AM，Kanemaru K，et al. Diagnostic point of senile tauopathy Japanese. J of Geriatric Psychiatry，2011，22(Suppl 1):36–44.

［20］Matsuda H，et al. Automatic voxel-based morphometry of structural MRI by SPM8 puls diffeomorphic anatomic registration through exponentiated lie aglbra improves the diagnosis of probable Alxheimer disease. AJNR，2012，33:1109–1114.

［21］Steele JC，Richardson JC，Olszewski J. Progressive supranuclear palsy. A heterogeneous degeneration involving the brain stem，basal ganglia and cerebellum with vertical supranuclear gaze and pseudobulbar palsy，nuchal dystonia and dementia. Arch Neurol，1964，10:333–359.

［22］Litvan I，Mangone CA，McKee A，et al. Natural history of progressive supranuclear palsy (Steele-Richardson-Olszewski syndrome) and clinical predictors of survival: a clinicopathological study. J Neurol Neurosurg Psychiatry，1996，60:615–620.

［23］Josephs KA，Dickson DW. Diagnostic accuracy of progressive supranuclear palsy in the Society for Progressive Supranuclear Palsy brain bank. Mov Disord，2003，18:1018–1026.

［24］Donker Kaat L，Boon AJ，Kamphorst W，et al. Frontal presentation in progressive supranuclear palsy. Neurology，2007，69:723–729.

［25］Williams DR，Lees AJ. Progressive supranuclear palsy:clinicopathological concepts and diagnostic challenges. Lancet Neurol，2009，8:270–279.

［26］Kato N，Arai K，Hattori T. Study of the rostral midbrain atrophy in progressive supranuclear palsy. J Neurol Sci，2003，210:57–60.

［27］Oba H，Yagishita A，Terada H，et al. New and reliable MRI diagnosis For progressive supranuclear palsy. Neurology，2005，64:2050–2055.

［28］Adachi M，Kawanami T，Ohshima H，et al. Morning

glory sign: a particular MR finding in progressive supranuclear palsy. Magn Reson Med Sci. 2004，3，125–132.

［29］Paviour DC，Price SL，Stevens JM，et al. Quantitative MRI measurement of superior cerebellar peduncle in progressive supranuclear palsy. Neurology，2005，64:675–679.

［30］Stamelou M，Knake S，Oertel WH，et al. Magnetic resonance imaging in progressive supranuclear palsy. J Neurol，2011，258:549–558.

［31］Kataoka H，Tonomura Y，Taoka T，et al. Signal changes of superior cerebellar peduncle on fluid-attenuated infersion recobery in progressive supranuclear palsy. Parkinsonism Relat Disord，2008，14:63–65.

［32］Shi HC，Zhong JG，Pan PL，et al. Gray matter atrophy in progressive supranuclear palsy: metaanalysis of voxel-based morphometry studies. Neurol Sci，2013，34:1049–1055.

［33］Yang J，Shao N，Li J，Shang H. Voxelwise meta-analysis of white matter abnormalities in progressive supranuclear palsy. Neurol Sci，2014，35:7–14.

［34］Josephs KA，Whitwell JL，Dickson DW，et al. Voxel-based morphometry in autopsy proven PSP and CBD. Neurobiol Aging，2008，29:280–289.

［35］Kaasinen V，Kangassalo N，Gardberg M，Iet a. Midbrain-to-pons ratio in autopsy-confirmed progressive supranuclear palsy: replication in an independent cohort. Neurol Sci，2015，36:1251–1253.

［36］Agosta F，et al. Diffuision tensor MRI contributes to differentiate Richardson's syndrome from PSP-parkinsonism. Neurobiol Aging，2012，33:2817–2826.

［37］Whitewell JL，Master AV，Avula R，et al. Clinical correlates of white matter tract degeneration in progressive supranuclear palsy. Arch Neurol，2011，68:753–760.

［38］Canu E，Agosta F，Baglio F，et al. Diffusion tensor magnetic resonance imaging tractography in progressive supranuclear palsy. Mov Disord，2011;26，1752–1755.

［39］Sakurai K，Kawaguchi T，Kawai T，et al. Usefulness of 3D-PRESTO imaging in evaluating putaminal abnormality in parkinsonian variant of multiple system atrophy. Neuroradiology，2010，52:809–814.

［40］Sakurai K，Tokumaru AM，Nakatsuka T，et al. Imaging spectrum of sporadic cerebral amyloid angiopathy: multifaceted features of a single pathological condition. Insights Imaging，2014，5:375–385.

［41］Gupta D，Saini J，Kesavadas C，et al. Utility of susceptibility-weighted MRI in differentiating Parkinson's disease and atypical parkinsonism.

Neuroradiology，2010，52:1087–1094.

［42］Sakurai K，Tokumaru AM，Shimoji K，et al. Beyond the midbrain atrophy: wide spectrum of structural MRI finding in cases of pathologically proven progressive supranuclear palsy. Neuroradiology，2017，59(5):431–443.

［43］Meijer FJ，van Rumund A，Fasen BA，et al. Susceptibility-weighted imaging improves the diagnostic accuracy of 3T brain MRI in the work-up of parkinsonism. Am J Neuroradiol，2015，36:454–460.

［44］Agosta F，Kosti'c VS，Galantucci S，et al. The in vivo distribution of brain tissue loss in Richardson's syndrome and PSP-parkinsonism: a VBM-DARTEL study. Eur J Neurosci，2010，32:640–647.

［45］Josephs KA，Eggers SD，Jack CR Jr，et al. Neuroanatomical correlates of the progressive supranuclear palsy corticobasal syndrome hybrid. Eur J Neurol，2012，19:1440–1446.

［46］Focke NK，Helms G，Scheewe S，et al. Individual voxel-based subtype prediction can differentiate progressive supranuclear palsy from idiopathic Parkinson syndrome and healthy controls. Hum Brain Mapp，2011，32:1905–1915.

［47］Sakurai K，Imabayashi E，Tokumaru AM，et al. The feasibility of white matter volume reduction analysis using SPM8 plus DARTEL for the diagnosis of patients with clinically diagnosed corticobasal syndrome and Richardson's syndrome. Neuroimage Clin，2014，7:605–610.

［48］Williams DR，de Silva R，Paviour DC，et al. Characteristics of two distinct clinical phenotypes in pathologically proven progressive supranuclear palsy: Richardson's syndrome and PSPparkinsonism. Brain，2005，128:1247–1258.

［49］Longoni G，Agosta F，Kosti'c VS，et al. MRI measurements of brainstem structures in patients with Richardson's syndrome，progressive supranuclear palsy-parkinsonism，and Parkinson's disease. Mov Disord，2011，26:247–255.

［50］Matsuo H，Takashima H，Kishikawa M，et al S. Pure akinesia: an atypical manifestation of progressive supranuclear palsy. J Neurol Neurosurg Psychiatry，1991，54:397–400.

［51］Yagishita A，Oda M. Progressive supranuclear palsy: MRI and pathological findings. Neuroradiology，1996，38:S60–S66.

［52］Hong JY，Yun HJ，Sunwoo MK，et al. Comparison of regional brain atrophy and cognitive impairment between pure akinesia with gait freezing and Richardson's syndrome. Front Aging Neurosci，2015，7:180.

［53］Mochizuki A，Ueda Y，Komatsuzaki Y，et al. Progressive supranuclear palsy presenting with primary progressive aphasia--clinicopathological report of an autopsy case. Acta Neuropathol，2003，105:610–614.

［54］Santos-Santos MA，Mandelli ML，Binney RJ，et al. Features of patients with nonfluent/agrammatic primary progressive aphasia with underlying progressive supranuclear palsy pathology or corticobasal degeneration. JAMA Neurol，2016，73:733–742.

［55］Koyama M，Yagishita A，Nakata Y，et al. Imaging of corticobasal degeneration syndrome. Neuroradiology，2007，49:905–912.

［56］Josephs KA，Duffy JR，Strand EA，et al. Clinicopathological and imaging correlates of progressive aphasia and apraxia of speech. Brain，2006，129(Pt 6):1385–1398.

［57］Rebeiz JJ，Kolodny EH，Richardson EP Jr. Corticodentatonigral degeneration with neuronal achromasia: a progressive disorder in late adult life. Trans Am Neurol Assoc，1967，92:23–26.

［58］Dickson DW，Bergeron C，Chin SS，et al. Coricobasal degeneration. Brain，1989，112:1171–1192.

［59］Boeve BF，Maraganore DM，Parisi JE，et al. Pathologic heterogeneity in clinically diagnosed corticobasal degeneration. Neurology，1999，53:795–800.

［60］Cordato NJ，Halliday GM，McCann H，et al. Corticobasal syndrome with tau pathology. Mov Disord，2001，16:656–667.

［61］Boeve BF，Lang AE，Litvan I. Corticobasal degeneration and its relationship to progressive supranuclear palsy and frontotemporal dementia. Ann Neurol，2003，54:S15–S19.

［62］Armstrong MJ，Litvan I，Lang AE，et al. Criteria for the diagnosis of corticobasal degeneration. Neurologyn，2013，80:496–503.

［63］Grimes DA，lang AE，Bergeron CB. Dementia as the most common presentation of cortical-basal ganglionic degeneration. Neurology，1999，53:1969–1974.

［64］Murray R，Neumann M，Forman MS，et al. Cognitive and motor assessment in autopsy-proven corticobasal degeneration. Neurology，2007，68:1274–1283.

［65］Se L，Rabinovici GD，Mayo MC，et al. Clinicopathological correlations in coricobasal degeneration. Ann Neurol，2011，70:327–340.

［66］Tokumaru AM，Saito Y，Murayma S，et al. Imaging-pathologic correlation in corticobasal degeneration. AJNR，2009，30:1884–1892.

［67］Sakurai K，Imabayashi E，Tokumaru AM，et al. The feasibility of white matter volume reduction analysis using plus DARTEL for the diagnosis of patients with clinically diagnosed corticobasal syndrome and Richardson's syndrome. Neuroimage: Clin，2015，17:605–610.

［68］Whitwell JL，Jack CR Jr，Boeve BF，et al. Imaging correlates of pathology in corticobasal syndrome. Neurology，2010，75:1879–1887.

［69］Whitwell JL，Jack CR Jr，Parisi JE，et al. Imaging signatures of molecular pathology in behavioral variant frontotemporal demential. J Mol Neurosci: MN，2011，45:372–378.

［70］Erbetta A，Mandelli ML，Savoiardo M，et al. Diffusion tensor imaging shows different topographic involvement of the thalamus in progressive supranuclear palsy and corticobasal degeneration. AJNR，2009，30:1482–1487.

［71］Probst A，Taylor KI，Tolnay M. Hippocampal sclerosis dementia; a reapparaisal. Acta Neuropathol，2007，114:335–345.

［72］Ala TA，Geh GO，Frey WH 2nd. Pure hippocampal sclerosis; a rare cause of dementia mimicking Alzheimer's disease. Neurology，2000，54:843–848.

［73］Nelson PT，Schmitt FA，Kin Y，et al. Hippocampal sclerosis in advanced age: clinical and pathological features. Brain，2011，134:1506–1518.

［74］Brenowitz WE，Monsell SE，Schmitt FA，et al. Hippocampal sclerosis of aging is a key Alzheimer's disease mimic: clinical-pathologic correlations and comparisons with both Alzheimer's disease and non-tauopthic frontotemporal lobar degeneration. J Alzheimers Dis，2014，39:691–702.

［75］Nelson PT，Smith CD，Abner EL，et al. Hippocampal sclerosis of aging, a prevalent and high-morbidity brain disease. Acta Neuropathol，2013，126:161–177.

［76］Pao WC，Dickson DW，Crook JE，et al. Hippocampal sclerosis in the elderly: genetic and pathologic findings, some mimicking Alzheimer disease clinically. Alzheimer Dis Assoc Disord，2011，25:364–368.

［77］Zarow C，Weiner MW，Ellis WG，et al. Prevalence, laterality, and comorbidity of hippocampal sclerosis in an autopsy sample. Brain Behav，2012，2:435–442.

［78］Schneider JA，Aggarwal NT，Barnes L，et al. The neuropathology of older persons with and without dementia from community versus clinic cohorts. J Alzheimers Dis，2009，18:691–701.

［79］Tokumaru AM. Hippocampal sclerosis dementia (HSD). In: Matuda H，Asada T，. editors. Kouyomu Ninchishou genninn sindnannnotameno nougazou (in Japanese). Tokyo: Person-shobop，2015:272-279.

［80］Faught E，Richman J，Martin R，et al. Incidence and prevalence of epilepsy among older US Medicare beneficiaries. Neurology，2012，78:448–453.

［81］Leppik IE. Epilepsy in the elderly. Epilepsia，2006，47(Suppl 1):65–70.

［82］Adams RD，Fisher CM，Hakim S，et al. Symptomatic occult hydrocephalus with normal cerebrospinal fluid pressure, a treatable syndrome. N Engl J Med，1965，273:117–126.

［83］Hakim S，Adams RD. The special clinical problem of

symptomatic hydrocephalus iwht normal cerebrospinal fluid pressure. J Neurol Sci，1965，273:307–327.

［84］Vassilouthis J. The syndrome normal-pressure hydrocephalu. J Neurosurg，1984，61:501–509.

［85］Ishikawa M，Hashimoto M，Kuwana N，et al. Guidelines for management of idiopathic normal pressure Hydrocephalus，the Japanese Society of Normal Pressure Hydrocephalus. Neurol Med Chir (Tokyo)，2008，48(Suppl):S1–S23.

［86］Mori E，Ishikawa M，Kato T，et al. iNPH guideline guidelines for management of idiopathic normal pressure hydrocephalus: second edition. Neurol Med Chir (Tokyo)，2012，52: 775–809.

［87］Marmarou A，Bergsneider M，Relkin N，et al. Development of guidelines for idiopathic normal-pressure hydrocephalus: introduction. Neurosurgery，2005，57 (Suppl):S1–S3.

［88］Rekin N，Marmarou A，Klinge P，et al. Diagnosing idiopathic normal-pressure hydrocephalus. Neurosurgery，2005，57(Suppl):S4–S16.

［89］Evans WA. An encephalographic ratio for estimating ventricular enlargement and cerebral atrophy. Arch Neurol Psychiarty，1942，47:931–937.

［90］Kitagaki H，Mori E，Ishii K，et al. CSF spaces in idiopathic normal pressure hydrocephalus: morphology and volumetry. AJNR，1998，19:1277–1284.

［91］Hashimoto M，Ishikawa M，Mori E，et al. Study of INPH on neurological improvement (SINPHONI). Diagnosis of idiopathic normal pressure hydrocephalus is supported by MRI-based scheme: a prospective cohort study. Cerebrospinal Fliuid Res，2010，7:18.

［92］Sasaki M，Honda S，Yuasa T，et al. Narrow CSF space at high convexity and high midline areas in idiopathic normal pressure hydrocephalus detected by axial and coronal MRI. Neuroradiology，2008，50:117–122.

［93］Adachi M，Kawatani T，Oshima F，et al. Upper midbrain profile sign and cingulate sulcus sign: MRI findings on sagittal images in idiopathic normal-pressure hydrocephalus，Alzheimer's disease，and progressive supranuclear palsy. Radiat Med，2006，24:568–572.

［94］Ishii K，Kanda T，Harada A，et al. Clinical impact of the callosal angle in the diagnosis of idiopathic normal pressure hydrocephalus. Eur Radiol，2008，18:2678–2683.

［95］Iseki C，Kawanami T，Nagasawa H，et al. Asymtomatic ventriculomegaly with features of iNPH on MRI (AVIM) in the elderly.:a prospective study in a Japanese population. J Neurol Sci，2009，277:54–57.

［96］Yamashita F，Sasaki M，Saito M，et al. Voxel-based morphometry of disproportionate cerebrospinal fluid space distribution for the differential diagnosis of idiopathic normal pressure hydrocephalus. J Neuroimaging，2014，24:359–365.

［97］Oi S，Shimoda M，Shibata M，et al. Pathophysiology of long-standing overt ventriculomegaly in adults. J Neurosurg，2000，92:933–940.

［98］Dandy WE，Blackfan KD. Internal hydrocephalus. An experimental，clinical and pathological study. Am J Dis Child，1914，8:406–481.

［99］Greiz D. Radiological assessment of hydrocephalus: new theories and implications for therapy. Neurosurg Rev，2004，27:145–165.

［100］Yamada S，Miyazaki M，Kanazawa H，et al. Visualization of cerebrospinal fluid movement with spin labeling at MR imaging preliminary results in normal and pathophysiologic conditions. Radiology，2008，249:644–652.

［101］Román GC，Tatemichi TK，Erkinjuntti T，et al. Vascular dementia: diagnostic criteria for research studies report of the NINDS-AIREN International Workshop. Neurology，1993，43:250–260.

［102］Chui HC，Victoroff JI，Margolin W，et al. Criteria for the diagnosis of ischemic vascular dementia proposed by the state of California Alzheimer's Disease Diagnostic and Treatment Centers. Neurology，1992，42:473–480.

［103］Tatemichi TK. How acute brain failure becomes chronis: a view of the mechanisms of dementia related to stroke. Neurology，1990，40:1652–1659.

［104］Tatemichi TK，Dresmond DW，Prohovnik I，et al. Confusion and memory loss from capsular genu infarcts: a thalamocortical disconnection syndrome? Neurology，1992，42:1966–1979.

［105］Lazzaro NA，Wright B，Castillo M，et al. Artery of Percheron infarction: imaging patterns and clinical spectrum. AJNR，2010，31:1283–1289.

［106］Meila D，Sailou G，Kringo T，et al. Subcallosal artery stroke: infarction of the fornix and the genu of the corpus callosum. The importance of the anterior communicating artery complex. Case series and review of the literature. Neuroradiology，2015，57:41–47.

［107］Akiguchi I. Pathophysiology and therapeutic approaches on Binswanger's disease. No To Shinkei，2006，58:289–297.

［108］Akiguchi I，Budka H，Shirakashi Y，et al. MRI features of Binswanger's disease predict prognosis and associated pathology. Ann. Clin. Transl. Neurol，2014，1(10):813–821.

［109］Okudera T，Huang YP，Fukusumi A，et al. Micro-angiographical studies of the medullary venous system of the cerebral hemisphere. Neuropathology，1999，19:93–111.

［110］Arbanitakis Z，Leurgans SE，Barnes LL，et al. Microinfarct pathology，dementia，and cognitive systems. Stroke，2011，42:722–727.

[111] Ii Y，Maeda M，Kida H，et al. In vivo detection of cortical microinfarcts on ultrahigh-field MRI. J Neuroimaging，2013，23:28–32.

[112] Yamamoto Y，et al. Neuropathological correlates of temporal pole white matter hyperintensities in CADASIL. Stroke，2009，40:204–2011.

[113] Tomimoto H，Ohtani R，Wakita H，et al. Small artery dementia in JAPAN: radiological differences between CADASIL，leukoariosis and Binswanger's disease. Dement Geriatr Cog Disord，2006，21:162–169.

[114] Attems J，Lintner F，Jellinger KA. Amyloid beta peptide 1-42 highly correlates with capillary cerebral amyloid angiopathy and Alzheimer disease pathology. Acta Neuropathol，2004，107:283–291.

[115] Charidimou A，Gang Q，Werring DJ. Sporadic cerebral amyloid angiopathy revisited: recent insights into pathophysiology and clinical spectrum. J Neurol Neurosurg Psychiatry，2012，83:124–137.

[116] Chételat G，Villemagne VL，Villain N et al. Accelerated cortical atrophy in cognitively normal elderly with high β-amyloid deposition. Neurology，2012，78:477–484.

[117] Becker JA，Hedden T，Carmasin J，et al. Amyloid-β associated cortical thinning in clinically normal elderly. Ann Neurol，2011，69:1032–1042.

[118] Poels MM，Ikram MA，van der Lugt A，et al. Cerebral microbleeds are associated with worse cognitive function: the Rotterdam scan study. Neurology，2012，78:326–333.

[119] Eng JA，Frosch MP，Choi K et al. Clinical manifestations of cerebral amyloid angiopathy-related inflammation. Ann Neurol，2004，55:250–256.

[120] Chung KK，Anderson NE，Hutchinson D et al. Cerebral amyloid angiopathy related inflammation: three case reports and a review. J Neurol Neurosurg Psychiatry，2011，82:20–26.

[121] Kinnecom C，Lev MH，Wendell L et al. Course of cerebral amyloid angiopathy-related inflammation. Neurology，2007，68:1411–1416.

[122] Cummings J，Benson DF，Jr LVS，et al. Reversible dementia. Illustrative cases，definition，and review. JAMA，1980，243:2434–2439.

[123] Piccini C，Bracco L，Amaducci L. Treatable and reversible dementias: an update. J Neurol Sci，1998，153:172–181.

[124] Mori H，Kunimatsu S，Sasaki H，et al. Rapidly progressive dementias-Diagnostic process. Clin Imagiol，2014，30:156–176.

[125] Demaerel P，Paert AL，Vanopdenbosch L，et al. Diffusion-weighed magnetic resonance imaging in Creutzfeldt-Jacob disease. Lancet，1997，349:847–848.

[126] Vitali P，Maccagnano E，Caverzasi E，et al. Diffusion-weighted MRI hyperintensity patterns cdifferentiate CJD from other rapid dementias. Neurology，2011，76:1711–1719.

[127] Finkenstaedt M，Azudra A，Aerr I，et al. MR imaging of Creutzfeldt-Jacob disease. Radiology，1996，199:793–798.

[128] Nozaki I，Hamaguchi T，Noguchi-Shinohara M，et al. The MM2-cortical form of sporadic Creutzfeldt-Jacob disease presenting with visual disturbance. Neurology，2006，67:531–533.

[129] Zeidler M，Sellar RJ，Collie DA，et al. The pulvinar sign on magnetic resonance imaging in variant Creutzfeldt-Jacob disease. Lancet，2000，355:1412–1418.

[130] Collie DA，Summers DM，Sellar RJ，et al. Diagnosing variant Creutzfeld-Jacob disease with the Pulvinar Sign: MR imaging findings in 86 Neuropathologically confirmed cases. AJNR，2003，24:1560–1569.

[131] Schouten J，Cinque P，Gisslen M，et al. HIV-1 infection and cognitive impairment in the cART era: a review. AIDS，2011，25:561–575.

[132] Smith AB，Smirniotipoulos JG，Rushing EJ，et al. From the archives of the AFIP: central nervous system infections assoiciated with human immunodeficiency virus infection: radiologic-pathologic correlation. RadioGraphics，2011，28:2033–2058.

[133] Masters MC，Acnes BM. Role of neuroimaging in HIV-associated neurocognitive disorders. Semin Neurol，2014，34:89–102.

[134] Saylor D，Dickens AM，Sacktor N，et al. HIV-associated neurocognitive disorder-pathogenesis and prospects for treatment. Nat Rev Neurol，2016，12:234–248.

[135] Filippi CG，Ulug AM，Ryan E，et al. Diffusion tensor imaging of patients with HIV and normal-appearing white matter on MRimages of the brain. AJNR Am J Neuroradiol，2001，22(2):277–283.

[136] Bash S，Hathout GM，Cohen S. Mesiotemporal T2-weighted hyperintensity: neurosyphilis mimicking herpes encephalitis. AJNR Am J Neuroradiol，2001，22(2):314–316.

[137] Hogan TF，Padgett BL，Walker DL，et al. Rapid detection and identification of JC virus and BK virus in human urine by using immunofluorescence microscopy. J Clin Microbiol，1980，11(2):178–183.

[138] Petito CK，Cho ES，Lemann W，et al. Neuropathology of acquired immunodeficiency syndrome (AIDS): an autopsy review. J Neuropathol Exp Neurol，1986，45(6):635–646.

[139] Berger JR，Levy RM，Flomenhoft D，et al. Predictive factors for prolonged survival in acquired immunodeficiency syndrome-associated progressive multifocal leukoencephalopathy. Ann Neurol，1998，

44(3):341–349.

[140] Whiteman ML，Post MJ，Berger JR，et al. Progressive multifocal leukoencephalopathy in 47 HIV-seropositive patients: neuroimaging with clinical and pathologic correlation. Radiology，1993，187(1):233–240.

[141] Wheeler AL，Truwit CL，Kleinschmidt-DeMasters BK，et al. Progressive multifocal leukoencephalopathy: contrast enhancement on CT scans and MR images，AJR. 1993，161(5):1049–1051.

[142] Arbusow V，Strupp M，Pfister HW，et al. Contrast enhancement in progressive multifocal leukoencephalopathy: a predictive factor for long-term survival? J Neurol，2000，247(4):306–308.

[143] Kishi Y，Kami M，Kusumi E，et al. Prostatic acid phosphatase (PAP): a possible diagnostic marker of intravascular large B-cell lymphoma. Haematologica，2004，89(4):e43–e452.

[144] Matsue K，Asada N，Takeuchi M，et al. A clinicopathological study of 13 cases intravascular lymphoma: experience in a single institution over a 9-yr period. Eur J Haematol，2007，80:236–244.

[145] Yamamoto A，Kikuchi Y，Homma K，et al. Characteristics of intravascular large B-cell lymphoma on cerebral MR imaging. AJNR，2012，33:292–296.

[146] Shimada K，Matsue K，Yamamoto K，et al. Retrospective analysis of intravascular large B-cell lymphoma treated with rituximab-containing chemotherapy as reported by the IVL study group in Japan. J Clin Oncol，2008，26:3189–3195.

[147] Han K，Haley JC，Carlson K，et al. Regression of cutaneous intravascular lymphoma with rituximab. Cutis，2003，72:137–140.

[148] Finelli PF. Diffusion-weighted MR in hypoglycemic coma. Neurology，2001，57:933.

[149] Aoki T，Sato T，Hasegawa K，et al. Reversible hyperintensity lesion on diffusion-weighted MRI in hypoglycemic coma. Neurology，2004，27:392–393.

[150] Cho SJ，Minn YK，Kwon KH. Severe hypoglycemia and vulnerability of the brain. Arch Neurol，2006，63:138.

[151] Kang EG，Jeon SJ，Choi SS，et al. Diffusion MR imaging of hypoglycemic encephalopathy. AJNR，2010，31:559–564.

[152] Berg AT，Berkovic SF，Brodie MJ，et al. Revised terminology and concepts for seizures and epilepsies: report of the ILAE Commission on Classification and Terninomology. 2005–2009. Epilepsia，2010，51:676–685.

[153] Faught E，Richman J，Martin R，et al. Incidence and prevalence of epilepsy among older U.S. Medicare beneficiaries. Neurology，2012，78:448–453.

[154] Tokumaru AM，Saito Y，Mizuno M，et al. Imaging findings of Posticteric encephalopathy-clinico-radio-pathological correlation. In: Report of Tokyo Metoropolitan Medical Center of Gerontology，2008 year book.

[155] Rahmani M，Bennani M，Benabdelilil M，et al. Neuropsychological and magnetic resonance imaging findings in five patients after carbon monoxide poisoning. Rev Neurol，2006，162:1240–1247.

[156] Durak AX，Coskun A，Yikilmaz A，et al. Magnetic resonance imaging findings in chronic carbon monoxide intoxication. Acta Radiol，2005，46:322–327.

[157] Parkinson RB，Hopkins R，Cleavinger HB，et al. White matter hyperintensities and neuropsychological outcome following carbon monoxide poisoning. Neurology，2002，58:1525–1532.

[158] Ances BM，Vitaliani R，Taylor RA，et al. Treatment-responsive limbic encephalitis identified by neuropil antibodies: MRI and PETcorrelates. Brain，2005，128:1764–1777.

[159] Gultekin SH，Rosenfeld MR，Voltz R，et al. Paraneoplastic limbic encephalitis: neurological symptoms，immunological findings and tumour association in 50 patients. Brain，2005，123:1481–1494.

[160] Lucchinetti CF，Kimmel DW，Lennon VA. Paraneoplastic and oncologic profiles of patients seropositive for type 1 antineuronal nuclear autoantibodies. Neurology，1998，50:652–657.

[161] Lancaster E. The diagnosis and treatment of autoimmune encephalitis. J Clin Neurol，2016，12:1–13.

[162] Dalmau J，Gleichman AJ，Hughes EG，et al. Anti-NMDA-receptor encephalitis: case series and analysis of the effects of antibodies. Lancet Neurol，2008，7:1091–1098.

[163] Hughes EG，Peng X，Gleichman AJ，et al. Cellular and synaptic mechanisms of anti-NMDA receptor encephalitis. J Neurosci，2010，30:5866–5875.

[164] Fine C，Kopp UA，Pajkert A，et al. Structural hippocampal damage following anti-N-Methyl-D-aspartate receptor encephalitis. Biol Psychiatry，2016，79:727–734.

[165] Iizuka T，Sakai F，Ide T，et al. Anti-NMDA receptor encephalitis in Japan: long-term outcome without tumor removal. Neurology，2008，70:504–511.

[166] Titulaer M，Hoftberger R，Iizuka T，et al. Overlapping demyelinating syndromes and anti-NMDA receptor encephalitis. Ann Neurol，2014，75:411–428.

[167] Titulaer MJ，McCracken L，Gabilondo I，et al. Treatment and prognostic factors for long-term outcome in patients with anti-NMDA receptor encephalitis: an observational cohort study. Lancet

Neurol，2013，12:157–165.

［168］Seipelt M，Zerr I，Nau R，et al. Hashimoto's encephalitis as a differential diagnosis of Creutzfeldt–Jakob disease. J Neurol Neurosurg Psychiatry，1999，66:172–176.

［169］Song YM，Seo DW，Chang GY. MR findings in Hashimoto encephalopathy. AJNR，2004，25:807–808.

［170］McCabe DJ，Burke T，Connolly S，et al. Amnestic syndrome with bilateral mesial temporal lobe involvement in Hashimoto's encephalopathy. Neurology，2000，54:737–739.

［171］Grommes C，Griffin C，Downes KA，et al. Steroid-responsive encephalopathy associated with autoimmune thyroiditis presenting with diffusion MR imaging changes. AJNR，2008，29:1550–1551.

［172］Mahad DJ，Staugaitis S，Ruggieri P，et al. Steroid-responsive encephalopathy associated with autoimmune thyroiditis and primary CNS demyelination. J Neurol Sci，2005，228:3–5.

［173］White ML，Hadley WL，Zhang Y，et al. Analysis of central nervous system vasculitis with diffusion-weighted imaging and apparent diffusion coefficient mapping of the normal-appearing brain. AJNR Am J Neuroradiol，2007，28:933–937.

［174］Moritani T，Hiwatashi A，Shrier DA，et al. CNS vasculitis and vasculopathy: efficacy and usefulness of diffusion-weighted echoplanar MR imaging. Clin Imaging，2004，28: 261–270.

［175］Mouzak A，Agathos P，Vourdeli-Giannakoura E. Subacute cerebellar syndrome and Hashimoto's thyroiditis: association or simple coincidence? Act Neurol Scand，2002，106: 374–318.

［176］Nolte KW，Unbehaun A，Sieker H，et al. Hashimoto encephalopathy: a brainstem vasculitis. Neurology，2000，54:769.

［177］Bohnen N，Parnell K，Harper C. Reversible MRI findings in a patient with Hashimoto's encephalopathy. Neurology，1997，49:246–247.

［178］Shibata N，Yamamoto Y，Sunami N，et al. Isolated angiitis of the CNS associated with Hashimoto's disease. Rinsho Shinkeigaku，1992，32:191–198.

［179］Johnson RT，Richardson EP. The neurological manifestations of systemic lupus erythematosus. Medicine，1968，47:337–369.

［180］O'Connor JF，Musher DM. Central nervous system involvement in systemic lupus erythematosus: a study of 150 cases. Arch Neurol，1966，14:157–164.

［181］Fanouriakis A，Boumpas DT，Bertsias GK. Pathogenesis and treatment of CNS lupus. Curr Opin Rheumatol，2013，25:577–583.

［182］Sibbitt WL Jr，Brooks WM，Kornfeld M，et al. Magnetic resonance imaging and brain histopathology in neuropsychiatric systemic lupus erythematosus.

Semin Arthritis Rheum，2010，40:32–52.

［183］Nojima J，Kuratsune H，Suehjisa E，et al. Strong correlation between the prevalence of cerebral infarction and the presence of annti-cardiolipin/β 2-glycoprotein I and anti-phosphatidylserine/prothrombin antibodies. Thromb Haemost，2004，91:867–876.

［184］Alexander JJ，Richard JQ. Systemic lupus erythematosus and the brain: what mice are telling us. Neurochem Int，2007，50:5–11.

［185］Fazekas F，Kleinert R，Offenbacher H，et al. The morphologic correlate of incidental punctate white matter hyperintensities on MR images. AJNR，1991，12:915–921.

［186］Harris EN，Gharavi AE，Asherson RA，et al. Cerebral infarction in systemic lupus: association with anticardiolipin antibodies. Clin Exp Rheumatol，1984，2:47–51.

［187］Moritani T，Shrier DA，Numaguchi Y，et al. Diffusion-weighted echo-planar MR imaging of CNS involvenent in systemic lupus erythematosus. Acta Radiol，2001，8:741–753.

［188］Böckle BC，Jara D，Aichhorn K，et al. Cerebral large vessel vasculitis in systemic lupus erythematosus. Lupus，2014，23:1417–1421.

［189］Sato S，Nakajima J，Shimura M，et al. Reversible basal ganglia lesions in neuropsychiatric lupus: a report of three pediatric cases. Int J Rheum Dis，2014，17:274–279.

［190］Jeong HW，Her M，Bae JS，et al. Brain MRI in neuropsychiatric lupus: associations with the 1999 ACR case definitions. Rheumatol Int，2015，35:861–869.

［191］Jennings JE，Attwood J，et al. Value of MRI of the brain in patients with systemic lupus erythematosus and neurologic disturbance. Neuroradiology，2003，46:15–21.

［192］Kaichi Y，Kakeda S，Moriya J，et al. Brain MR findings in patients with systemic lupus erythematosus with and without antiphospholipid antivody syndrome. AJNR，2014，35:100–105.

［193］Harris EN，Gharavi AE，Mackworth-Young CG，et al. Lupoid sclerosis: a possible pathogenetic role for antiphospholipid antibodies. Ann Rheum Dis，1985，44:281–283.

［194］Provenzale JM，Barboriak DP，Allen NB，et al. Patients with antiphospholipid antibodies: CT and MRfindings of the brain. AJR，1996，167:1573–1578.

［195］Asherson RA，Mercey D，Phillips G，et al. Recurrent stroke and multi-infarct dementia in systemic lupus erythematosus: association with antiphospholipid antibodies. Ann Rheum Dis，1987，46:605–611.

［196］Provenzale JM，Heinz ER，Ortel TL，et al. Antiphospholipid antibodies in patients without systemic lupus erythematosus: neuroradiologic findings. Radiology，1994，192:531–537.

[197] Shastri R，Sha G，Wang P，et al. MR diffusion tractography to identify and characterize microstructural white matter tract changes in systemic lupus erythematosus patients. Acad Radiol，2016，23:1431–1440.

[198] Xu X，Hui ES，Mok MY，et al. Sutrucural brain network reorganization in patients with neuropsychiatric systemic lupus erythematosus. AJNR，2016，38(1):64–70.

[199] Shapira-Lichter I，Weinstein M，Lustgarten N，et al. Impaired diffusion tensor imaging findings in the corpus callosum and cingulum may underlie impaired learning and memory abilities in systemic lupus erythematosus. Lupus，2016，25:1200–1208.

[200] Hughes M，Sundgren PC，Fan X，et al. Diffusion tensor imaging in patients with acute onset of neuropsychiatric systemic lupus erythematosus: a prospecrive study of apparent diffusion coefficient，fractional anisotrphy values，and eigenvalues in different regions of the brain. Acta Radiol，2007，48:213–222.

[201] Tokumaru AM，Saito Y，Murayama S. Imaging diagnosis for CNS abnormalities in autoimmune disease. Rinsho Houshasen，2005，50:480–490.

[202] D'Cruz DP，Khamashta MA，Hughes GR. Systemic lupus erythematosus. Lancet，2007，369:587–596.

[203] Sung JH，Ralirez-Lassepas M，Mastri AR，et al. An unusual degenerative disorder of neurons associated with a novel intranuclear hyaline inclusion (neuronal intranuclear hyaline inclusion disease). A clinicopathological study of a case. J Neuropathol Exp Neurol，1980，39:107–130.

[204] Patel H，Normal MG，Perry TL，et al. Multiple system atrophy with neuronal intranuclear hyaline inclusions. Report of a case and review of the literature. J Neurol Sci，1985，67:57–65.

[205] Funata N，Maeda Y，Koike M，et al. Neuronal intranuclear hyaline inclusion disease: report of a case and review of the literature. Clin Neuropathol，1990，9:89–96.

[206] Takahashi-Fujigasaki J. Neuronal intranuclear hyaline inclusion disease. Neuropathology，2003，23:351–359.

[207] Tokumaru AM，Sakurai K，Imabayashi E，et al. MRI findings of neuronal intranuclear hyaline inclusion disease (NIHID)-Histopathologic correlation. Neuropathology，2013，33(Suppl):131. (abstract in Japanese).

[208] Takahashi-Fujigasaki J，Nakano Y，Uchino A，et al.

Adult-onset neuronal intranuclear hyaline inclusion disease in not rare in older adults. Griatr Gerontol Int，2016，16(Suppl 1):51–56.

[209] Sone J，Kitagawa N，Sugawara E，et al. Neuronal intranuclear inclusion disease with leukoencephloopathy diagnosed via skin biopsy. J Neurol Neurosurg Psychiarty，2014，85:354–356.

[210] Sone J，Tanaka F，Koike H，et al. Skin biopsy is useful for the antemortem diagnosis of neuronal intranuclear inclusion disease. Neurology，2011，76:1372–1376.

[211] Morimoto S，Hatsuta H，Komiya T，et al. Simultaneous skin-nerve-biopsy and abnormal mitochondorial inclusions in intranuclear hyaline inclusion body disease. J Neurol Sci，2016，372:447–449.

[212] Tokumaru AM. MRI findings of neuronal intranuclear hyaline inclusion body disease. Jpn J Diagn Imaging，2014，34:10–12.

[213] Greco CM，Hagerman RJ，Tassone F，et al. Neuronal intranuclear inclusions in a new cerebellar tremor/ataxia syndrome among fragile X carriers. Brain，2002，125(Pt 8):1760–1771.

[214] Greco CM，Berman RF，Martin RM，et al. Neuropathology of fragile X-associated tremor/ataxia syndrome (FXTAS). Brain，2006，129(Pt 1):243–255.

[215] Brunberg JA，Jacquemont S，Hagerman RJ，et al. Fragile X premutation carriers: characteristic MR imaging findings of adult male patients with progressive cerebellar and cognitive dysfunction. AJNR，2002，23:1757–1766.

[216] van der Knaap MS，Naidu S，Kleinschmidt-Demasters BK，et al. Autosomal dominant diffuse leukoencephalopathy with neuroaxonal spheroids. Neurology，2000，54(2):463–468.

[217] Freeman SH，Bt H，Sims KB，et al. Adult onset leukodystrophy with neuroaxonal spheroids: clinical，neuroimaging and neuropathologic observations. Brain Pathol，2009，19:39–47.

[218] Kinosita M，Yoshida K，Oyanagi K，et al. Hereditary diffuse leukoencephalopathy with axonal spheroids caused by R782H mutation in CSF1R: Case report. J Neurolo Sci，2012，318:115–118.

[219] Kim EJ，Shin JH，Kim JH，et al. Adult-onset leukoencephalopathy with axonal spheroids and pigmented glia linked CSF1Rmutation: report of four Korean cases. J Neurol Sci，2015，349:232–238.

[220] Sundel C，Van Gerpen JA，Wider C，et al. MRI characteristics and scoring in HDLS due to CSF1R gene mutations. Neurology，2012，79:566–574.

第 5 章

弥散张量成像在痴呆中的应用

Toshiaki Taoka

摘 要：AD 的灰质改变已有大量报道，随着弥散张量方法的发展，关于 AD 的白质改变也有越来越多的报道。本章总结了阿尔茨海默病白质病变的最新知识。

关键词：痴呆，白质，阿尔茨海默病，弥散张量

5.1 引言

AD 的病理改变包括老年斑、神经纤维缠结、神经纤维网线、含有过度磷酸化 tau 蛋白的营养不良的神经轴突，以及神经元、神经纤维和突触的丢失。早期内嗅皮质发生萎缩，随后海马、杏仁体、颞叶、枕叶和顶叶等边缘区萎缩。许多病理研究报道了上述区域灰质的变化。MRI 研究也被用来评估大脑皮质萎缩，特别是海马旁回的萎缩。

与灰质研究相比，有关痴呆症（包括 AD）白质变化的研究起步较晚。然而，近年来随着弥散张量方法的发展和应用的增加，痴呆患者中白质变化的 MRI 研究正在开展中。由于 AD 的灰质变化已经被深入研究，白质的变化往往被认为是继发于灰质变化。白质纤维与内侧颞叶的灰质相通，AD 的华勒变性导致神经元崩解。然而，白质的改变是否真的只是继发于灰质改变还不清楚。在本章中，我们将讨论并评价白质在痴呆中的重要性。

5.2 常规 MRI 对阿尔茨海默病白质评价

AD 中白质的病理变化包括轴突或髓鞘的破坏和胶质增生[1, 2]。这些微结构变化的进展导致白质体积减少或白质含水量改变，进而引起包括 T_1 或 T_2 加权像在内的常规 MRI 上可检测到的信号变化。

已有多篇研究应用常规 MRI 观察 AD 的白质变化。在一项 3D-T_1 加权像研究中，发现顶叶下部、额叶中回、海马旁回和内嗅皮质的白质体积减小[3]。目前，正在对 AD 的成像进行大规模的研究，包括美国阿尔茨海默病神经成像倡议（United States-Alzheimer's Disease Neuroimaging Initiative，US-ADNI）和日本阿尔茨海默病神经成像倡议（Japan-Alzheimer's Disease Neuroimaging Initiative，J-ADNI）。在这些研究中，常规 MRI 用于评估大脑的形态学变化。这些研究表明，T_2 加权像上白质高信号区的体积可以预测从正常到轻度认知功能障碍（MCI）的恢复期转化。这些发现已经在后续研究中证实，影像学上异常的白质信号可用于评估痴呆症的预后。

5.3 弥散张量图像分析技术

5.3.1 感兴趣区（ROI）和基于纤维束分析

与上述反映白质宏观变化的常规 MRI 分

析不同，弥散张量法反映了组织微观结构的病理变化，例如髓鞘和轴突的崩解。弥散张量成像有望比常规图像在更早期提供白质病理组织学改变的信息。

Rose 等 2000 年的报道似乎是第一个将弥散张量法应用于 AD 的研究[4]。该报道显示，在 AD 病例中，放置于胼胝体压部、扣带和上纵束上的 ROI 的扩散各向异性降低。另 1 例报告使用手动放置 ROI，显示胼胝体和每个脑叶的白质各向异性（FA）降低，扩散率增加[5]。

手动放置 ROI 评估白质退化是测量各向异性或扩散率变化的一种简单方法。然而，该方法没有足够的解剖学选择性，容易受到观察者之间的主观偏见影响并将不需要的白质束包含其中。基于纤维束分析是一种选择性测量白质纤维束的方法。在这种方法中，将所选白质纤维束的纤维束成像设置为感兴趣体积，并在该体积中测量各向异性或扩散率。Taoka 等应用白质纤维束分析法对 AD 患者的边缘系统

回路钩状束进行评价（图 5-1）[6]。在该报道中，通过弥散张量纤维束成像来识别穿过颞干的白质纤维束，以测量各向异性和扩散率。与对照组相比，AD 患者的边缘系统（包括钩束）FA 降低和扩散率增加，而作为内部对照的视辐射未见明显变化（图 5-1）。与基于体素的分析（如下文所述）相比，基于白质纤维束的分析需要的计算时间更短。另外，基于纤维束的方法也可以容易地对单个病例或单个纤维束进行评估。然而，基于纤维束的方法具有一定局限性，包括观察者间的差异，并且该方法无法提供目标白质束以外区域的信息。此外，纤维束成像中 FA 的阈值会影响各向异性和扩散率的测量值。因此，必须在统一条件下进行评估[7]。为了消除观察者之间的差异，研究人员开发并发布了一种自动的纤维束成像方法（TRActs Constrained by UnderLying Anatomy, TRACULA）。该方法利用一组训练对象的脑白质通路解剖的先验信息，不限制通路的确切空间位置或形状，只限制其相对于周围解剖结

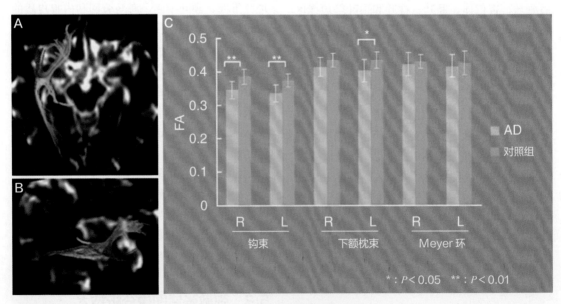

图 5-1　基于纤维束方法的分析

使用弥散加权像绘制纤维束成像（EPI 成像：TR/ TE = 2300/122ms；B = 1000s/mm²；6 轴编码），显示了下额枕束（绿色）、钩束（蓝色）和 Meyer 环（黄色）纤维束成像（A. 底部视图；B. 右侧视图）。AD 患者和对照组之间的平均各向异性分数（FA）的比较如图 C：AD 患者的双侧钩束和左侧下额枕束的平均 FA 显著低于对照组

构的轨迹。因此，一组健康的训练受试者可以用来准确地重建患者以及健康对照者的白质通路[8]。

5.3.2 基于体素分析和基于纤维束追踪空间统计（TBSS）分析

基于体素的形态计量学是一种分析方法，该方法通过使用空间标准化的高分辨率图像对两组受试者在同一立体定向空间中的局部大脑结构进行逐体素比较。基于体素的方法也适用于弥散张量数据。基于体素的弥散张量数据分析是一种客观分析张量图像的方法，在保持局部弥散张量信息的前提下，将每个体素的数据与转换为标准化大脑后的标准数据进行比较。该方法虽然避免了由自动分析引起的观察者间差异，但计算量大、计算时间长。此外，使用标准的配准算法进行优化分析并不能很好地解

决对来自多个受试者 FA 图像的对齐问题，从而无法得出有效结论。

TBSS 是一种分析方法，旨在利用非线性配准来解决这些问题，然后将其投影到称为"平均 FA 骨架"的对齐不变白质纤维束表征上[9]。TBSS 不需要假设，可以对整个大脑的白质进行分析。该技术不需要空间平滑，利用较少的步骤进行体素之间的比较，计算复杂度低，计算时间相对较短（图 5-2）。但是，应谨慎解释结果，因为多条纤维束可以在单个 FA 骨架上反映。直方图分析是评估弥散张量数据（包括扩散率和各向异性）的另一种方法[10]。直方图分析可以对全脑或局部区域进行分析，并可以提供有关弥散张量数据分布的客观信息。但是，该方法存在的一个问题就是丢失了详细的空间信息。

基于网络的方法或连接组研究是最近发

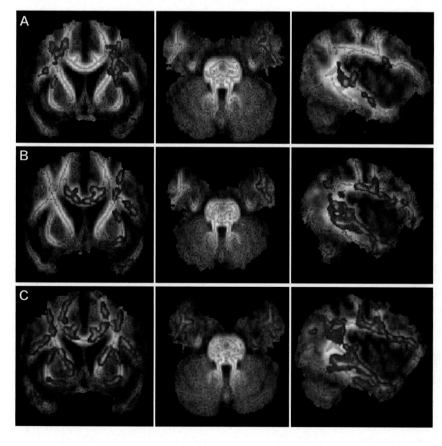

图 5-2　基于纤维束追踪的空间统计（TBSS）分析

使用 TBSS 分析比较 AD（轻度、中度、重度）和对照组。与对照相比，FA 水平显著降低的区域（$P < 0.001$）以橙色显示。在轻度病例中，左颞叶和双侧额叶的 FA 减低（A）。在中度病例中，胼胝体和扣带回也显示 FA 减低（B）。在严重病例中，在大范围内观察到各向异性降低（C）

展起来的一种分析方法，用于理解神经网络在大脑中的功能[11]。连接组研究包括结构和功能连接，弥散张量研究可以提供大脑中所有可测量通路的结构连接信息。连接是用图论来评估，即"图"的研究，图论是用于建模对象之间成对关系的数学结构。可以使用几种度量方法来评估网络的连通性或拓扑特性，包括聚类系数、特征路径长度、k 核或小世界性。利用弥散张量成像的连接性研究可以提供有关大脑内大规模连接模式的信息，也可以根据同一个人的结构和功能数据的组合将人类大脑皮质划分为不同的脑区。

5.3.3　非高斯分布弥散

　　弥散张量方法是在弥散服从高斯分布的前提下提出的。然而，高斯分布只适用于流体中的自由扩散，且均匀性足够大。人体内存在复杂的壁结构，高斯分布模型不能反映大量隔室和神经束的存在，尤其是中枢神经系统。因此，有必要详细测量水分子的概率分布代替简单的高斯分布模型。一种方法是 q 空间成像（QSI）[12]。QSI 是通过测量大量的扩散编码来实现的，可提供水分子的概率密度函数。概率密度函数曲率的形状以水分子的平均位移为特征，由半高宽和零位移的概率计算得出，该概率由零位移时的剖面高度给出（图 5-3）。虽然理论上 QSI 优于常规的高斯分布分析，但 QSI 的一个局限性是采样量大，采集时间长。峰度的概念是评估非高斯性分布的另一种方法。峰度是反映水分子在体内扩散分布与高斯分布之间差距的一个量，相对于 QSI，扩散编码数据集相对较少。因此，峰度成像采集时间较短。

5.4　利用弥散张量数据分析阿尔茨海默病白质变化的报道

　　与 AD 灰质改变的大量影像学研究相比，

有关白质改变的影像学研究较少。尽管如此，利用弥散张量法对包括 AD 在内的痴呆患者进行白质评估是可行的，多个研究证实了弥散张量法可检测到痴呆患者脑白质的病理变化。利用手动定位的 ROI 分析可用于痴呆患者白质变化的评估。一项对具有神经精神症状的 MCI 和阿尔茨海默病的研究，使用人工设置 ROI 定位于穹窿、下扣带、后扣带、前扣带、胼胝体压部和大脑脚，结果发现前扣带和穹窿区的FA 与神经精神症状最密切相关，在轻度的 AD 和 MCI 患者中，前扣带 FA 降低与易怒的概率增加相关[13]。基于纤维束的分析也是痴呆弥散张量数据分析的重要工具。利用阿尔茨海默病扣带回自动纤维束成像，在 9 个中心进行了多中心研究包括"欧洲痴呆症组 DTI 研究"，使用不同磁场（1.5T 和 3T）的扫描仪和不同的运动证明梯度集。尽管观察到显著的中心效应，但在调整中心和年龄后，与对照组比较，AD 组表现出明显的高扩散率和较低各向异性。因此，通过自动纤维束成像获得的扣带束扩散张量成像指标可作为生物学上可持续的替代标志物，可用于多中心 AD 试验的诊断和监测指标[14]。TBSS 已被广泛用于痴呆的弥散张量研究。一份 TBSS 报告显示，在 AD 病例中，下纵束的扩散各向异性降低比上纵束的更为显著[15]。另一项研究表明，与年龄相匹配的正常对照组相比，AD 患者的颞叶前部弥散各向异性降低[16]。有一篇报道提示 TBSS 存在局限性，该研究比较了 TBSS 和基于图谱纤维束成像在 AD 患者中的应用，两种方法获得了一致的结果。然而，与对照组相比，基于图谱的纤维束成像方法（不是 TBSS）检测到遗忘性 MCI 患者的胼胝体顶部和左侧颞枕区的选择性各向异性变化。这一发现表明，当脑萎缩不严重时，分析包括更多体素和基于纤维束成像的方法可以检测临床前 AD 患者胼胝体的各向异性的特征模式[17]。因此，研究表明利用 TBSS 预处理的骨架化弥散张量数据可能会掩盖各向异性的细微

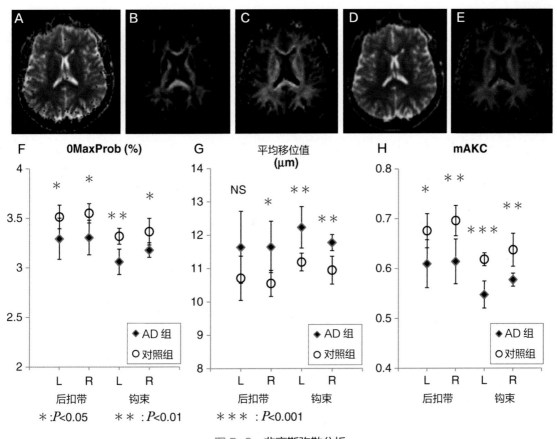

图 5-3　非高斯弥散分析

图像通过 QSI 成像获得，除作为弥散张量数据系数的扩散率（A）和 FA（B）图像外，还提供了零位移概率密度（C）、平均位移（D）和平均峰度图（E）。与对照组相比，AD 患者边缘系统（包括钩束和后扣带）的QSI 基于纤维束分析显示：AD 患者钩束的平均 0 MaxProb 值左侧为 3.06%（F），右侧为 3.18%；后扣带的平均 0 MaxProb 值左侧为 3.29%，右侧为 3.31%。这些 0 MaxProb 值显著小于对照组（$P < 0.001$）。AD 患者钩束的平均位移值左侧为 12.2 µm，右侧为 11.8 µm；后扣带的平均位移值（G）左侧为 11.6 µm，右侧为 11.6 µm。除左后扣带外，其余各部位的平均位移值与对照组相比均有显著差异（$P < 0.001$）。阿尔茨海默病患者钩束的平均表观峰度系数值（mAKC）左侧为 0.55，右侧为 0.58（H）；后扣带的平均 mAKC 值左侧为 0.61，右侧为 0.61。与对照组相比，这些 mAKC 值均显著降低（$P < 0.001$）。NS 代表不显著差异。

基于网络的弥散张量数据处理方法也可用于痴呆的研究。一项基于网络的方法研究了 AD 早期患者的全脑白质连接测量与认知能力之间的关系。该研究使用基于弥散张量成像的纤维束成像来重建每个个体的脑网络，随后进行了图论分析。通过测量局部和全脑连通性来评估整体网络效率，结果表明 AD 患者的结构

性脑网络局部效率比对照组低[18]。

最近开发的连接研究已用于弥散张量成像评估 AD。一项研究对基于 AD、MCI 和健康老年人的扩散加权像进行了全脑解剖学连接分析。根据定位分布函数对数据进行分析，并重建连接矩阵，显示出了与 68 个皮质区相连的纤维比例。研究发现 AD 患者存在广泛的网络中断，网络节点度、归一化特征路径长度和

效率降低，而归一化小世界属性和归一化聚类系数增加[19]。

利用非高斯弥散MRI已进行了一些研究。因为QSI采集图像需要时间较长，所以扩散峰度研究似乎更可行的。其中，一项使用扩散峰度成像研究了MCI患者脑组织微观结构的变化[20]。通过使用协方差分析法根据扩散峰度成像得出的指标对选定的大脑区域的微观结构进行了描述和比较，发现前放射冠的平均和径向峰度是区分对照和MCI患者的最佳指标。结果表明，非高斯扩散MRI可能有助于评估MCI早期的微结构组织损伤，并且可能有助于开发用于AD临床分期的生物标志物。

5.5　阿尔茨海默病脑白质的早期变化

上述研究表明，AD确实存在白质病变，可通过弥散张量方法进行检测。利用弥散张量法对AD高危组（家族史、APOE4等位基因）和低危组进行的比较研究表明，尽管两组之间的内嗅皮质和海马体积相等，但高危组显示直接或间接连接内侧颞叶的白质微结构完整性降低[21]。下一个问题是AD白质的病理变化是否只是继发于皮质改变。如果是，测量白质中的弥散张量数据对于评估AD的病理变化并不重要。

一些研究表明，AD的白质变化与大脑皮质的变化无关。在用弥散张量法研究AD患者白质组织变化的区域模式研究中，发现AD的多个脑区的扩散特性发生了改变，包括与内侧颞叶有直接和间接连接的海马旁白质。海马旁白质的弥散张量变化与海马体积的变化无关，显示出不同脑区的改变，这可能是由海马旁白质的基础病理学和潜在髓鞘特异性病理学差异所致[22]。使用弥散张量成像对健康老龄组进行了一项研究，与年轻个体相比，确认认知健康的老年个体海马旁白质纤维中是否存在微结构改变。海马旁白质体积、记忆功能和海马旁白质完整性的弥散张量成像指标是区分年轻和老年参与者的重要指标。这些发现表明，与年龄相关的改变确实发生在海马旁白质区，并且可能由于到海马的信息流的减少而导致健康老龄者的记忆功能下降[23]。一项病理研究显示，AD白质中的髓鞘、轴突和少突胶质细胞消失，而反应性神经胶质增生。另外，观察到小动脉的透明膜变性。这些病理改变显示出了一个独立于灰质病变分布的分布[24]。

有几个研究报道也提出疑问：大脑皮质和白质哪个先出现病变？在MCI患者中，即使在皮质萎缩局限于颞叶内侧的阶段，通过弥散张量成像观察到的白质变化也不局限于颞叶内侧，而是在大脑中广泛分布，与皮质萎缩无关[25]。一项病理研究比较了AD的进展病例和症状发作之前的病例，发现尽管大脑皮质尚未出现病变，但白质明显萎缩。该报道指出，白质的改变是AD所特有的，包括在皮质改变之前轴突消失。一种可能的原因是白质的改变引起皮质的改变[26]。

AD的白质损伤机制在分子水平已被证实。一项研究表明，β淀粉样蛋白是导致白质病变的直接原因。该小组检查了经尸检证实的AD患者额叶的切片，评估了退变性大小血管病、实质性淀粉样β蛋白负荷和一些白质损害的客观指标[包括胶质纤维酸性蛋白（GFAP）的量化、轴突淀粉样前体蛋白的沉积、浅层和深部白质轴突的密度及髓鞘染色的强度]之间的关系。动脉粥样硬化或小动脉硬化与白质损害之间未发现关联。然而，白质标记的GFAP与实质性淀粉样β负荷和淀粉样前体蛋白沉积密切相关。这些发现表明，AD额叶白质损害的严重程度与实质性淀粉样β蛋白负荷密切相关，在大多数情况下，退行性血管疾病的贡献相对较小[27]。更具体地说，β1-40淀粉样蛋白和β25-35淀粉样蛋白已被报道以剂量依赖的方式引起少突胶质细胞死亡[28]。另一种假设是tau蛋白作为轴突障碍物参与其中[29]。

5.6　引起痴呆的其他疾病的弥散张量研究

最早使用弥散张量法对疾病引起的痴呆研究似乎是 1999 年在大脑常染色体显性遗传性脑动脉病伴有皮质下梗死和脑白质病上进行的 [30]。这项研究表明,即使在 T_2 加权弥散张量图像上未显示异常信号的区域,也可以看到扩散率升高和 FA 降低,这表明神经细胞或髓鞘结构可能受到损伤。

一些研究使用弥散张量法研究了额颞叶变性患者的白质变化。在一项语义性痴呆的研究中,尽管弥散张量参数的变化主要出现在左颞叶腹侧,但钩束对用弥散张量法观察到的变化贡献更大 [31]。一项针对原发性进行性失语症研究,该失语症是一种临床综合征,包括 3 种主要表型(非流利 / 语法性失语、语义性失语和语音性失语),每种表型均表现出不同的弥散张量指标变化模式 [32]。这些弥散张量研究表明,非流利失语患者的 FA、径向和平均扩散率变化最大;语义性失语患者的各项测量指标都有明显变化;语音性失语患者的白质损害最轻,FA 主要在背侧通路的颞顶区改变。一项使用弥散张量成像对传染病引起的痴呆研究已完成。该研究对人类免疫缺陷病毒所致的认知障碍关系进行了全脑直方图分析,其中扩散各向异性直方图的峰值比对照组降低 [33, 34]。

参考文献

[1] Warren JD, Schott JM, Fox NC, et al. Brain biopsy in dementia. Brain, 2005, 128(Pt 9):2016–2025.

[2] Terada S, Ishizu H, Yokota O, et al. An autopsy case of hereditary diffuse leukoencephalopathy with spheroids, clinically suspected of Alzheimer's disease. Acta Neuropathol, 2004, 108(6):538–545.

[3] Salat DH, Greve DN, Pacheco JL, et al. Regional white matter volume differences in nondemented aging and Alzheimer's disease. NeuroImage, 2009, 44(4):1247–1258.

[4] Rose SE, Chen F, Chalk JB, et al. Loss of connectivity in Alzheimer's disease: an evaluation of white matter tract integrity with colour coded MR diffusion tensor imaging. J Neurol Neurosurg Psychiatry, 2000, 69(4):528–530.

[5] Head D, Buckner RL, Shimony JS, et al. Differential vulnerability of anterior white matter in nondemented aging with minimal acceleration in dementia of the Alzheimer type: evidence from diffusion tensor imaging. Cereb Cortex, 2004, 14(4):410–423.

[6] Taoka T, Iwasaki S, Sakamoto M, et al. Diffusion anisotropy and diffusivity of white matter tracts within the temporal stem in Alzheimer disease: evaluation of the "tract of interest" by diffusion tensor tractography. AJNR Am J Neuroradiol, 2006, 27(5):1040–1045.

[7] Taoka T, Morikawa M, Akashi T, et al. Fractional anisotropy – threshold dependence in tract-based diffusion tensor analysis: evaluation of the uncinate fasciculus in Alzheimer disease. AJNR Am J Neuroradiol, 2009, 30(9):1700–1703.

[8] Yendiki A, Panneck P, Srinivasan P, et al. Automated probabilistic reconstruction of white-matter pathways in health and disease using an atlas of the underlying anatomy. Front Neuroinform, 2011, 5:23.

[9] Smith SM, Jenkinson M, Johansen-Berg H, et al. Tract-based spatial statistics: voxelwise analysis of multi-subject diffusion data. NeuroImage, 2006, 31(4):1487–1505.

[10] Kin T, Hirano M, Taoka T, et al. Global and region-specific analyses of apparent diffusion coefficient in dentatorubral-pallidoluysian atrophy. AJNR Am J Neuroradiol, 2006, 27(7):1463–1466.

[11] Sporns O, Tononi G, Kotter R. The human connectome: a structural description of the human brain. PLoS Comput Biol, 2005, 1(4):e42.

[12] Hori M, Fukunaga I, Masutani Y, et al. Visualizing non-Gaussian diffusion: clinical application of q-space imaging and diffusional kurtosis imaging of the brain and spine. Magn Reson Med Sci, 2012, 11(4):221–233.

[13] Tighe SK, Oishi K, Mori S, et al. Diffusion tensor imaging of neuropsychiatric symptoms in mild cognitive impairment and Alzheimer's dementia. J Neuropsychiatry Clin Neurosci, 2012, 24(4):484–488.

[14] Fischer FU, Scheurich A, Wegrzyn M, et al. Automated tractography of the cingulate bundle in Alzheimer's disease: a multicenter DTI study. J Magn Reson Imaging, 2012, 36(1):84–91.

[15] Damoiseaux JS, Smith SM, Witter MP, et al. White matter tract integrity in aging and Alzheimer's disease. Hum Brain Mapp, 2009, 30(4):1051–1059.

[16] Stricker NH, Schweinsburg BC, Delano-Wood L, et al. Decreased white matter integrity in late-myelinating

fiber pathways in Alzheimer's disease supports retrogenesis. NeuroImage, 2009, 45 (1) :10–16.

[17] Preti MG, Baglio F, Lagana MM, et al. Assessing corpus callosum changes in Alzheimer's disease: comparison between tract-based spatial statistics and atlas-based tractography. PLoS One, 2012, 7 (4) :e35856.

[18] Reijmer YD, Leemans A, Caeyenberghs K, et al. Disruption of cerebral networks and cognitive impairment in Alzheimer disease. Neurology, 2013, 80 (15) :1370–1377.

[19] Daianu M, Jahanshad N, Nir TM, et al. Breakdown of brain connectivity between normal aging and Alzheimer's disease: a structural k-core network analysis. Brain Connect, 2013, 3 (4) :407–422.

[20] Falangola MF, Jensen JH, Tabesh A, et al. Non-Gaussian diffusion MRI assessment of brain microstructure in mild cognitive impairment and Alzheimer's disease. Magn Reson Imaging, 2013, 31 (6) :840–846.

[21] Gold BT, Powell DK, Andersen AH, Smith CD. Alterations in multiple measures of white matter integrity in normal women at high risk for Alzheimer's disease. NeuroImage, 2010, 52 (4) :1487–1494.

[22] Salat DH, Tuch DS, van der Kouwe AJ, et al. White matter pathology isolates the hippocampal formation in Alzheimer's disease. Neurobiol Aging, 2010, 31 (2) :244–256.

[23] Rogalski E, Stebbins GT, Barnes CA, et al. Age-related changes in parahippocampal white matter integrity: a diffusion tensor imaging study. Neuropsychologia, 2012, 50 (8) :1759–1765.

[24] Brun A, Englund E. A white matter disorder in dementia of the Alzheimer type: a pathoanatomical study. Ann Neurol, 1986, 19 (3) :253–262.

[25] Agosta F, Pievani M, Sala S, et al. White matter damage in Alzheimer disease and its relationship to gray matter atrophy. Radiology, 2011, 258(3):853–863.

[26] de la Monte SM. Quantitation of cerebral atrophy in preclinical and end-stage Alzheimer's disease. Ann Neurol, 1989, 25 (5) :450–459.

[27] Chalmers K, Wilcock G, Love S. Contributors to white matter damage in the frontal lobe in Alzheimer's disease. Neuropathol Appl Neurobiol, 2005, 31 (6) :623–631.

[28] Xu J, Chen S, Ahmed SH, et al. Amyloid-beta peptides are cytotoxic to oligodendrocytes. J Neurosci, 2001, 21 (1) :RC118.

[29] Alonso AC, Zaidi T, Grundke-Iqbal I, Iqbal K. Role of abnormally phosphorylated tau in the breakdown of microtubules in Alzheimer disease. Proc Natl Acad Sci U S A, 1994, 91 (12) :5562–5566.

[30] Chabriat H, Pappata S, Poupon C, et al. Clinical severity in CADASIL related to ultrastructural damage in white matter: in vivo study with diffusion tensor MRI. Stroke, 1999, 30 (12) :2637–2643.

[31] Acosta-Cabronero J, Patterson K, Fryer TD, et al. Atrophy, hypometabolism and white matter abnormalities in semantic dementia tell a coherent story. Brain, 2011, 134 (Pt 7) :2025–2035.

[32] Galantucci S, Tartaglia MC, Wilson SM, et al. White matter damage in primary progressive aphasias: a diffusion tensor tractography study. Brain, 2011, 134 (Pt 10) :3011–3029.

[33] Ragin AB, Storey P, Cohen BA, et al. Whole brain diffusion tensor imaging in HIV-associated cognitive impairment. AJNR Am J Neuroradiol, 2004, 25 (2) :195–200.

[34] Taoka T, Sakamoto M, Akashi T. q-space imaging in the clinical cases with Alzheimer disease: analysis of fibers in the limbic system. In: Proceedings of the 20th annual meeting of ISMRM; 2012 : 983.

Takashi Yoshiura

摘 要：动脉自旋标记（arterial spin labeling，ASL）是一种利用磁性标记的动脉血作为内源性示踪剂的 MR 灌注成像技术。由于不用放射性示踪剂或对比剂，ASL 是完全无创性的。理论上 ASL 可以定量测量局部脑血流（rCBF）。然而，ASL 具有低信噪比、对动脉通过时间不均匀性敏感等技术局限性。目前已经提出了多种 ASL 脉冲序列，可分为脉冲 ASL 序列和连续 ASL 序列。用 ASL 获得的 rCBF 图通常采用图像统计方法进行定量分析。AD 的典型 ASL 表现包括后扣带回和前扣带回皮质区及颞顶联合皮质区的低灌注。一些研究表明，虽然 ASL 在诊断痴呆方面的临床作用尚未确定，但是 ASL 在鉴别 AD 患者和健康老年人方面具有很高的诊断性能。

关键词：动脉自旋标记，ASL，灌注

6.1 引言

20 世纪 80 年代以来，涌现出各种基于 MRI 的脑灌注加权像技术。目前，使用最广泛的是动态磁敏感对比（dynamic magnetic sensitivity contrast，DSC）技术，即静脉团注顺磁性对比剂[1]。该法主要显示局部血容量，由于顺磁性对比剂的强磁化率效应，在 1.5T 和 3T 均可显示较高的对比度噪声比。虽然 DSC 方法在脑肿瘤和急性脑缺血的影像学研究中非常流行，但由于需要注射对比剂，在痴呆中的应用受到限制。动脉自旋标记（ASL）是一种无须对比剂的 MR 灌注成像。由于其无创性，在痴呆的影像学研究中备受关注。

最初 ASL 是由 Williams 和 Detre 在 1992 年提出的[2, 3]。在 ASL，磁性"标记的"动脉血被用作一种内在的示踪剂。动脉血的标记是通过反向脉冲来实现的，反向脉冲在血液的上游位置反转了自旋的磁化强度。当包括反向自旋在内的动脉血在脑组织中流动时，就可以得

到大脑的图像。这些图像被称为"标记图像"，因为它们包括标记的动脉血。在相同的成像过程中，也会得到没有有效标记的图像，称为"对照图像"。两幅图像的简单相减（对照图像 - 标记图像）用于抵消来自静态脑组织的信号，从而产生来自标记动脉血的灌注相关信号（图 6-1）。灌注相关信号的信号强度仅占总信号强度的几个百分点。为了提高灌注相关图像的信噪比，通常会重复30 ～ 50组对照和标记扫描，成像时间达 4 ～ 5 分钟。一段时间以来, 低信噪比阻碍了 ASL 的临床应用。然而，随着最近临床 3T 磁共振的推广，理论上其信噪比是 1.5T 磁共振的 2 倍，使得 ASL 的临床应用成为可能。

6.2 局部脑血流定量

理论上，我们能够通过 ASL 量化局部脑血流（rCBF）[4]。在量化时，需要考虑标记后的时间长度，动脉血液反向自旋回到稳定状态

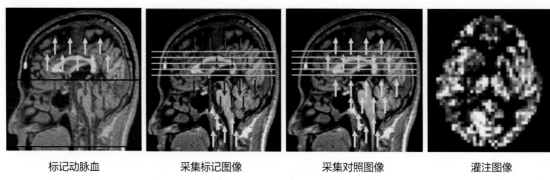

| 标记动脉血 | 采集标记图像 | 采集对照图像 | 灌注图像 |

图 6-1　ASL 灌注成像示意图

当反向磁化的标记动脉血到达成像平面的脑组织时获得标记图像，而对照图像则在没有有效标记血液的情况下获得。对照图像减去标记图像获得灌注相关信号

的时间常数 T_1 在 1.5T 磁共振约是 1.4 秒。标记后延迟较血液 T_1 时间长，反向磁化效应会迅速减弱。对于 ASL，较高的磁场强度比传统的磁场强度更具优势，不仅提高了固有的信噪比，同时延长了血液的 T_1（3T 时约为 1.6 秒）。因此，作为固有示踪剂的动脉血液反转时间更持久。

图 6-2 显示了使用 ASL 获得的典型 rCBF 图。前期的研究，基于与 ^{15}O 标记示踪剂的正电子发射断层成像（PET）"金标准"方法进行对照，证实了 ASL 技术可用于健康受试者活体内定量测量 rCBF[5, 6]。但在病理状态下 ASL 测量 rCBF 容易失败，特别是在大脑大动脉狭窄闭塞病变中[7]。大脑大动脉狭窄闭塞病变，由于灌注压降低和侧支循环的血液供应减少，导致标记的血液到达脑组织时间延长。标记的血液到达成像平面的时间称为动脉通过时

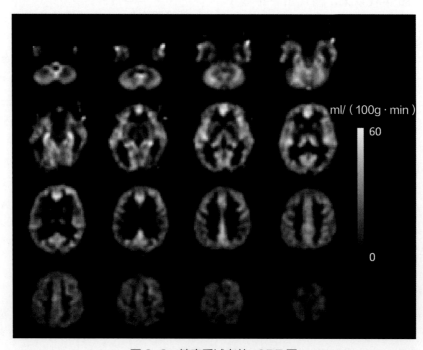

图 6-2　健康受试者的 rCBF 图

间（ATT）。在 rCBF 测量中，ATT 的延长会严重影响测量的准确性。运用 ASL 技术，标记的动脉血液必须到达脑组织才能获得标记图像。为满足这一要求，需要在特定的延迟时间后获得标记后的图像。由于标记后的延迟时间不能比动脉血液的 T_1 长，因此临床 3T 扫描仪的延迟时间常常设置为 1.5 ～ 2 秒。对于 ATT 相对较短的健康年轻人，这些标记后的时间足够长。然而，大脑大动脉狭窄闭塞病变的患者 ATT 较长，标记后延迟 1.5 ～ 2 秒不够，从而在标记的血液到达脑组织之前开始采集"标记"图像，导致对 rCBF 的低估。此时，标记的血

液在成像时还停留在动脉血管内。动脉内标记的血液可在最终的血流图中产生斑点状的高血流区域，这些类伪影的高灌注区域可能与低估的 rCBF 现象共存，完全降低了 rCBF 图的质量。图 6-3 就是一个典型的例子。为了尽量减少动脉内残余标记血的影响，ASL 脉冲序列通常施加一个血流毁损梯度，该梯度可以选择性地减弱流动血液的信号[8]。众所周知，老年人的 ATT 正常范围较长。痴呆是一种老年疾病，需要注意的是，在健康的老年人中，由于 ATT 延长可能导致 rCBF 被低估，特别是在血管边界区[9]，ATT 较其他区域长（图 6-4）。

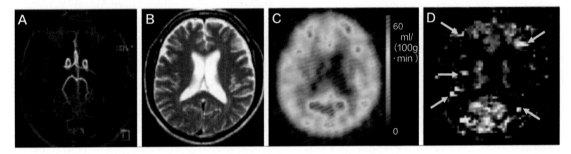

图 6-3　ATT 延长对 ASL 图像的影响

1 例患者 MR 血管造影显示双侧大脑中动脉闭塞（A），T_2 加权像显示无明显梗死（B），行脉冲式 ASL 成像和 ^{15}O-PET（C）检查。PET 显示保留有血流，可能是由于存在侧支血供。在 ASL 图像（D）中，在双侧大脑中动脉区域观察到完全的血流缺失，可能是由 ATT 延长所致。在灌注不足区域的周围可见斑点状的高灌注区（箭），表明动脉中的标记血

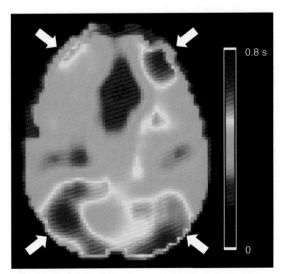

图 6-4　健康人的 ATT 图。可见在双侧血管边界区 ATT 延长（箭）

在临床影像学中，ASL 的测量可能会受到其他几个因素的影响。认知障碍的患者在扫描过程中常很难保持不动。由于 ASL rCBF 测量是通过对照图像和标记图像相减得到的，患者头部运动可严重影响 rCBF 的测量。同时，充满空气的鼻旁窦和乳突含气小房、颅底骨或植入的金属异物引起的磁场不均匀都可能导致 ASL 扫描失败，尤其是在使用平面回波成像序列时。标记反转脉冲区的颈部支架也可造成伪影。

试验证明应用 ASL 技术进行 rCBF 测量对健康志愿者可重复性较好[10-12]，但在临床实践中尚不明确。

6.3　ASL 脉冲序列

有两种不同类型的 ASL 脉冲序列，脉冲 ASL（PASL）和连续 ASL（CASL）。在 PASL 中，动脉血的标记是短时间内在相对较厚的标记层面上进行的，而在 CASL 中，连续的标记脉冲是在较薄的标记层面上进行的。与 CASL 相比，PASL 更易于在临床 MR 扫描仪中实现。然而，PASL 序列通常具有较低的信噪比，且对 ATT 延长的敏感性更高。为了减轻后一个问题，人们提出了具有多个反转时间采样的复杂 PASL 序列[13, 14]。另外，CASL 中标记时间越长，标记自旋数越大，从而提高了 rCBF 测量的信噪比。此外，CASL 对 ATT 延长的敏感性较 PASL 低。由于长时间连续使用标记脉冲，CASL 会造成能量沉积，常超过特殊吸收率的调节极限。目前，对于 CASL 的该问题已经通过使用一系列短标记脉冲解决了，称为伪连续 ASL 或脉冲连续 ASL（PASL）[15, 16]。PASL 与二维和三维采集相结合，并迅速成为标准的 ASL 方法[17]。

6.4　ASL 技术 rCBF 图像分析

静息状态下的 rCBF 成像对 AD 等神经退行性痴呆的诊断具有重要意义。可以想象，rCBF 变化与神经组织的功能活动同步。因此，rCBF 的缺失可能反映了局部脑组织的退变或者远端区域的跨神经元效应引起的功能缺失。痴呆的 rCBF 可以通过核医学技术评估，例如可利用 ^{15}O 标记水的 PET 和单光子发射断层扫描（SPECT）等技术完成。在临床实践中，SPECT 是使用最广泛的检查方法（详见第 11 章阿尔茨海默病脑灌注 SPECT 成像）。尽管 SPECT 是一种成熟的技术，但 ASL 较 SPECT 具有几个关键优势。最重要的是，ASL 不使用射线和对比剂，完全无创。此外，ASL 在空间分辨率方面优于 SPECT。最后，ASL 容易纳入临床 MRI 成像协议中，可同时进行形态学评估，还可能提高成本 - 效益。

基于 ASL 理论上的优势，研究人员已开始探讨 ASL 在诊断痴呆，特别是 AD 方面的可行性[18, 19]。由 ASL 采集的 rCBF 图既可定性，也可定量地进行评价。定量评价更客观，广受研究界欢迎。在既往的研究中，ASL rCBF 图的分析方法与 SPECT 的 rCBF 图的分析方法几乎相同。ASL rCBF 图的定量分析包括统计方法，如统计参数映射（SPM）。在这些分析中，每个患者的 rCBF 图根据标准解剖空间（预先定义的"平均大脑"）的公共模板进行标准化，可在逐个体素的基础上比较不同个体的 rCBF。或者，在每位患者的原始 rCBF 图上，使用在标准空间中定义的感兴趣区（ROI）模板，测量各个解剖标记的脑区域中的 rCBF 平均值，再根据原始空间进行调整。

由于 ASL 理论上允许定量的 rCBF 测量，因此分析绝对 rCBF 图是有意义的。然而，rCBF 值通常被标准化，尤其是对于痴呆的诊断。rCBF 的标准化可以有效地消除绝对 rCBF 测量中的变化，绝对 rCBF 测量中的变化可能是由整体 CBF 的生理变化和标度误差引起。标准化结果在很大程度上取决于参考区域的选择：参考区域应该是受疾病影响最小的区域。

在既往的文献中，使用的是局部参考区域，如感觉运动（或运动）和矩状皮质。

ASL 比 SPECT 具有更好的空间分辨率。尽管如此，它仍然不足以明确地分离白质（WM）、皮质灰质（GM）和周围脑脊液（CSF），因此难以避免引起 GM 的体素中的实质性部分容积效应（PVE）。许多痴呆与皮质萎缩有关，这可能导致成像体素中局部 GM 的容积分数降低，从而低估局部 GM 的 CBF。相应的高分辨率三维解剖 MR 图像可校正 rCBF 图的 PVE，与 rCBF 图像配准并作为参考[20]。

6.5　阿尔茨海默病和其他痴呆的ASL

既往核医学研究报道，与 AD 相关的低灌注通常累及的脑区，包括后扣带回和楔前叶及颞顶联合皮质区。ASL 上的灌注异常与 PET 和 SPECT 灌注异常区域基本相同[19, 20-25]。一些既往研究用同一组受试者，ASL 低灌注区与 PET 验证的结果一致[26-28]（图 6-5）。

海马是 AD 早期受累的大脑区域之一。既往的 ASL 研究表明，早期 AD 患者海马的 PVE 校正 -rCBF 图意外增高[29]，可能是因为局部神经元组织的重组，但这一观点仍存在争议。

一些研究评估了 ASL 对 AD 的诊断价值[23, 24, 30, 31]。这些研究表明，ASL 在区分老年痴呆患者和年龄匹配的健康受试者准确率较高，证明 ASL 作为临床筛查工具的可行性。然而，ASL 对痴呆的诊断价值尚未明确。这是由于这些研究患者样本量小，同时研究方法各异：磁场强度不同（1.5t vs 3t）、ASL 脉冲序列不同、图像分析方法不同。因此，今后需要统一的研究方法。

轻度认知障碍（MCI）包括 AD 的前驱阶段。应用 ASL 区分健康受试者和 MCI 患者似乎比检测 AD 更具挑战性，这是由于 rCBF 的降低更加轻微[20, 25]。先前的一项研究试图根据 ASL 的发现预测 MCI 向阿尔茨海默病的转化，这项研究发现右侧大脑半球几个区域的低灌注可以预测随后的转化[32]。

ASL 也可能有助于痴呆的鉴别诊断。AD 和额颞叶变性在 ASL rCBF 图上显示出不同的低灌注区域[33, 34]，表明 ASL 可用于区分这两

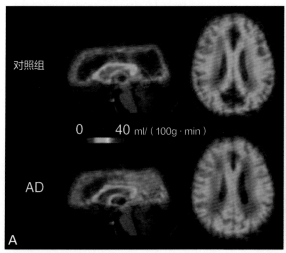
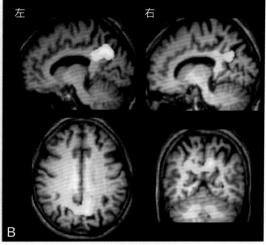

图 6-5　健康老年受试者（ $n = 23$ ）和阿尔茨海默病患者（ $n = 20$ ）的平均 ASL rCBF 图（A）。注意患者的 rCBF 降低，尤其在后扣带回和楔前叶。SPM 分析（B）显示 rCBF 显著降低（ $P < 0.001$ ，未经多次比较修正）

种疾病。

如前所述，应用临床痴呆的扫描方案，可以同时获得 ASL 与形态学图像。与单独使用两种方法相比，ASL rCBF 测量和形态学评估相结合将提高痴呆诊断的准确性。这一假设得到了一些研究的支持[30, 35]，尽管其结果仍然有争议。因此，ASL 和 MR 形态学测量相结合的价值有待于进一步研究。

总　结

ASL 是一种基于 MR 的灌注成像的新兴技术，无创且易于实现。既往研究发现 ASL 是诊断痴呆很有前景的工具，但还需进一步的研究来确定它的临床价值。

参考文献

[1] Rosen BR，Belliveau JW，Aronen HJ，et al. Susceptibility contrast imaging of cerebral blood volume: human experience. Magn Reson Med，1991，22:293–299.

[2] Williams DS，Detre JA，Leigh JS，et al. Magnetic resonance imaging of perfusion using spin inversion of arterial water. Proc Natl Acad Sci U S A，1992，89:212–216.

[3] Detre JA，Leigh JS，Williams DS，et al. Perfusion imaging. Magn Reson Med，1992，23:37–45.

[4] Buxton RB，Frank LR，Wong EC，et al. A general kinetic model for quantitative perfusion imaging with arterial spin labeling. Magn Reson Med，1998，40:383–396.

[5] Ye FQ，Berman KF，Ellmore T，et al. H（2）（15）O PET validation of steady-state arterial spin tagging cerebral blood flow measurements in humans. Magn Reson Med，2000，44:450–456.

[6] Heijtel DF，Mutsaerts HJ，Bakker E，et al. Accuracy and precision of pseudo-continuous arterial spin labeling perfusion during baseline and hypercapnia: a head-to-head comparison with ^{15}O H$_2$O positron emission tomography. NeuroImage，2014，92:182–192.

[7] Kimura H，Kado H，Koshimoto Y，et al. Multislice continuous arterial spin-labeled perfusion MRI in patients with chronic occlusive cerebrovascular disease: a correlative study with CO$_2$ PET validation. J Magn Reson Imaging，2005，22:189–198.

[8] Ye FQ，Mattay VS，Jezzard P，et al. Correction for vascular artifacts in cerebral blood flow values measured by using arterial spin tagging techniques. Magn Reson Med，1997，37:226–235.

[9] Hendrikse J，Petersen ET，van Laar PJ，et al. Cerebral border zones between distal end branches of intracranial arteries: MR imaging. Radiology，2008，246:572–580.

[10] Jahng G-H，Song E，Zhu X-P，et al. Human brain: reliability and reproducibility of pulsed arterial spin-labeling perfusion MR imaging. Radiology，2005，234:909–916.

[11] Petersen ET，Mouridsen K，Golay X，et al. The QUASAR reproducibility study，part II: results from a multi-center arterial spin labeling test-retest study. NeuroImage，2010，49:104–113.

[12] Chen Y，Wang DJJ，Detre JA. Test-retest reliability of arterial spin labeling with common strategies. J Magn Reson Imaging，2011，33:940–949.

[13] Günther M，Bock M，Schad LR. Arterial spin labeling in combination with a look-locker sampling strategy: inflow turbo-sampling EPI-FAIR（ITS-FAIR）. Magn Reson Med，2001，46:974–984.

[14] Petersen ET，Lim T，Golay X. Model-free arterial spin labeling quantification approach for perfusion MRI. Magn Reson Med，2006，55:219–232.

[15] Dai W，Garcia D，de Bazelaire C，et al. Continuous flow-driven inversion for arterial spin labeling using pulsed radio frequency and gradient fields. Magn Reson Med，2008，60:1488–1497.

[16] WC W，Fernandez-Seara M，Detre JA，et al. A theoretical and experimental investigation of the tagging efficiency of pseudocontinuous arterial spin labeling. Magn Reson Med，2007，58:1020–1027.

[17] Alsop DC，Detre JA，Golay X，et al. Recommended implementation of arterial spin-labeled perfusion MRI for clinical applications: A consensus of the ISMRM perfusion study group and the European consortium for ASL in dementia. Magn Reson Med，2014，73（1）:102–116. doi:10.1002/mrm.25197.

[18] Sandson TA，O'Connor M，Sperling RA，et al. Noninvasive perfusion MRI in Alzheimer's disease: a preliminary report. Neurology，1996，47:1339–1342.

[19] Alsop DC，Detre JA，Grossman M. Assessment of cerebral blood flow in Alzheimer's disease by spin-labeled magnetic resonance imaging. Ann Neurol，2000，47:93–100.

[20] Johnson NA，Jahng G-H，Welner MW，et al. Pattern of cerebral hypoperfusion in Alzheimer disease and mild cognitive impairment measured with arterial spin-labeling MR imaging: initial experience. Radiology，2005，234:851–859.

［21］Kogure D，Matsuda H，Ohnishi T，et al. Longitudinal evaluation of early Alzheimer's disease using brain perfusion SPECT. J Nucl Med，2000，41:1155–1162.

［22］Ishii K，Sasaki M，Yamaji S，et al. Demonstration of decreased posterior cingulate perfusion in mild Alzheimer's disease by means of H2^{15}O positron emission tomography. Eur J Nucl Med，1997，24:670–673.

［23］Asllani I，Habeck C，Scarmeas N，et al. Multivariate and univariate analysis of continuous arterial spin labeling perfusion MRI in Alzheimer's disease. J Cereb Blood Flow Metab，2008，28:725–736.

［24］Yoshiura T，Hiwatashi A，Noguchi T，et al. Arterial spin labelling at 3-T MR imaging for detection of individuals with Alzheimer's disease. Eur Radiol，2009，19:2819–2825.

［25］Binnewijzend MA，Kuijer JP，Benedictus MR，et al. Cerebral blood flow measured with 3D pseudocontinuous arterial spin-labeling MR imaging in Alzheimer disease and mild cognitive impairment: a marker for disease severity. Radiology，2013，267:221–230.

［26］Xu G，Rowley HA，Wu G，et al. Reliability and precision of pseudo-continuous arterial spin labeling perfusion MRI on 3.0　T and comparison with 15O-water PET in elderly subjects at risk for Alzheimer's disease. NMR Biomed，2010，23:286–293.

［27］Chen Y，Wolk DA，Reddin JS，et al. Voxel-based comparison of arterial spin-labeled perfusion MRI and FDG-PET in Alzheimer disease. Neurology，2011，77:1977–1985.

［28］Musiek ES，Chen Y，Korczykowski M，et al. Direct comparison of fluorodeoxyglucose positron emission tomography and arterial spin labeling magnetic resonance imaging in Alzheimer's disease. Alzheimers Dement，2012，8:51–59.

［29］Alsop DC，Casement M，de Bazelaire C，et al. Hippocampal hyperperfusion in Alzheimer's disease. NeuroImage，2008，42:1267–1274.

［30］Mak HK，Qian W，Ng KS，et al. Combination of MRI hippocampal volumetry and arterial spin labeling MR perfusion at 3-Tesla improves the efficacy in discriminating Alzheimer's disease from cognitively normal elderly adults. J Alzheimers Dis，2014，41:749–758.

［31］Bron EE，Steketee RM，Houston GC，et al. Alzheimer's disease neuroimaging initiative. Diagnostic classification of arterial spin labeling and structural MRI in presenile early stage dementia. Hum Brain Mapp，2014，35:4916–4931.

［32］Chao LL，Buckley ST，Kornak J，et al. ASL perfusion MRI predicts cognitive decline and conversion from MCI to dementia. Alzheimer Dis Assoc Disorder，2010，24:19–27.

［33］Du AT，Jahng GH，Hayasaka S，et al. Hypoperfusion in frontotemporal dementia and Alzheimer disease by arterial spin labeling MRI. Neurology，2006，67:1215–1220.

［34］WT H，Wang Z，Lee VM，et al. Distinct cerebral perfusion patterns in FLD and AD. Neurology，2010，75:881–888.

［35］Dashjamts T，Yoshiura T，Hiwatashi A，et al. Simultaneous arterial spin labeling cerebral blood flow and morphological assessments for detection of Alzheimer's disease. Acad Radiol，2011，18:1492–1499.

第 7 章

痴呆的质子磁共振频谱成像

Akihiko Shiino

摘 要：质子磁共振频谱（MRS）可以用来研究代谢物的变化，对轻度认知障碍（MCI）、AD、路易体痴呆（DLB）和额颞叶痴呆（FTD）等退行性疾病的临床研究和诊断具有很大的潜力。这些退行性疾病具有一些共同特征，即 NAA 浓度或 NAA/Cr 比值降低，mIns 浓度或 mIns/Cr 比值升高。而且这些变化往往具有与疾病相关的区域特异性，比如在 AD 病例中，上述发现通常出现在海马、后扣带回和楔前叶皮质等区域；DLB 病例中，通常出现枕叶代谢异常；而 FTD 则通常表现为额叶代谢异常。因此，MRS 对鉴别这些疾病具有潜在的临床应用价值。但是，由于对代谢物进行定量测量难度较大，该方法尚未被完全认可，因此其使用仍仅限于个别机构和单位。为了临床医师和神经学家更好地理解 MRS，本章首先简要介绍 MRS 的基本理论和主要方法，然后通过回顾文献探讨 MRS 在痴呆中的临床应用。

关键词：磁共振频谱，痴呆，阿尔茨海默病，轻度认知障碍，化学位移

7.1 引言

质子磁共振频谱（MRS）可无创地测量体内一些代谢物，检测阈值为 0.5 ～ 1.0 mmol。1992 年，Klunk 等[1] 报道 AD 患者尸检中脑部 N- 乙酰天冬氨酸（NAA）的下降幅度与标本中老年斑和神经原纤维缠结的数量相关。不久之后，Shiino 等发表了第 1 篇关于在体 MRS 的文章[2]，提示痴呆患者 NAA/肌酸 + 磷酸肌酸（Cr）的比值降低 30% 以上。除了 NAA 水平下降，Miller 等报道 AD 患者中肌醇（mIns）与 Cr 比值升高[3]。目前认为，NAA 是衡量神经元完整性的生物标志物，肌醇升高提示神经胶质反应。多项研究在很大程度上证实了 AD 患者或轻度认知障碍（MCI）患者存在 NAA 水平下降和 mIns 水平升高，甚至在疾病早期就出现这些变化。但是，由于在代谢物定量本身的困难、MRS 成像不同的设置（包括使用的序列、体素大

小和位置、TR/TE 设置）及后处理方式等的不同，MRS 在认知障碍患者中的临床应用方案还没有完全建立，而且也没有标准化的参考值。因此，MRS 仍仅在有限的单位开展，还没有大量的临床试验证据。为了临床医师和神经学家更好地理解 MRS，本章首先简要介绍了单体素 MRS 的基本理论和主要方法，然后通过回顾文献探讨 MRS 在痴呆中的临床应用。

7.2 磁共振频谱的基本原理

MRS 可用来研究脑神经化学。质子（^{1}H）MRS 的基本物理原理和 MRI 相同，而且可以在常规 MRI 机器上完成。如表 7-1 所示，MRS 也适用于其他原子核，如碳（^{13}C）和磷（^{31}P）等。由于共振频率（拉莫尔频率，ω0）在不同的核之间不同，这些原子核的 MRS 测量通常需要额外的硬件才能完成。

表 7-1　MRS 体内检测常用原子核

原子核	名称	自旋	频率（B_0 = 1.5T）	固有灵敏度	自然丰度（%）
^1H	质子	1/2	63.87	1	99.99
^7Li	锂	3/2	24.81	0.272	92.58
^{13}C	碳	1/2	16.06	0.015 9	1.11
^{19}F	氟	1/2	60.08	0.833	100.00
^{23}Na	钠	1/2	16.89	0.092 5	100.00
^{31}P	磷	1/2	25.85	0.066 3	100.00
^{35}Cl	氯	3/2	6.26	0.004 7	75.53
^{39}K	钾	3/2	2.98	0.000 51	93.08

　　MRS 和 MRI 的不同之处在于，MRS 检测的是组织内不同的化学成分，而 MRI 显示的是解剖结构。因为通过电子的相互作用，目标原子核的共振频率略有不同，这会在原子核周围引起很小的磁场变化（图 7-1）。由于这些微小的局部磁场差异，引起原子核共振频率的移动，这就是所谓的"化学位移"。由 MRS 产生的信息用横坐标表示化学位移（百万分之一，ppm），纵坐标为信号振幅，从而能够识别不同的化学成分。由于每个信号振幅或面积与每个特定代谢物浓度成比率，所以可以测量化学物浓度的相对值或绝对值。

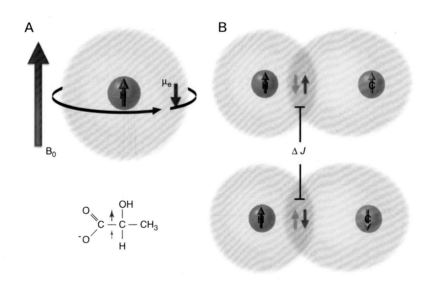

图 7-1　化学位移和 J- 耦合

A. 由于电子带负电荷，屏蔽原子核的电子云产生与外加磁场相反的小磁矩 μ_e。造成原子核所处磁场发生轻微的变化，即（$B_0 - \mu_e$），从而引起共振频率发生轻微的偏移，即 $B = B_0 (1 - \mu_e)$。氧原子使电子密度远离质子，使电子屏蔽降低，因此质子核位移的共振频率更高。B. 由于与碳的标量耦合，质子共振裂分成双峰，能级水平在高、低自旋状态间不断重复切换。这个效应就叫作自旋 - 自旋偶联或 J- 耦合

7.2.1 化学位移

实际上,化学位移不以绝对单位(如赫兹)表示。这是因为化学位移的值取决于施加的磁场强度;也就是说,如果磁场 B_0 加倍,那么化学位移的绝对值将加倍。因此,化学位移的测量相对值如下。

$$化学位移 = (B_{sample} - B_{reference}) / B_0 = (\omega_{sample} - \omega_{reference}) / \omega_0$$

在质子 MRS 中,四甲基硅烷(TMS)[Si(CH3)4] 过去常被用作化学位移校准的通用标准。比如,如果用 1.5T 磁共振测量 N- 乙酰天冬氨酸(-CH3)主峰和 TMS 之间的化学位移(ωNAA-ωTMS)的值为 128Hz,那化学位移可以表示为 128/64 000 000Hz = 2ppm。其中,64 000 000(64MHz)是 1.5T 下质子的中心共振频率(ω_0)。在水中质子共振频率的情况下,峰值出现在 4.7ppm。

7.2.2 J- 耦合和裂分模式

实际局部磁场遇到相邻磁性核的间接相互作用(自旋 - 自旋裂分),造成电子分布扰动和 NMR 信号裂分。这种现象叫作自旋 - 自旋偶联或者 J- 耦合,它提供了识别分子中自旋核的详细信息。J- 耦合可以发生在任何具有自旋的原子核之间,包括同种核(如 ^1H-^1H)与异种核(如 ^1H-^{13}C)间的相互作用。无论外加磁场强度如何,J- 耦合的裂分峰显示相同的实际频率值,因此它的值以 "Hz" 表示,而不是 "ppm"。当一种原子核耦合到 n 个等价原子核时,它的信号裂分为 n+1 个多重峰,其分量振幅比遵循 Pascal 三角形:单峰 1;双峰 1:1;三峰 1:2:1;四峰 1:3:3:1;五峰 1:4:6:4:1 等。与额外的自旋核偶联导致多重峰的每一个峰再裂分成其他的峰,比如,裂分成双峰的双峰。

例如,乳酸 [CH3-CH(OH)-COOH] 中 1.31ppm 的甲基(CH$_3$)与 4.10ppm 的次甲基团(CH)相互作用,甲基核信号在 6.93Hz 处被分成间隔两个相等的峰(双峰)。J- 耦合也会引起相位变化,从而导致峰值和基线失真,这些失真随回波时间和场强变化而变化[4]。这种现象众所周知,正如在 TE ≈ 143ms 时,可

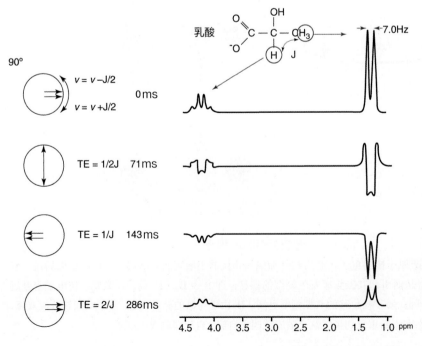

图 7-2　乳酸磁共振谱在不同回波时间显示由 J- 耦合引起的不同相位调制。来自甲基(CH$_3$)的质子信号是由次甲基团(CH)质子信号裂分为双峰。另一方面,来自次甲基团(CH)的质子信号被甲基团(CH$_3$)的 3 个质子裂分成信号比为 1:3:3:1 的四峰。在偶联的自旋系统中,共振的振幅和相位被调制,并且在 T_2 衰减期间遭受很大的信号衰减

以观察到两个倒置的乳酸峰（图 7-2）。由于较长的回波时间的相位效应导致 J- 耦合效应相互抵消使个别代谢物和其他代谢物谱线相互重叠，如果使用长回波时间（TE ＞ 50ms），像 γ- 氨基丁酸、谷氨酸和谷氨酰胺这些代谢物在体内质子波谱将很难测量[4]。

7.3　质子 MRS 检测的脑代谢物

在 7T 及 7T 以上的强磁场下，MRS 至少可以无创性地检测出 18 种代谢物[5, 6]。在临床 1.5T 磁共振中，MRS 可以检测出的代谢物仅限于几种，比如含胆碱化合物、肌酸 + 磷酸肌酸、谷氨酰胺 + 谷氨酸、肌醇和 N- 乙酰天冬氨酸 +N- 乙酰天冬氨酰谷氨酸（NAAG）。在 3.0T 临床磁共振中，使用如 MEGA-PRESS 的谱编辑方法，也可以检测出 γ- 氨基丁酸（GABA）[7]。

7.3.1　N- 乙酰天冬氨酸（NAA）

NAA 是一种高浓度存在于大脑中的氨基酸，数量仅次于谷氨酸。有趣的是，只在中枢和周围神经系统中发现有 NAA，因此 NAA 可以用来反映神经元密度和神经功能障碍。哺乳动物和鸟类大脑中的 NAA 浓度特别高（达到 10mmol），而在两栖动物、爬行动物和无脊椎动物的大脑中，它的含量要低得多[8, 9]。周围神经系统和视网膜中的 NAA 浓度为中枢神经系统浓度的 10% ～ 20%[10-12]。体内 MRS 检测发现 NAA 在 2.02ppm 处有一个来自 N- 乙酰基（CH₃-CO-NH-）的明显的单峰，引起了研究人员的强烈兴趣，但是目前对 NAA 的代谢和功能还知之甚少。目前已经提出了几种功能来解释神经系统中 NAA 的存在和数量，包括以下几个方面。

1. NAA 起着渗透压调节剂 / 分子水泵的作用，清除神经元中的代谢水[13]。

2. NAA 是合成 NAAG 的直接前体。

3. 它转运乙酸盐到少突胶质细胞中合成髓鞘。

4. 在缺乏大量糖原储备的神经系统中，它是乙酰辅酶 A 的一种储存和转运形式[14]。乙酰辅酶 A 不能穿过细胞膜，因此它必须在 Krebs 循环（三羧酸循环）中转化为柠檬酸，以便运输到细胞质。NAA 可以作为携带乙酸和天冬氨酸的可输出分子发挥作用。

NAA 是由 L- 天冬氨酸和乙酰辅酶 A 在天冬氨 -N- 天冬氨酸转移酶（Asp-NAT）的作用下以氧和 ADP 依赖方式合成。在生命的最初几年内，NAA 的合成量随着年龄的增长而增加；2 ～ 20 岁达到高峰，其合成量的增加取决于脑区[15, 16]。在成人大脑中，NAA 的合成几乎只发生在神经元中[17]。NAA 合成与葡萄糖代谢耦合，代谢关系可用下列方程式表示[18, 19]：

$$40Glc + 240O_2 = 240CO_2 + 240H_2O + 1440ATP + 1NAA + 0.1NAAG$$

清醒大鼠 NAA 合成所需时间与葡萄糖合成脑糖原所需时间相当[20]，需要 10 ～ 14 小时[21, 22]，比谷氨酸的合成要慢得多（为 1 ～ 2 小时）[23-25]。另外，人脑中 NAA 合成率与在大鼠脑皮质中发现的 NAA 合成率在同一范围[22]。因此，估计从葡萄糖到 NAA 的完全转化将非常缓慢，约需要 70 小时[21]。由于纯化困难，ASP-NAT 尚未得到分子鉴定，但最近的一项研究表明，N- 乙酰基转移酶 8- 样蛋白（NAT8L）将很有望替代 Asp-NAT[14, 26]。长期以来，人们一直认为 NAA 是在线粒体内合成的，但 NAT8L 位于内质网膜上[27]。谷氨酸作为 NAT8L 的底物，亲和力比 NAA 低 50 倍，并在天冬氨酸合成 NAA 中起竞争性抑制作用[26]。

NAA 通过钠依赖的二羧酸盐（NaDC₃）转运蛋白释放到细胞外液空间，并被胶质细胞摄取[28]。在少突胶质细胞中，NAA 被天冬氨酸酰化酶（ASPA）水解成天冬氨酸和乙酸盐[18]，生成的乙酸盐用于脂质合成[29]（图 7-3）。ASPA 缺乏会引起脑白质营养不良，表现为白

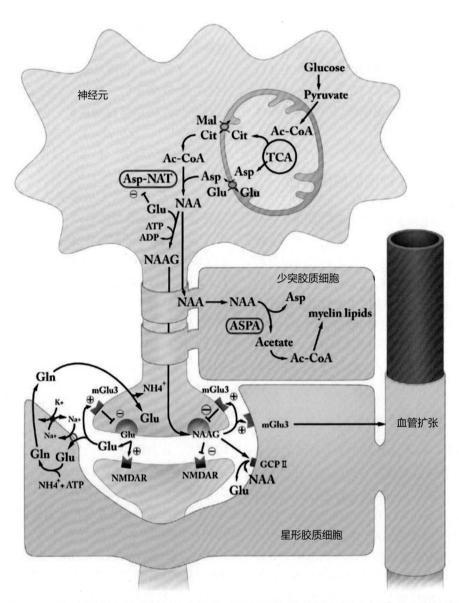

图 7-3　N- 乙酰天冬氨酸（NAA）和 N- 乙酰天冬氨酰谷氨酸（NAAG）的代谢与脑功能

天冬氨酸（Aspartate，Asp）在线粒体中合成，由神经元 AGC1 Aralar 输出。NAA 是由乙酰辅酶 A（Ac-CoA）和天冬氨酸（Asp）通过天冬氨酸 -N- 乙酰基转移酶（Asp-NAT）（目前认为它是一种膜结合的微粒体酶）合成的。AC-CoA 由柠檬酸（Cit）通过 ATP 柠檬酸裂解酶产生，并通过柠檬酸载体从线粒体转运到细胞质中。NAA 转运蛋白 NaDC₃ 主要在星形胶质细胞和少突胶质细胞中表达，并以 Na^+ 偶联的方式将 NAA 转运到这些细胞中。NAA 将 Ac-CoA 从神经元运送到少突胶质细胞，以合成髓鞘磷脂。天冬氨酸酰化酶（ASPA）能裂解 NAA，生成乙酸和天冬氨酸。NAAG 是由 NAAG 合成酶（NAAGS）在依赖于 ATP 的反应中合成的。NAAG 作为神经递质从突触前终末端释放出来。释放的 NAAG 被 GCP- Ⅱ 在细胞外降解为 NAA 和谷氨酸盐。NAAG 还与突触前膜上的 mGluR3 结合，并抑制包括谷氨酸和 GABA 在内的神经递质的释放。NAAG 激活星形胶质细胞上的 mGluR3，启动星形胶质细胞 Ca^{2+} 波，负责星形胶质细胞 - 星形胶质细胞和星形胶质细胞 - 血管系统信号传导，并引起局部激活神经元的血管扩张和充血

质海绵状变性，称为 Canavan 病 [30]。在这种疾病中，MRS 显示出高浓度 NAA，作为这种疾病的一种高特异性表现。有趣的是，据报道有 1 例脑 NAA 和 NAAG 缺乏病例，可能是由缺乏 Asp-NAT 引起 [26]，患者出现语言表达障碍、躯干共济失调、癫痫发作、智力低下和小头畸形 [31-33]。

7.3.2　N- 乙酰天冬氨酰谷氨酸（NAAG）

NAAG 是大脑中含量最丰富的二肽，由 NAA 和谷氨酸经 NAAG 合成酶催化和依赖 ATP 缩合而成 [34]。NAAG 的绝对浓度测量表明，在大脑灰质的浓度为 $0.6 \sim 1.5$ mmol/L，在白质的浓度为 $1.5 \sim 2.7$ mmol/L。NAAG 在神经元去极化过程中与谷氨酸一起释放。NAAG 激活代谢型谷氨酸受体 mGluR3 [35]，该受体位于神经末梢突触前部和星形胶质细胞上。突触前 mGluR3 受体抑制神经递质的释放，包括谷氨酸和 GABA [36-40]。NAAG 也作为部分拮抗剂作用于 NMDAR。NAAG 的这些负性调节作用在突触可塑性和防止谷氨酸过度释放的神经元保护中具有重要的意义。NAAG 激活星形胶质细胞上的 mGluR3，启动星形胶质细胞钙 Ca^{2+} 波，负责星形胶质细胞 - 星形胶质细胞和星形胶质细胞 - 血管系统信号传导，诱导局部激活神经元的血管扩张和充血 [19]。由于 NAAG 是一种专门针对星形胶质细胞 mGluR3 受体的信号分子，有研究认为它对脑激活相关的局部 BOLD 效应的触发作用比谷氨酸强大 [41]（图 7-3）。

NAAG 被谷氨酸羧肽酶Ⅱ（GCP-Ⅱ）（也称前列腺特异性膜抗原（PSMA）或叶酸水解酶 1（FOLH1）水解为 NAA 和谷氨酸，产物被转运到星形胶质细胞和少突胶质细胞。在脑卒中、肌萎缩侧索硬化症和神经性疼痛的临床前模型中，GCP-Ⅱ 抑制剂已被证明可以减少大脑谷氨酸，从而起到神经元保护作用 [42]。

7.3.3　肌酸和磷酸肌酸（Cr）

肌酸和磷酸肌酸（PCr）在新陈代谢活跃的组织中含量丰富，如肌肉、心脏和大脑。在剧烈的肌肉或神经元作用后的最初几秒钟内，通过无氧方式磷酸肌酸（PCr）贡献 1 个磷酸基团给 ADP，ADP 在肌酸激酶的作用下形成 ATP，通过以下大家都很熟悉的途径：

$$PCr+ADP = ATP+Creatine$$

肌酸激酶在小脑、脉络丛、海马颗粒细胞和锥体细胞中高度聚集 [43]。尸检发现 AD 患者脑型肌酸激酶水平降低，特别是颞叶、扣带回和枕叶皮质中 [44]。肌酸通过两个连续的步骤进行内源性生物合成。第 1 步是由 L- 精氨酸 / 甘氨酸氨基转移酶（AGAT）催化精氨酸合成胍基乙酸酯，该酶主要在肾脏中表达；第 2 步是乙酸胍甲基转移酶（GAMT）催化胍基乙酸酯合成肌酸，该酶主要在肝脏中表达。肌酸通过一种特殊的转运蛋白 SLC6A8 通过血脑屏障，这种转运蛋白也称肌酸转运蛋白（CRT），在微血管内皮中表达。CRT 在成年哺乳动物的大脑中广泛表达，特别是在与边缘功能相关的区域 [45-47]。一般来说，一半的肌酸储存来自内源性合成，而另一半来自食物供应。但是，在大脑中，CRT 在星形胶质细胞中含量稀少，特别是在内皮细胞中 [48]。因此，肌酸从血液到大脑的转运似乎相对不足 [49, 50]，并且大脑更多的是依赖于通过 AGAT 和 GAMT 自身合成的肌酸，而不是靠血液的外部供应 [51, 52]。AGAT 和 GAMT 都存在于任何类型的脑细胞中，但是很少在一个细胞中同时存在 [48, 53-55]，所以胍基乙酸酯必须从一个含 AGAT 的细胞中再转移到另一个含 GAMT 的细胞中 [52]。然而，胍基乙酸酯在没有 CRT 的情况下不能转运，所以在脑中 CRT 缺乏的情况下即使中枢神经系统有 AGAT 和 GAMT 的表达，MRS 也只能检测到很少甚至检测不到 Cr（肌酸和 PCr）[56]。GAMT 在少突胶质细胞中明显表达，在星形胶质细胞中有中度表达，在神经元中表达很弱 [55]，说明肌酸合成的最后一步主要是在胶质细胞中进行。

在质子 MRS 中，3.07ppm 和 3.96ppm 处的单峰分别来自肌酸的甲基质子和 PCr 的亚甲基质子。肌酸和 PCr 的共振非常接近，但是在 7T 或者更高场强的磁共振下，可以将肌酸在 3.91ppm 和 PCr 在 3.93ppm 处的亚甲基共振区分开。除了在一些重大疾病中，总肌酸（Cr）的含量随时间推移保持相当稳定，这也是为什么 Cr 通常被作为一种可靠的内标的原因。但是在疾病情况中，Cr 的含量可能会增加或者减少。

7.3.4　含胆碱复合物（Cho）

磷脂有几种类型，包括磷脂酰胆碱（PC）、磷脂酰乙醇胺（PE）、磷脂酰丝氨酸（PS）、鞘磷脂、磷脂酰肌醇和心磷脂。这些磷脂中，只有 PS 携带净负电荷。新合成的脂质被结合到质膜中，其中 PC 主要在外表面，而氨基磷脂、PS 和 PE，最终主要在细胞质中[57]。在大多数真核细胞膜中，PC 和 PE 占磷脂部分的 60%～85%，但其他磷脂的相对含量因物种和细胞类型的不同而不同[58]。PC 和 PE 生物合成的主要途径是胞苷二磷酸（CDP）- 胆碱和 CDP- 乙醇胺途径，称为"Kennedy"途径（图 7-4）。PE 在磷脂酰乙醇胺 -N- 甲基转移酶（PEMT）的作用下转化为 PC，该酶主要存在于哺乳动物的肝脏中。磷脂被磷脂酶水解。PC 被磷脂酶 A 分解为溶血型 PC 或被磷脂酶 B 分解为甘油磷酸胆碱（GPC）。溶血磷脂酶（LPL）能将溶血型 PC 迅速转化为 GPC，然后 GPC 被胆碱磷酸二酯酶或磷脂酶 D（PLD）催化成游离胆碱和 3- 磷酸甘油（G3P）（图 7-4）。

大脑中大多数胆碱都存在于细胞膜中，与磷脂结合在一起，而这种结合形式的胆碱在 MRS 中通常是检测不到的。因此，MRS 中的胆碱峰显示的是水溶性胆碱，如磷脂酰胆碱和 GPC。游离胆碱的贡献微乎其微，因为其浓度通常在 MRS 所能检测到的浓度下限以下。人脑组织中 MRS 可检测到的这些含胆碱复合物浓度总量为 1～2mmol/L[59-61]。胆碱、磷酸胆碱和 GPC 在 3.22ppm 处显示 1 个来自三甲基 [-N（CH_3）$_3$] 的质子在 3.2ppm 处明显的单共振峰，由此可以观察到其余 CH_2 质子在 3.5ppm 和 4.3ppm 之间多重共振峰的微小差别。人脑中 PE 的浓度为 0.5～1mmol/L[62]，可以被 MRS 检测出，显示为 3.1～3.2ppm 和 3.8～4.0ppm 的多重共振峰。当使用短回波时间的 MRS 序列时，还需要考虑到与乙醇胺、mIns、葡萄糖和牛磺酸的共振峰重叠的情况。

胆碱峰被认为是细胞密度和细胞膜更新的标志物。在肿瘤、活动性脱髓鞘病变和炎症中均可观察到胆碱信号增加。有报道，Cho 峰值在 AD 和在进展为 AD 的遗忘型 MCI（aMCI）患者中升高，但在稳定型 aMCI 患者中降低[63]。研究还表明，白质中较高的 Cho/Cr 比值与 4 年内发展为 AD 的风险增高相关[64]。据报道，可溶性 Aβ 寡聚体可以开放细胞通道，使钙离子进入细胞，导致线粒体功能障碍、炎症甚至细胞死亡[65, 66]。低浓度 $Aβ_{1-40}$ 和 $Aβ_{1-42}$ 肽通过诱导钙离子依赖性的 PLA2 活化诱导花生四烯酸的钙离子依赖性释放[67]。

7.3.5　肌醇（mIns）

肌醇是脑细胞释放的一种主要的渗透压调节物质，主要来自星形胶质细胞，同时也是磷脂酰肌醇的前体。磷脂酰肌醇 4，5- 二磷酸（PIP_2）是 1，4，5- 三磷酸肌醇（IP_3）的来源，其是信号转导和脂质信号的第二信使。肌醇是 1 种由 6 个碳环和 6 个 NMR 可检测到的质子组成的环状糖醇，存在于 9 种可能的立体异构体中，其中 mIns 在人体组织中含量最丰富，约占肌醇总含量的 90%。脑中肌醇的浓度通常为 4～8mmol/L，足以满足 MRS 检测敏感性。在 NMR 中，肌醇显示来自 ^1CH 和 ^3CH 质子的以 3.52ppm 为中心的一对双峰，在 3.61ppm 显示来自 ^4CH 和 ^6CH 质子的三峰。实际上，在 1.5T 中这些质子峰均显示为约

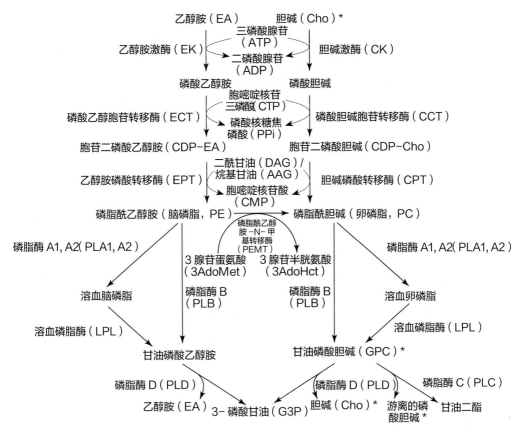

图 7-4　甘油磷脂的生物合成和分解代谢途径

甘油磷脂的合成可分为 3 个酶促步骤。第 1 步，胆碱激酶（CK）催化胆碱和 ATP 磷酸化形成磷酸胆碱。第 2 步是合成高能供体 CDP- 胆碱，这是该途径的限速步骤。这一步是通过磷酸胆碱胞苷转移酶（CCT）分解代谢，从磷酸胆碱和 CTP 合成 CDP- 胆碱。最后一步是磷脂酰胆碱的合成，胆碱磷酸转移酶（CPT）利用 CDP- 胆碱和脂质引物如二酰甘油（DAG）或烷基甘油（AAG）分解而形成磷脂酰胆碱。水溶性甘油磷酸胆碱（GPC）的合成可能涉及磷脂酶 A（PLA）和溶血磷脂酶（LPL）的连续活性，也可能涉及单一磷脂酶 B（PLB）的活性。然后，在磷脂酶 D（PLD）的催化下，GPC 被水解为 3- 磷酸甘油（G3P）和胆碱。磷脂酰乙醇胺的合成和分解代谢过程与磷脂酰胆碱相似。在 MRS 可见的含有胆碱的化合物（*），通常以胆碱、磷酸胆碱和 GPC 的形式存在于胞质中。GPC 是由细胞膜崩解产生的，而磷酸胆碱是在分解代谢和合成代谢过程中产生的

3.57ppm 处的单峰。^{4}CH 和 ^{6}CH 的质子共振与谷氨酸和谷氨酰胺的多重峰部分重叠。由于 ^{4}CH 和 ^{6}CH 质子的强偶联，它们的 T_2 弛豫时间较短，所以肌醇只有用短回波时间才能被检测出来。浓度第二高的异构体是鲨肌醇（0.2mmol/L），它有 6 个对称的质子，在 3.34ppm 处形成 1 个单峰。

肌醇是从食物中摄取再重新合成的。其合成与分解主要在肾脏进行，所以神经元和胶质细胞都需要通过转运体才能摄取，这些转运体包括钠 / 肌醇协同转运蛋白 SMIT$_1$ 和 SMIT$_2$ 及 H$^+$/ 肌醇协同转运蛋白 HMIT。SMIT 在肾脏和大脑中表达[68, 69]，在神经细胞和非神经细胞中均可发现[70]。众所周知，SMIT$_1$ 和 SMIT$_2$

的上调发生在高渗条件下[71-75]，然而，在哺乳动物中还没有关于 HMIT 具有这种渗透调节功能的报道。SMIT 活性通过胞外碱化而增加，尽管在生理条件下，这种效应很小。而 HMIT 被胞外酸化激活，在 pH7.5 或更高时接近失活[76]。由于 HMIT 的活性受 pH 调节，突触激活或突触周围胶质细胞激活引起的任何细胞外低 pH 处均可诱导 mIns 摄取[76]。但是，大脑中的缓冲系统非常复杂，并且对 HMIT 知之甚少。关于 HMIT，有许多研究结果相互矛盾，比如，有研究称它主要在星形胶质细胞中表达[76]，也有的说是在神经元中特异性表达[77]，并位于细胞表面[78]，还有研究称其位于胞质内膜[77, 79, 80]，并调控细胞内信号转导。

当用 MRS 检查大脑中 mIns 的水平时，好几个相关的临床研究报道发现肌醇水平升高或降低的情况。据报道，神经退行性疾病，如 AD、亨廷顿病[81] 和脊髓小脑性共济失调[82] 等，在受影响的脑区表现为 mIns 水平升高。唐氏综合征患者在神经元变性变得明显之前，出现顶叶[83] 和海马区[84]mIns 浓度显著升高[85]。有趣的是，人类 SMIT 基因位于 21 号染色体的 q22.1 上，不能下调渗透压调节基因的 3 个拷贝的表达，可能导致 mIns 通量增加[86]。慢性低钠血症可能导致 mIns 降低[87]；相反，慢性高钠血症会导致大脑中 mIns 浓度增加[88]。氨通常在肝脏中转化为尿素，但在慢性肝功能障碍的情况下，大脑中积累的氨在星形胶质细胞中通过转化为谷氨酰胺来解毒，因为大脑中缺乏尿素循环。这可能会使细胞内渗透压升高，星形胶质细胞通过释放 mIns 来降低细胞内渗透压[89]。锂治疗可能会降低双相情感障碍患者的 mIns 水平[90, 91]。丙戊酸盐可以使小鼠额叶皮质 mIns 水平降低 20%[92]。这些药物可能会抑制单磷酸酶，一种肌醇循环和从头合成所需的酶[93]。但是参与磷脂酰肌醇第二信使循环系统的 mIns 比例似乎很低，从而影响了大脑中总的 mIns 信号。

鉴于肌醇一直以来都被认为是胶质细胞增殖的标志，基于这样的事实，体外培养时星形胶质细胞中发现 mIns 水平高于神经元[94, 95]，但是肌醇浓度增加或减少的真正机制在很大程度上仍不清楚。大脑 mIns 水平并不总是与胶质增生的其他分子标志物相关[96-98]。应该注意到，在某些类型的培养神经元中可观察到高浓度的 mIns[99, 100]，而且 mIns 被大多数成熟的脑细胞摄取，包括神经元和胶质细胞[70]。因此，我们要谨慎对待 mIns 是一种胶质细胞增生的特异性标志物的假说。

7.3.6 谷氨酰胺和谷氨酸（Glx）

在哺乳动物大脑中，谷氨酸既是主要的兴奋性神经递质，也是抑制性神经递质 γ - 氨基丁酸（GABA）的直接前体。大脑中谷氨酸浓度为 6 ~ 12mmol，在灰质和白质之间有显著差异。在稳态条件下，星形胶质细胞中 2/3 的葡萄糖氧化被用于谷氨酸的从头合成[101]，而大多数星形胶质细胞中的谷氨酸被转化为谷氨酰胺，再转移到谷氨酸能神经元，完成谷氨酸 - 谷氨酰胺循环。突触谷氨酸的摄取为谷氨酰胺的合成提供了高达 80% 的底物[102, 103]。由于兴奋性氨基酸转运体（EAAT）的谷氨酸转运与钠、质子和钾离子的共同转运相耦合并由其驱动，因此循环速率随能量消耗的增加而增加。在这个谷氨酸代谢模型中，大脑中的谷氨酸代谢被划分为两个池：较大的神经元池约占总谷氨酸的 80%，代谢相对较慢；而较小的星形细胞池约占总谷氨酸的 20%，能够迅速转化为谷氨酰胺[103]。

谷氨酸的 NMR 显示，来自单个 ^2CH 次甲基质子以 3.75ppm 为中心位置的 1 对双峰，而来自其他 4 个质子的共振表现为 2.04 ~ 2.35ppm 的多重峰。谷氨酰胺和谷氨酸结构相似，而且它们的共振相互重叠。谷氨酰胺的 ^2CH 次甲基质子在 3.75ppm 显示为三峰，而亚甲基质子的多重峰的共振频率

在 2.12 ～ 2.46ppm。谷氨酰胺在 6.82ppm 和
7.73ppm 处还有两个酰胺质子峰。遗憾的是，
在低磁场强度下，用 MRS 很难区分谷氨酸和
谷氨酰胺，所以谷氨酸和谷氨酰胺的总量往往
被归结为 Glx。谷胱甘肽和 GABA 对 Glx 的
信号贡献很小。因为大脑中谷氨酰胺的浓度与
谷氨酸的浓度几乎相同[104, 105]，谷氨酰胺信号
是谷氨酸定量的主要混杂因素。在不同的回波
时间和不同的磁场强度下，质子的强偶联也会
引起不同的频谱表现。虽然谷氨酰胺和谷氨酸
的总和（Glx）可以高精度地定量，但这些因
素导致很难用 MRS 对它们分别观察和定量。
由于谷氨酰胺和谷氨酸水平可以反向变化，
所以这些代谢物的总量趋于稳定。大多数临
床 MRS 研究只能测量这一组合的量，导致作
为疾病标志物的 Glx 的敏感度降低。此外，约
21% 的大脑总谷氨酸被认为存在于细胞内，而
NMR 很难检测到它[106]。

7.4　波谱分析

　　峰下面积与某一频率下共振的代谢物的
每个分子的核数和核所属的代谢物浓度成正
比。因此定量测量可以根据时域信号第一数据
点的振幅，即自由感应衰减（FID）；或者根
据 FID 傅里叶变换后的频域峰面积确定。利用
MRS 进行可靠的代谢物定量仍然具有挑战性。
引起系统误差的一个重要因素是基线校正。
任何 MR 频谱中的基线都会受到磁场不均
匀性、组织异质性和患者运动的很大影响，
所有这些都可能导致谱线变形。在信号后处
理方面，已经提出了很多种校正信号失真的方
法[107-112]。在使用短回波时间时，为了准确测
量脑的 MRS 数据，必须校正大分子物质对基
线的影响[113, 114]。

　　目前已经开发了许多基于数学模型的先
进技术来分析 MR 频谱。时域方法大体分为"黑
箱"方法和交互模型方法。HSVD 和 HSLVD

是常用的黑盒方法，VARPRO 和 AMARES 是
众所周知的交互方法。频域方法也可分为非参
数方法和参数方法。非参数量化是通过对感兴
趣的峰下的面积进行简单的积分来执行的，但
是这种方法不能解开重叠的峰，其精度高度依
赖于适当的相位校正，但这并不容易做到[115]。
参数方法则是基于模型函数来拟合频谱，以
LCModel 为代表。

　　VAPPRO 是用于时域分析的基础程序，
它使用 Osborne 的莱文贝格 - 马夸特算法
（Levenberg-Marquardt algorithm）进行局部优
化，目前已被 AMARES 所取代，AMARES 能
够使用关于信号参数，模型函数（洛伦兹、高
斯、Voigt 模型）和信号类型（FID 或回波信号）
的先验知识在时域中进行复杂的非线性拟合来
精确和高效地估计 MRS 信号的参数。但是这
些方法都不能去除如大分子物质、脂质、未抑
水和其他未知信号等造成的干扰峰。

　　另外，两种程序包括 AQSES[109] 和 QUEST[116]，
通过诸如 NMR-SCOPE[117] 或 GAMMA[118] 等量
子力学模拟光谱或体外试验的谱[119]建立代谢
物基础集。AQSES[109] 是专门为短回波 MRS
所开发的程序。在其框架中，对 VARPRO 进
行了修改，能够获得非线性参数的上下界的
先验知识，对每个代谢物进行等相位校正，
并优化非线性最小二乘问题。AQSES 可以
直接从 Java 开源软件 AQSES GUI[109, 118] 中
获得，也可以在 Matlab® 图形用户界面接口
SPID[120,121] 中的测量系统及 jMRUI 软件包（版
本 4.1）中的插件中免费获得。

　　jMRUI 软件[122] 使用如 VAPPRO、HLSVD
和 AMARES[123] 等信号处理算法在时域或频域
中运行。jMRUI 里的基础谱拟合使用量子估计
（QUEST）[116] 算法，该算法将数据拟合到时
域的基础集中。AMARES 和 QUEST 都可以通
过截断或降低 FID 中初始点的权重，以多种方
式处理高分子信号和波谱基线。jMRUI 还可以
使用诸如 HSVD 或 HSLVD 的基本方法，这些

方法可以用作预处理应用于去除残余水信号。

LCModel（模型的线性组合）是应用广泛的商业软件[124]，它通过代谢物的单个峰曲线的线性组合来使用频域拟合。处理复杂的代谢物频谱是这个程序的优势，因为它可以将不同代谢物的重叠峰从其他代谢物峰的信息中分离出来。该软件是全自动的（非交互的），且独立于操作员，因此它非常适合于跨中心的研究。LCModel 几乎不使用模型线性函数，既不假设洛伦兹线性模型，也不假设高斯线性模型。它使用水信号作为内部标准，并与通过标准模型获得的软件中包含的基础集集成。它使用的是莱文贝格 - 马夸特非线性拟合算法，并给出了 Cramér-Rao 模型或类似模型的误差评估。Mosconi 等[125] 最近比较了这 4 种算法（LCModel、AMARES、QUEST 和 AQSES），观察是否产生了不同的统计结果，最终发现 LCModel 是这几种算法中模拟工作做得最好的。

7.5　质量控制

拟合的可靠性可以用 Cramér-Rao 下界（CRLB）来评估[126]。CRLB 给出拟合参数的最小可能方差，方差超过 20% 的任何峰值测量结果通常都被判定为不可靠。MRS 对磁场的不均匀性高度敏感，因此匀场是保证频谱质量的重要步骤。匀场降低了磁场不均匀性，从而能够改善抑水效果，提高信噪比（SNR）和波谱分辨率。由于信噪比直接反映在与置信度有更直接联系的 CRLB 中，与只用信噪比来评价质量相比，CRLB 似乎是一个更好地判断数据质量的参数。线宽定义为频域中的半高宽（FWHM）峰高，也间接反映在 CRLB 中。线宽太宽意味着谱线分辨率差，而谱线分辨率对于模型拟合至关重要。需要注意的是，CRLB 仅表示频谱拟合的质量，并不一定反映原始数据的质量。CRLB 的计算是假设模型拟合和先验知识都是正确的，且不反映系统误差。系统

误差可能来源于每种代谢物的 T_1 和 T_2 值不准确、先验知识不准确、参考标准设置和校准困难、ROI 位置和大小、灰质 / 白质 / 脑脊液结构混合、体素外信号污染和操作误差等[127]。拟合残差是测量信号和模型拟合之间的差，在理想情况下，曲线应该是平坦的，或者模型拟合完美，则应该仅为白噪声。拟合残差通常通过目测检验，但现在已进行了数值估计[128]。在 LCModel 中，残差作为信噪比的噪声级。Kreis[127] 推荐了下面这些 MR 频谱数据纳入标准，如下所示：FWHM ＜ 0.1ppm（1.5T 中为 6.4Hz；3T 中为 12.8Hz），CRLB ≤ 50%，拟合残差不应包含无法解释的特征，谱线不应该含有伪影。根据我们的经验，对于可疑痴呆的病例临床使用，最好将 CRLB 纳入标准定为＜ 15%。

7.6　MRS 的采集参数和序列

脑 MRS 的回波时间（TE）从 18 ～ 288ms，其影响信号峰的高度和形状，取决于每个代谢物的自旋 - 自旋弛豫时间（T_2）和 J- 耦合。由于短 T_2 的代谢物比长 T_2 的代谢物中质子的两相和信号损失更快，因此在 MRS 中，代谢物峰的高度会随着 TE 的变化而变化。比如，在 Cr 和 NAA 之间关系的情况下，由于 Cr 的 T_2 明显短于 NAA，当使用长 TE 时，获得的谱中 NAA/Cr 的值明显大于使用短 TE 时所获得的谱。由于 Glx 和 mIns 的 T_2 弛豫时间很短，如果使用长回波时间将检测不到这些代谢物的峰（图 7-5）。因为 Cho 的 T_2 弛豫时间比 NAA 更长，Cho/Cr 的比值更明显。代谢物的 T_2 弛豫时间也因环境不同而不同，即使是灰质和白质之间也会有所不同。乳酸测定需要使用长回波时间。因为乳酸和脂质会产生共振重叠，但如果使用长回波时间的话，脂质共振可能已经完全衰减了，有助于识别乳酸峰值。

从理论上讲，使用长 TE 比使用短 TE 时，

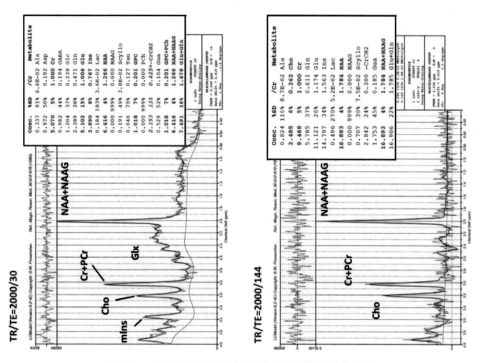

图 7-5　正常老年志愿者后扣带回皮质的磁共振波谱

在回波时间 TE = 30ms 时，NAA+NAAG/Cr 的比值为 1.266，而当 TE = 144ms 时，该比值为 1.784。LCModel 以组织水为内标计算各代谢物浓度。应注意，LCModel 校正水的 T_2（T_2 等于 80ms）的默认值设置为 TE = 30ms，即，exp. $(-TE/T_2)$ = exp. $(-30/80)$。因此，如果研究人员使用 30ms 以外的任何 TE，则必须对 LCModel 的浓度值进行校正。如果 TE = 144ms，代谢物浓度（TE = 144ms）=（LCModel 的值）×exp. $(-144/80)$/exp. $(-30/80)$ =（LCModel 的值）×0.243。对于 NAA+NAAG，它应该是 16.893×0.243=4.105mmol，与 TE = 30ms 的结果得到的 6.416mmol 相比要低很多。这是因为体内 NAA 和 NAAG 的 T_2 弛豫效应是不确定的，可能因个体不同而不同。因此，最好用长 TR 和短 TE 来定量测定代谢物，以最大限度地减少体内代谢物 T_1 和 T_2 弛豫的不确定效应

代谢物信号受不确定 T_2 的影响更大，从而导致绝对定量的误差（图 7-5）。因此在需要进行绝对定量时，使用短 TE 似乎效果更佳。使用短 TE 的其他优点是可以获得更高的信号强度，并且能够检测短 T_2 的代谢物，如 mIns、谷氨酸、谷氨酰胺、GABA、鲨肌醇和脂质。但是从另一方面来说，这可能引起不必要的谱线失真和代谢物峰重叠，从而导致代谢物绝对定量和相对定量的误差。使用短 TE 时，2.05 ～ 2.45ppm 之间来自谷氨酰胺、谷氨酸和 GABA 的多个代谢物峰，与 2.01ppm 的 NAA 峰会发生部分重叠。因为使用短 TE 和长 TE 所获得的谱包

含的信息其实是互补的，所以在综合考虑总扫描时间、患者耐受性和成本的情况下，希望可以既使用短 TE 也使用长 TE 序列。

在单体素 MRS 中，有两个主要的体素定位序列：激励回波探测法（STEAM）和点分解频谱分析法（PRESS）。STEAM 可以使用极短 TE 的 MRS 序列，而且比 PRESS 序列抑水效果更好，因为 STEAM 序列中水抑制脉冲可以在第 1 层选择脉冲之前和 TM 相位期间施加[129]。PRESS 的优点是它的信号强度比 STEAM 序列高 2 倍，很少受运动和弥散的影响，而且不受多量子效应的影响。STEAM 序

列采集的体素往往大于所选的 VOI，而 PRESS 序列恰恰与其相反[130]。

代谢物绝对定量的方法在其他地方进行了总结[131]。简单来说，有 3 种主要的方法：内部水参考法、外标法和电子参考法。在使用内部水参考的方法中，将来自同一 VOI 的未抑制组织水的信号用于 MRS 作为内标。研究人员需要通过 VOI 的 %CSF 及每个代谢物和水的 T_1 和 T_2 弛豫时间来校正结果。由于组织含水量不确定、各代谢物 T_1 和 T_2 弛豫时间不确定、接收器增益不稳定及 VOI 中的灰质和白质区室作用等导致该方法不够准确。

7.7　MRS 在痴呆中的临床应用

许多疾病会引起痴呆，包括神经退行性疾病、血管或小血管疾病、脑外伤、脑积水、炎症性疾病和代谢性疾病。其中，以 AD、DLB 和 FTD 为代表的神经退行性疾病最为常见。最近的研究已经在分子水平上揭示了神经退行性痴呆的原因，并且从发病机制方面对疾病分类有了更好的理解（表 7-2）。

表 7-2　退行性痴呆的分类

病理	疾病	Tau	帕金森病
β 淀粉样蛋白	AD	4R+3R（n）	−
α- 突触核蛋白	DLB	4R+3R（n）[a]	++
Tau	SD-NFT	4R+3R（n）	−
	AGD	4R（n, g）	−
	PSP	4R（n, g）	+
	CBD	4R（n, g）	+
	FTDP-17	3R, 3R+4R, 4R	+
	Pick 病	3R（n, g）	−
TDP-43	FTLD-U（PPA，SD）		−
	FTLD-MND（ALS）		−

AD. 阿尔茨海默病；DLB. 路易体痴呆；SD-NFT. 神经纤维缠绕型老年性痴呆；AGD. 嗜银颗粒性痴呆；PSP. 进行性核上性麻痹；CBD. 皮质基底变性；FTDP-17.17 号染色体相关性额颞叶痴呆伴帕金森综合征；FTLD-U. 额颞叶变性伴泛素；FTLD-MND. 额颞叶变性伴运动神经元病；PPA. 原发性进行性失语；SD. 语义性痴呆；ALS. 肌萎缩侧索硬化症
4R 和 3R 分别指含 4 段或 3 段微管结合重复区 tau 蛋白（因为 tau 蛋白是微管结合蛋白，4R、3R 是指有 4 段或 3 段微管结合重复区）；"n"和"g"分别表示神经元和胶质细胞的变性。
a. 在多系统萎缩（MSA）的情况下，α- 突触核苷酸病发生在少突胶质细胞和神经元中

在这些退行性疾病中，MRS 的共同特征是 NAA 或 NAA/Cr 的比值降低，mIns 或 mIns/Cr 比值升高。另外，上述结果显示出这些特征分布往往具有区域特异性，比如 AD 患者位于海马、扣带回和楔前叶皮质（PCC），DLB 位于枕叶，以及 FTD 位于额叶。因此，

MRS 对鉴别这些疾病具有潜在的临床应用价值。但是，即使用多体素技术，MRS 也不是检测代谢物区域分布异常的最优选择。还有许多其他检查可以更好地用于痴呆的鉴别诊断，如 FDG-PET、CBF-SPECT 和 MRI 形态学测量。另外，还开发了靶向致病基因生物标志物

成像的分子影像新技术，比如用于 β 淀粉样蛋白成像的匹兹堡复合物 B（PiB）正电子发射断层扫描（PET），用于 tau 蛋白成像的 PBB3 PET，路易体痴呆的多巴胺转运蛋白（DAT）成像或间碘苯甲胍（MIBG）成像和小胶质细胞的 PK11195　PET。靶向特异性配体分子成像是早期诊断痴呆和评价抗痴呆治疗的一种很有前途的方法。在这些可供选择的诊断工具的基础上，如何才能更好地利用 MRS 进行痴呆的临床诊断，在这一点上还没有明确的共识。但是，既往的研究对此提供了一些线索。首先，

在形态计量学发生明显改变之前，MRS 可以识别 NAA 减少和 mIns 增加。MRS 为临床医师提供了额外的信息，从而提高了诊断的准确性（图 7-6）。MRS 是一种无创的、无须使用放射性试剂的唯一可以提供脑代谢信息的技术，这些代谢能够反映神经元或胶质细胞活动或变化。另外，MRI 和 MRS 共享扫描时间，既经济又快捷。

7.7.1　年龄相关变化

　　与正常衰老相关的大脑代谢物变化的研

体积萎缩严重程度 =1.36（VSRAD）

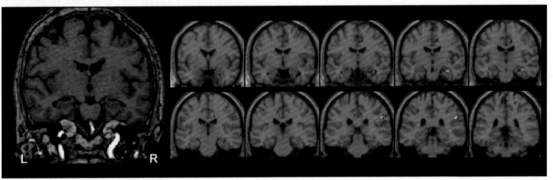

右海马

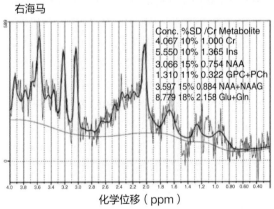

左海马

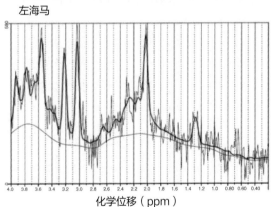

图 7-6　1 例 AD 病例的说明

一位 56 岁女性在家人的陪伴下来我院就诊，主诉记忆障碍。患者在 1 年前退休后，不断重复提问同样的问题。筛查时，该患者 MMSE 评分为 28 分，CBF SPECT 没有显示任何异常表现。用 VSRAD 估计的海马体积显示轻度萎缩（Z 分数 = 1.36），诊断不明确。但是，患者在 WMS-R 中的言语识别得分低于 50 分，逻辑记忆 Ⅱ 得分为 0，表明存在严重的认知障碍。MRS 显示左右海马和扣带回后部 NAA+NAAG 浓度显著降低，低于 2SD（作者单位的标准 [151]）。患者没有帕金森症状，MIBG SPECT 显示心脏与纵隔摄取比例（H/M 比例）正常

究目前没有一致的结果。Brook 等报道说，随着年龄的增长，NAA 的绝对浓度显著下降（$r = -0.42$），在 30 ～ 70 岁人群中总体下降了 12%，而 Cr 和 Cho 的浓度下降不明显[132]。但是，最近发表了一些完全不同的研究结果。在既往[133] 的一项修订研究中，通过添加以额叶灰质和白质、顶叶灰质和基底节为中心的体素的横向弛豫时间和脑脊液百分比的校正，NAA 和 Cho 的浓度没有显示明显的年龄相关变化，但当测量额叶白质时，Cr 浓度显著增加[134]。该研究还发现谷氨酸下降与年龄相关，尤其是在顶叶灰质和基底节[134]。一项对半卵圆中心频谱测量的研究也发现了类似的结果，研究表明 Cr 浓度随年龄增长而增加（$r = 0.495$，$P < 0.001$），但是 NAA、Cho 和 mIns 的变化与年龄无关[135]。另一研究[136] 发现在室上白质 NAA 浓度显著下降（$r = -0.36, P = 0.007$）和 mIns 浓度显著增加（$r = 0.37, P = 0.007$）。Cr 和 Cho 浓度不随年龄而变化，但 Glx 在青年和老年人之间呈 U 形变化，且浓度较高[136]。

总的来说，代谢物浓度随着年龄的变化尚不完全清楚，但随着年龄的增长，Cr 似乎有所增加，NAA 可能有所下降。任何 Cr 和 mIns 的增加都可能反映了胶质细胞对衰老的反应。研究人员需要意识到，在 AD 患者中经常观察到的代谢物比率，如 NAA/Cr 比值降低，并不一定意味着 NAA 减少。

7.7.2　在阿尔茨海默病中的应用

AD 和 MCI 患者内侧颞叶、后扣带回和顶叶皮质 NAA 或 NAA/Cr 比值降低。其下降幅度为 10% ～ 15%。多个 MRS 研究发现 AD 患者脑中 mIns 水平增加了 15% ～ 20%。NAA 和 mIns 的联合检测可以提高 AD 与正常人鉴别的准确率[137-140]。PCC 中 NAA/Cr 比值降低和 mIns/Cr 比值升高与 AD 病理严重程度相关[141]。也有研究表明，内侧颞叶的 NAA/Cr 与简易智力状态检查（MMSE）评分

相关[142]。NAA/mIns 的比值也与 MMSE 分数相关，甚至可以用来预测 12 个月后 MMSE 分数的下降[143]。在最近的一项经病理证实的 AD 患者的研究中，PCC 中 NAA/Cr 比值的降低与突触小泡免疫反应性降低及早期细胞内和神经性过度磷酸化的 tau 蛋白堆积显著相关。此外，还发现 mIns/Cr 的比值升高和 NAA/mIns 的比值降低与 Aβ 淀粉样蛋白聚集相关[144]。

区分 AD 患者和正常受试者的 MRS 研究结果取决于 MRS 的采集参数、解剖区域上的 VOI 设置、测量单个或多个体素及相对或绝对定量的选择。然而，许多研究支持 MRS 可以作为一种临床辅助诊断工具。文献中对区分 AD 和正常老年人的总体敏感度和特异度分别为 64% ～ 94.1% 和 72.7% ～ 92.3%。由于这些研究的结果没有得到验证，报告的数值可能有些宽松。有一项研究显示了交叉验证的结果[145]：这项研究测量了 30 名 AD 和 36 名对照受试者的海马代谢物，并将这些结果与基于 MRI 的体积分析结果进行了比较。单独使用 MRS 的敏感度和特异度分别为 76% 和 83%，略逊于结构分析，在同一队列中使用结构分析其敏感度和特异度分别达到 93% 和 86%。但是，如果将这两种模态数据组合，敏感度和特异度分别提高到 97% 和 94%。其他几项研究也证实了将 MRS 与 MRI 体积测量相结合的优势[140, 146-149]。在一项比较海马体积、MRS 和弥散加权像对区分 MCI、AD 和正常老年受试者诊断准确性的研究中[146]，当特异性固定为 80% 时，区分正常对照组与 MCI（79%）和 AD（86%）最敏感的工具是海马体积测量。对于 AD 和 MCI 的鉴别，最敏感的工具是 MRS，用 MRS 在 PCC 测量的 NAA/Cr（67%）。此外，在区分 AD 或 MCI 与正常对照方面，这 3 种方法的组合显示出比单一方法具有更好的诊断灵敏度。对 25 例 AD 患者、10 例 aMCI 和 33 名正常志愿者 PCC 测量的研

究表明，当 MRS 测量与行为 - 功能量表相结合时，aMCI 和 AD 的特异度分别提高了 5.5% 和 11.1%，诊断准确率分别提高了 3.7% 和 5%，在区分正常组和 AD 组时，特异度和诊断准确率均达到了 100%[150]。

VOI 定位在 MRS 的临床应用中也很重要。这方面的研究者很多，也就有很多种 VOI 设置，大多数研究者选择顶叶皮质、PCC 和海马中的一个或多个区域作为 VOI，所选的这些区域通常与 AD 的病理过程相关。Zhu 等[140] 通过使用短自旋回波（25ms）的 MRS 成像（MRSI），并通过层面选择反转恢复来消除脂质信号，对 14 名 AD 患者和 22 名认知正常受试者进行比较。AD 患者的 mIns 浓度和 mIns/Cr 的比值增加，主要表现在顶叶灰质，额叶灰质和白质较少。在一项使用长回波时间（135ms）的 MRSI 研究中，比较了 56 名 AD 患者和 54 名认知正常受试者[149]，在内侧颞叶，AD 患者 NAA 浓度比健康受试者低 21%（$p < 0.0001$），在顶叶灰质降低了 13% ~ 18%（$p < 0.003$），但是在额叶的灰质和白质中没有改变。海马 MRS 研究在技术上存在一定的困难，因为海马体积小，形状不规则，位置靠近颅底或气窦（鼻窦），由于磁化率的不同，可能会引起局部磁场不均匀。但是，MRS 技术一直在改进，已经可以对这些区域进行测量，并且选用较薄的 VOI 以减少磁敏感的影响。在一项针对 70 名 AD 患者、47 名 aMCI 患者和 52 名老年对照组的 PCC、海马、枕叶灰质、额叶和顶叶白质等 8 个部位的单体素 MRS 研究，发现在 AD 和 aMCI 患者中，海马 NAA 浓度的降低或 mIns 浓度的升高都比其他区域更为显著[151]。

7.7.3　在轻度认知障碍患者中的应用

MCI 经常被认为是痴呆的前驱阶段，并一直是预防或延缓进展为 AD 的试验焦点。遗忘型 MCI（aMCI）进展到 AD 的年转化率为 10% ~ 15%[152]，或在最初观察的 2 年内转化率为 44% ~ 64%[153-155]。但是，有些 aMCI 不会进展为 AD，也有的甚至随着时间的推移还会有所好转[156, 157]。最近的一项 Meta 分析显示[158]，专家中心诊断的从 MCI 到痴呆、AD 和 VaD 的调整后的年转化率分别为 9.6%、8.1% 和 1.9%，而进展为痴呆症、AD 和 Vad 的累积比例分别为 39.2%、33.6% 和 6.2%，该结果较既往研究的比例较低。这是因为 MCI 是一种病因非常复杂的综合征。虽然许多 MCI 患者表现为 AD 型病理，但相当一部分患者也有非 AD 病理，其中脑血管病是最常见的病因[159]。因此，一种预测 MCI 向 AD 转化的有效测试将是有价值的。

aMCI 患者的磁共振谱特征与 AD 患者大致相似，但比 AD 患者程度轻[146, 151, 160, 161]。幸运的是，有一项 Meta 分析已经给出了 MRS 结果概述（表 7-3）[162]。结果显示，aMCI 患者 PCC 和海马 NAA/Cr 比值和 NAA 浓度均降低。NAA 浓度比 NAA/Cr 比值变化更显著。在 PCC 中测量时，NAA 浓度（$I^2 = 0.98\%$）比 NAA/Cr 的比值（$I^2 = 79.71\%$），在不同研究之间不一致性更低。PCC 中 mIns 升高，但海马中 mIns 浓度升高不明显。值得注意的是，PCC 中 NAA 和 mIns 的绝对定量在 MCI 和正常对照组中具有显著差异，且方差较小。有趣的是，海马中的 Cr 浓度显著降低，而 PCC 中的 Cr 浓度没有明显降低，这可能会影响 PCC 和海马之间 mIns/Cr 比值的解离结果。

表 7-3 MCI 患者 Meta 分析结果

VOI 位置	代谢物	k	n	ES	CI		P	I^2（%）
后扣带回	NAA/Cr	14	798	-0.58	-0.92	-0.24	**0.00**	79.71
	mIns/Cr	13	774	0.26	-0.04	0.57	0.09	75.25
	Cho/Cr	12	734	0.27	0.00	0.55	0.05	66.71
	NAA/mIns	7	445	-0.76	-1.44	-0.09	**0.03**	89.83
	NAA	6	383	-0.63	-0.84	-0.42	**0.00**	0.98
	mIns	6	374	0.39	0.18	0.60	**0.00**	0
	Cho	6	374	0.09	-0.12	0.30	0.41	6.79
	Cr	5	280	-0.21	-0.45	0.02	0.08	0
海马	NAA/Cr	9	450	-0.43	-0.76	0.09	**0.01**	59.07
	mIns/Cr	6	218	0.60	0.12	1.09	**0.02**	63.95
	Cho/Cr	5	182	-0.19	-0.48	0.11	0.21	0
	NAA	5	377	-0.60	-1.03	-0.17	**0.01**	66.22
	mIns	5	377	-0.03	-0.23	0.31	0.88	21.03
	Cho	5	377	-0.42	-0.70	-0.15	**0.00**	24.29
	Cr	5	377	-0.40	-0.62	-0.18	**0.00**	0

k. 研究数目；*n*. 总样本量；ES Hedges g. 效应量 g；CI. 置信区间；*P*. P 值，*I²*（%）. 归因于研究异质性的 Meta 分析中的差异百分比（值越高表明异质性越大）
NAA. *N*- 乙酰天冬氨酸 + *N*- 乙酰天冬氨酰谷氨酸；mIns. 肌醇；Cho. 含胆碱的化合物；Cr. 肌酸 + 磷酸肌酸。ES 列中的负号表示与对照组相比 MCI 降低
粗体字表示结果显著性 *p* < 0.05

海马中 Cho 和 Cr 的低浓度可能反映了该区域细胞稀少或细胞代谢低下，可能的解释为 tau 蛋白通常在海马比 PCC 中更早出现，而且 MCI 患者海马中必须有实质性的神经元丢失才会出现 Cho 和 Cr 降低。

有几项纵向研究描述了转化和非转化型的 aMCI。其中最一致的发现就是在包括 PCC[163, 164]、枕叶灰质[164, 165]、颞顶叶灰质[166] 和侧脑室旁白质[167] 等在内的几个脑区，转化型 aMCI 的 NAA 浓度和（或）NAA/Cr 的比值比非转化型低。与这些研究不同的是，有两项研究发现转化型和非转化型之间不存在基线

代谢差异[63, 168]。这两项研究都测量了 PCC 中的代谢物。其中一项研究表明，通过对 NAA 和 Cr 的绝对定量，可以预测 MCI 患者未来认知功能的下降[168]。另一项研究还提出，当加上海马体积测量时，NAA/Cr 的比值测量可以提高对 aMCI 是否转化为 AD 的预测能力[169]。

一项在 1.5T 磁共振上使用 PRESS 序列（TR/TE = 2500/30）对 53 例 aMCI 患者平均随访了 3 年的研究[165] 表明，左侧枕叶皮质 NAA/Cr 的比值预测痴呆进展的敏感度和特异度分别为 100% 和 46%，当该比值阈值在 1.61 或以下时，受试者工作特征（ROC）曲线下

面积为 0.69。在海马中，mIns/Cr 的比值大于 1.04 时，预测 aMCI 是否转化为 AD 的敏感度和特异度分别为 66.7% 和 72%，ROC 曲线下面积为 0.66。该作者[164]后来又报道了一项对平均随访了 2 年的 78 名 aMCI 患者的研究结果。在 PCC 中，NAA/Cr 的比值≤ 1.43 时，预测是否转化为 AD 的敏感度和特异度分别为 74.1% 和 83.7%，曲线下面积为 0.84。在左侧枕面积为 0.66。同一作者[164]后来报道了一项 78 例 aMCI 患者的研究结果，平均随访期为 2 年。在 PCC 中，NAA/Cr 比值等于或低于 1.43 时，可预测其转化为 AD 的敏感度为 74.1%，特异度为 83.7%，曲线下面积为 0.84。在左内侧枕叶，预测值较低，敏感度和特异度分别为 85.2% 和 61.4%，曲线下面积为 0.8。在另一项研究中，对 119 名连续的 aMCI 患者队列进行了平均 29 个月的随访[163]，所有研究对象在 1.5T 磁共振上用 PRESS 序列（TR/TE = 2500/30）进行了检查。对 PCC 的 MRS 结果，基于 NAA/Cr 小于 1.4 时，预测 aMCI 是否转化为 AD 的敏感度和特异度分别为 82% 和 72%。同样地，PCC 中 mIns/NAA 的比值 > 0.47 时，预测是否转化的敏感度和特异度分别为 79% 和 67%，曲线下面积为 0.77。当左侧枕叶 NAA/Cr 小于 1.57 时，MRS 预测 aMCI 是否转化为 AD 的敏感度和特异度为 78% 和 69%，曲线下面积为 0.79。另一项对 41 名 aMCI 患者和 35 名认知正常的对照组的研究中[170]，对患者随访时间相对较短（只有 1 年），所有研究对象在 1.5T 磁共振用 PRESS 序列（TR/TE = 1500/35）进行检查。研究结果发现 aMCI 患者左侧海马 NAA/Cr 的比值显著低于正常对照组（$P = 0.008$），但是稳定型和转化型 aMCI 患者之间基线代谢物比值无显著差异。右顶叶 mIns/Cr 的比值≥ 0.349 时，预测疾病进展的敏感度和特异度分别为 70% 和 85%。很遗憾的是，没有研究报道过代谢物的绝对浓度。

一个有趣的研究使用定量 MRI 和 MRS 标志物寻找 MCI 发展的替代标志物[171, 172]。在以人群为基础的梅奥医院临床研究中心招募了 1156 名认知正常的受试者，所有受试者均进行了 MRI 和 MRS 检查。MRS 主要检测 PCC，另外还自动检测了海马体积和白质高信号。经过 2.8 年的中位时间随访，214 名受试者进展为 MCI 或痴呆症。在多变量模型中，只有海马体积减小和 PCC 中 NAA/mIns 是 MCI 的独立预测因素，风险比分别为 1.8 和 1.4。

总而言之，MRS 可较好地预测从 MCI 向 AD 转化，但还没有通过对代谢物的绝对定量来证明这一点。使用绝对定量而不是代谢物比值可能会提高 MRS 预测 MCI 向 AD 转化的可靠性。对于 MCI 的早期诊断，海马和内嗅皮质的 MRS 可能是首选，但这些区域的 MRS 在技术上更困难，因为体积小、气窦（鼻窦）引起磁场不均匀以及脑脊液的存在。

7.7.4 局限性

质子磁共振频谱技术及流程不断改善，但临床应用较滞后。对各种病理过程中发现的代谢物的显著变化，目前还没有足够的 MRS 数据证明。对磁共振波谱的标准程序缺乏共识使结果的解释变得复杂，特别多中心数据分析，缺乏共识和统一标准给磁共振波谱在痴呆诊断中的临床应用增加了困难。

参考文献

[1] Klunk WE, Panchalingam K, Moossy J, et al. N-acetyl-L-aspartate and other amino acid metabolites in Alzheimer's disease brain: a preliminary proton nuclear magnetic resonance study. Neurology, 1992, 42 (8):1578–1585.

[2] Shiino A, Matsuda M, Morikawa S, et al. Proton magnetic resonance spectroscopy with dementia. Surg Neurol, 1993, 39 (2):143–147.

[3] Miller BL, Moats RA, Shonk T, et al. Alzheimer disease: depiction of increased cerebral myo-inositol with proton MR spectroscopy. Radiology, 1993, 187 (2):433–437. doi:10.1148/radiology.187.2.8475286.

[4] Drost DJ, Riddle WR, Clarke GD, et al. Proton magnetic resonance spectroscopy in the brain: report

of AAPM MR Task Group #9. Med Phys，2002，29
（9）:2177-2197.

[5] Mekle R，Mlynarik V，Gambarota G，et al. MR
spectroscopy of the human brain with enhanced signal
intensity at ultrashort echo times on a clinical platform at
3T and 7T. Magn Reson Med,2009,61（6）:1279-1285.
doi:10.1002/mrm.21961.

[6] Duarte JM，Lei H，Mlynarik V，et al. The
neurochemical profile quantified by in vivo 1H NMR
spectroscopy. NeuroImage，2012，61（2）:342-362.
doi:10.1016/j.neuroimage.2011.12.038.

[7] O'Gorman RL，Michels L，Edden RA，et al. In vivo
detection of GABA and glutamate with MEGA-PRESS:
reproducibility and gender effects. J Magn Reson
Imaging，2011，33（5）:1262-1267. doi:10.1002/
jmri.22520.

[8] Birken DL，Oldendorf WH. N-acetyl-L-aspartic acid: a
literature review of a compound prominent in 1H-NMR
spectroscopic studies of brain. Neurosci Biobehav Rev，
1989，13（1）:23-31.

[9] Burri R，Bigler P，Straehl P，et al. Brain development:
1H magnetic resonance spectroscopy of rat brain extracts
compared with chromatographic methods. Neurochem
Res，1990，15（10）:1009-1016.

[10] Nadler JV，Cooper JR. N-acetyl-L-aspartic acid content
of human neural tumours and bovine peripheral nervous
tissues. J Neurochem，1972，19（2）:313-319.

[11] Miyake M，Kakimoto Y，Sorimachi M. A gas
chromatographic method for the determination
of N-acetyl-L-aspartic acid，N-acetyl-alpha-
aspartylglutamic acid and beta-citryl-L-glutamic acid
and their distributions in the brain and other organs of
various species of animals.J Neurochem，1981，36
（3）:804-810.

[12] Ory-Lavollee L，Blakely RD，Coyle JT. Neurochemical
and immunocytochemical studies on the distribution of
N-acetyl-aspartylglutamate and N-acetyl-aspartate in
rat spinal cord and some peripheral nervous tissues. J
Neurochem，1987，48（3）:895-899.

[13] Baslow MH，Hrabe J，Guilfoyle DN. Dynamic
relationship between neurostimulation and
N-acetylaspartate metabolism in the human visual
cortex: evidence that NAA functions as a molecular
water pump during visual stimulation. J Mol
Neurosci，2007，32（3）:235-245.

[14] Ariyannur PS，Moffett JR，Manickam P，et al.
Methamphetamine-induced neuronal protein NAT8L
is the NAA biosynthetic enzyme: implications for
specialized acetyl coenzyme A metabolism in the
CNS. Brain Res，2010，1335:1-13. doi:10.1016/
j.brainres.2010.04.008.

[15] Kreis R，Hofmann L，Kuhlmann B，et al. Brain
metabolite composition during early human brain
development as measured by quantitative in vivo 1H

magnetic resonance spectroscopy. Magn Reson Med，
2002，48（6）:949-958. doi:10.1002/mrm.10304.

[16] Pouwels PJ，Brockmann K，Kruse B，et al.Regional
age dependence of human brain metabolites from
infancy to adulthood as detected by quantitative
localized proton MRS. Pediatr Res，1999，46
（4）:474-485. doi:10.1203/00006450-199910000-
00019.

[17] Urenjak J，Williams SR，Gadian DG，et al. Specific
expression of N-acetylaspartate in neurons，
oligodendrocyte-type-2 astrocyte progenitors，and
immature oligodendrocytes in vitro. J Neurochem，
1992，59（1）:55-61.

[18] Baslow MH. N-acetylaspartate in the vertebrate brain:
metabolism and function. Neurochem Res，2003，28
（6）:941-953.

[19] Baslow MH. N-acetylaspartate and
N-acetylaspartylglutamate. In: Lajtha A，Oja S，
Schousboe A，Saransaari P，editors. Handbook of
neurochemistry and molecular neurobiology: amino
acids and peptides in the nervous system. New York:
Springer，2007: 305-346.

[20] Choi IY，Gruetter R. In vivo 13C NMR assessment of
brain glycogen concentration and turnover in the awake
rat. Neurochem Int，2003，43（4-5）:317-322.

[21] Choi IY，Gruetter R. Dynamic or inert metabolism?
Turnover of N-acetyl aspartate and glutathione
from D-[1-13C]glucose in the rat brain in vivo. J
Neurochem，2004，91（4）:778-787. doi:10.1111/
j.1471-4159.2004.02716.x.

[22] Moreno A，Ross BD，Bluml S. Direct determination
of the N-acetyl-L-aspartate synthesis rate in the human
brain by（13）C MRS and [1-（13）C]glucose
infusion. J Neurochem，2001，77（1）:347-350.

[23] Hyder F，Chase JR，Behar KL，et al. Increased
tricarboxylic acid cycle flux in rat brain during forepaw
stimulation detected with 1H[13C] NMR. Proc Natl
Acad Sci U S A，1996，93（15）:7612-7617.

[24] Pfeuffer J，Tkac I，Choi IY，et al. Localized in vivo
1H NMR detection of neurotransmitter labeling in rat
brain during infusion of [1-13C] D-glucose. Magn
Reson Med，1999，41（6）:1077-1083.

[25] Pfeuffer J，Tkac I，Provencher SW，et al. Toward
an in vivo neurochemical profile: quantification of 18
metabolites in short-echo-time（1）H NMR spectra of
the rat brain. J Magn Reson，1999，141（1）:104-120.
doi:10.1006/jmre.1999.1895.

[26] Wiame E，Tyteca D，Pierrot N，et al. Molecular
identification of aspartate N-acetyltransferase and its
mutation in hypoacetylaspartia. Biochem J，2010，
425（1）:127-136. doi:10.1042/BJ20091024.

[27] Tahay G，Wiame E，Tyteca D，et al. Determinants of
the enzymatic activity and the subcellular localization
of aspartate N-acetyltransferase. Biochem J，2012，

441（1）:105–112. doi:10.1042/BJ20111179.

［28］Huang W，Wang H，Kekuda R，et al. Transport of N-acetylaspartate by the Na（+）-dependent high-affinity dicarboxylate transporter NaDC3 and its relevance to the expression of the transporter in the brain. J Pharmacol Exp Ther，2000，295（1）:392–403.

［29］Burri R，Steffen C，Herschkowitz N. N-acetyl-L-aspartate is a major source of acetyl groups for lipid synthesis during rat brain development. Dev Neurosci，1991，13（6）:403–411.

［30］Namboodiri AM，Peethambaran A，Mathew R，et al. Canavan disease and the role of N-acetylaspartate in myelin synthesis. Mol Cell Endocrinol，2006，252（1-2）:216–223. doi:10.1016/j.mce.2006.03.016.

［31］Martin E，Capone A，Schneider J，et al. Absence of N-acetylaspartate in the human brain: impact on neurospectroscopy? Ann Neurol，2001，49（4）:518–521.

［32］Boltshauser E，Schmitt B，Wevers RA，et al. Follow-up of a child with hypoacetylaspartia. Neuropediatrics，2004，35（4）:255–258. doi:10.1055/s-2004-821036.

［33］Burlina AP，Schmitt B，Engelke U，et al. Hypoacetylaspartia: clinical and biochemical follow-up of a patient. Adv Exp Med Biol，2006，576:283–287. discussion 361-283. doi:10.1007/0-387-30172-0_20.

［34］Becker I，Lodder J，Gieselmann V，et al. Molecular characterization of N-acetylaspartylglutamate synthetase. J Biol Chem，2010，285（38）:29156–29164. doi:10.1074/jbc.M110.111765.

［35］Wroblewska B，Santi MR，Neale JH. N-acetylaspartylglutamate activates cyclic AMP-coupled metabotropic glutamate receptors in cerebellar astrocytes. Glia，1998，24（2）:172–179.

［36］Wroblewska B，Wroblewski JT，Saab OH，et al. N-acetylaspartylglutamate inhibits forskolin-stimulated cyclic AMP levels via a metabotropic glutamate receptor in cultured cerebellar granule cells. J Neurochem，1993，61（3）:943–948.

［37］Hayashi Y，Momiyama A，Takahashi T，et al. Role of a metabotropic glutamate receptor in synaptic modulation in the accessory olfactory bulb. Nature，1993，366（6456）:687–690. doi:10.1038/366687a0.

［38］Sanchez-Prieto J，Budd DC，Herrero I，et al. Presynaptic receptors and the control of glutamate exocytosis. Trends Neurosci，1996，19（6）:235–239.

［39］Wroblewska B，Wegorzewska IN，Bzdega T，et al. Differential negative coupling of type 3 metabotropic glutamate receptor to cyclic GMP levels in neurons and astrocytes. J Neurochem，2006，96（4）:1071–1077. doi:10.1111/j.1471-4159.2005.03569.x.

［40］Cartmell J，Schoepp DD. Regulation of neurotransmitter release by metabotropic glutamate receptors. J Neurochem，2000，75（3）:889–907.

［41］Gafurov B，Urazaev AK，Grossfeld RM，et al. N-acetylaspartylglutamate（NAAG）is the probable mediator of axon-to-glia signaling in the crayfish medial giant nerve fiber. Neuroscience，2001，106（1）:227–235.

［42］Mesters JR，Barinka C，Li W，et al. Structure of glutamate carboxypeptidase II，a drug target in neuronal damage and prostate cancer. EMBO J，2006，25（6）:1375–1384. doi:10.1038/sj.emboj.7600969.

［43］Kaldis P，Hemmer W，Zanolla E，et al. 'Hot spots' of creatine kinase localization in brain: cerebellum，hippocampus and choroid plexus. Dev Neurosci，1996，18（5-6）:542–554.

［44］Aksenova MV，Burbaeva GS，Kandror KV，et al. The decreased level of casein kinase 2 in brain cortex of schizophrenic and Alzheimer's disease patients. FEBS Lett，1991，279（1）:55–57.

［45］Happe HK，Murrin LC. In situ hybridization analysis of CHOT1，a creatine transporter，in the rat central nervous system. J Comp Neurol，1995，351（1）:94–103. doi:10.1002/cne.903510109.

［46］Saltarelli MD，Bauman AL，Moore KR，et al. Expression of the rat brain creatine transporter in situ and in transfected HeLa cells. Dev Neurosci，1996，18（5–6）:524–534.

［47］Schloss P，Mayser W，Betz H. The putative rat choline transporter CHOT1 transports creatine and is highly expressed in neural and muscle-rich tissues. Biochem Biophys Res Commun，1994，198（2）:637–645. doi:10.1006/bbrc.1994.1093.

［48］Braissant O，Henry H，Loup M，et al. Endogenous synthesis and transport of creatine in the rat brain: an in situ hybridization study. Brain Res Mol Brain Res，2001，86（1-2）:193–201.

［49］Ohtsuki S，Tachikawa M，Takanaga H，et al. The blood-brain barrier creatine transporter is a major pathway for supplying creatine to the brain.JCereb Blood Flow Metab，2002，22（11）:1327–1335. doi:10.1097/00004647-200211000-00006.

［50］Perasso L，Cupello A，Lunardi GL，et al. Kinetics of creatine in blood and brain after intraperitoneal injection in the rat. Brain Res，2003，974（1-2）:37–42.

［51］Braissant O，Bachmann C，Henry H. Expression and function of AGAT，GAMT and CT1 in the mammalian brain. Subcell Biochem，2007，46:67–81.

［52］Braissant O，Henry H. AGAT，GAMT and SLC6A8 distribution in the central nervous system，in relation to creatine deficiency syndromes: a review. J Inherit Metab Dis，2008，31（2）:230–239.doi:10.1007/s10545-008-0826-9.

［53］Nakashima T，Tomi M，Tachikawa M，et al. Evidence for creatine biosynthesis in Muller glia. Glia，2005，52（1）:47–52. doi:10.1002/glia.20222.

［54］Schmidt A，Marescau B，Boehm EA，et al. Severely

altered guanidino compound levels，disturbed body weight homeostasis and impaired fertility in a mouse model of guanidinoacetate N-methyltransferase (GAMT) deficiency. Hum Mol Genet，2004，13 (9):905–921. doi:10.1093/hmg/ddh112.

[55] Tachikawa M，Fukaya M，Terasaki T，et al. Distinct cellular expressions of creatine synthetic enzyme GAMT and creatine kinases uCK-Mi and CK-B suggest a novel neuron-glial relationship for brain energy homeostasis. Eur J Neurosci，2004，20 (1):144–160. doi:10.1111/j.1460-9568.2004.03478.x.

[56] Salomons GS，van Dooren SJ，Verhoeven NM，et al. X-linked creatine-transporter gene (SLC6A8) defect: a new creatine-deficiency syndrome.Am J Hum Genet，2001，68 (6):1497–1500. doi:10.1086/320595.

[57] Zwaal RF，Comfurius P，Bevers EM. Surface exposure of phosphatidylserine in pathological cells. Cell Mol Life Sci，2005，62 (9):971–988. doi:10.1007/s00018-005-4527-3.

[58] Naudi A，Jove M，Ayala V，et al. Non-enzymatic modification of aminophospholipids by carbonyl-amine reactions. Int J Mol Sci，2013，14 (2):3285–3313. doi:10.3390/ijms14023285.

[59] Pouwels PJ，Frahm J. Regional metabolite concentrations in human brain as determined by quantitative localized proton MRS. Magn Reson Med，1998，39 (1):53–60.

[60] Tan J，Bluml S，Hoang T，et al. Lack of effect of oral choline supplement on the concentrations of choline metabolites in human brain. Magn Reson Med，1998，39 (6):1005–1010.

[61] Wang Y，Li SJ. Differentiation of metabolic concentrations between gray matter and white matter of human brain by in vivo 1H magnetic resonance spectroscopy. Magn Reson Med，1998，39 (1):28–33.

[62] Bluml S，Seymour KJ，Ross BD. Developmental changes in choline- and ethanolaminecontaining compounds measured with proton-decoupled (31) P MRS in in vivo human brain.Magn Reson Med，1999，42 (4):643–654.

[63] Kantarci K，Weigand SD，Petersen RC，et al. Longitudinal 1H MRS changes in mild cognitive impairment and Alzheimer's disease. Neurobiol Aging，2007，28 (9):1330–1339.doi:10.1016/j.neurobiolaging.2006.06.018.

[64] DeKosky ST，Ikonomovic MD，Styren SD，et al. Upregulation of choline acetyltransferase activity in hippocampus and frontal cortex of elderly subjects with mild cognitive impairment. Ann Neurol，2002，51 (2):145–155.

[65] Ballard C，Gauthier S，Corbett A，et al. Alzheimer's disease. Lancet，2011，377 (9770):1019–1031. doi:10.1016/S0140-6736 (10) 61349-9.

[66] Zhang YW，Thompson R，Zhang H，et al. APP processing in Alzheimer's disease. Mol Brain，2011，4:3. doi:10.1186/1756-6606-4-3.

[67] Gentile MT，Reccia MG，Sorrentino PP，et al. Role of cytosolic calcium-dependent phospholipase A2 in Alzheimer's disease pathogenesis. Mol Neurobiol，2012，45 (3):596–604. doi:10.1007/s12035-012-8279-4.

[68] Kwon HM，Yamauchi A，Uchida S，et al. Cloning of the cDNa for a Na+/myo-inositol cotransporter，a hypertonicity stress protein. J Biol Chem，1992，267 (9):6297–6301.

[69] Paredes A，McManus M，Kwon HM，et al. Osmoregulation of Na (+) -inositol cotransporter activity and mRNA levels in brain glial cells. Am J Phys，1992，263 (6 Pt 1):C1282–C1288.

[70] Fisher SK，Novak JE，Agranoff BW. Inositol and higher inositol phosphates in neural tissues:homeostasis，metabolism and functional significance. J Neurochem，2002，82 (4):736–754.

[71] Bissonnette P，Lahjouji K，Coady MJ，et al. Effects of hyperosmolarity on the Na+-myo-inositol cotransporter SMIT2 stably transfected in the Madin-Darby canine kidney cell line. Am J Physiol Cell Physiol，2008，295 (3):C791–C799. doi:10.1152/ajpcell.00390.2007.

[72] Ibsen L，Strange K. In situ localization and osmotic regulation of the Na (+) -myo-inositol cotransporter in rat brain. Am J Phys，1996，271 (4 Pt 2):F877–F885.

[73] Isaacks RE，Bender AS，Kim CY，et al. Osmotic regulation of myoinositol uptake in primary astrocyte cultures. Neurochem Res，1994，19 (3):331–338.

[74] Klaus F，Palmada M，Lindner R，et al. Up-regulation of hypertonicity-activated myo-inositol transporter SMIT1 by the cell volume-sensitive protein kinase SGK1. J Physiol，2008，586 (6):1539–1547. doi:10.1113/jphysiol.2007.146191.

[75] Wiese TJ，Dunlap JA，Conner CE，et al. Osmotic regulation of Na-myo-inositol cotransporter mRNA level and activity in endothelial and neural cells.Am J Phys，1996，270 (4 Pt 1):C990–C997.

[76] Uldry M，Ibberson M，Horisberger JD，et al. Identification of a mammalian H (+) -myo-inositol symporter expressed predominantly in the brain. EMBO J，2001，20 (16):4467–4477. doi:10.1093/emboj/20.16.4467.

[77] Di Daniel E，Mok MH，Mead E，et al. Evaluation of expression and function of the H+/myo-inositol transporter HMIT. BMC Cell Biol，2009，10:54. doi:10.1186/1471-2121-10-54.

[78] Uldry M，Steiner P，Zurich MG，et al. Regulated exocytosis of an H+/myo-inositol symporter at synapses and growth cones. EMBO J. 2004;23 (3):531–540. doi:10.1038/sj.emboj.7600072.

[79] Augustin R. The protein family of glucose transport

facilitators: it's not only about glucose after all. IUBMB Life. 2010;62（5）:315–33. doi:10.1002/iub.315.

［80］Fu H，Li B，Hertz L，Peng L. Contributions in astrocytes of SMIT1/2 and HMIT to myo-inositol uptake at different concentrations and pH. Neurochem Int，2012，61（2）:187–194. doi:10.1016/j.neuint.2012.04.010.

［81］Sturrock A，Laule C，Decolongon，et al. Magnetic resonance spectroscopy biomarkers in premanifest and early Huntington disease. Neurology，2010，75（19）:1702–1710. doi:10.1212/WNL.0b013e3181fc27e4.

［82］Oz G，Hutter D，Tkac I，et al. Neurochemical alterations in spinocerebellar ataxia type 1 and their correlations with clinical status. Mov Disord，2010，25（9）:1253–1261. doi:10.1002/mds.23067.

［83］Huang W，Alexander GE，Daly EM，et al. High brain myo-inositol levels in the predementia phase of Alzheimer's disease in adults with Down's syndrome: a 1H MRS study. Am J Psychiatry，1999，156（12）:1879–1886.

［84］Beacher F，Simmons A，Daly E，et al. Hippocampal myo-inositol and cognitive ability in adults with Down syndrome: an in vivo proton magnetic resonance spectroscopy study. Arch Gen Psychiatry，2005，62（12）:1360–1365. doi:10.1001/archpsyc.62.12.1360.

［85］Lamar M，Foy CM，Beacher F，et al . Down syndrome with and without dementia:an in vivo proton magnetic resonance spectroscopy study with implications for Alzheimer's disease. NeuroImage,2011,57(1):63–68. doi:10.1016/j.neuroimage.2011.03.073.

［86］Berry GT，Mallee JJ，Kwon HM，et al. The human osmoregulatory Na+/myo-inositol cotransporter gene（SLC5A3）: molecular cloning and localization to chromosome 21. Genomics，1995，25（2）:507–513.

［87］Videen JS，Michaelis T，Pinto P，et al. Human cerebral osmolytes during chronic hyponatremia. A proton magnetic resonance spectroscopy study. J Clin Invest，1995，95（2）:788–793.doi:10.1172/JCI117728.

［88］Lien YH，Shapiro JI，Chan L. Effects of hypernatremia on organic brain osmoles. J Clin Invest，1990，85（5）:1427–1435. doi:10.1172/JCI114587.

［89］Brusilow SW，Koehler RC，Traystman RJ，et al. Astrocyte glutamine synthetase: importance in hyperammonemic syndromes and potential target for therapy. Neurotherapeutics，2010，7（4）:452–470. doi:10.1016/j.nurt.2010.05.015.

［90］Davanzo P，Thomas MA，Yue K，et al. Decreased anterior cingulate myo-inositol/creatine spectroscopy resonance with lithium treatment in children with bipolar disorder. Neuropsychopharmacology，2001，24（4）:359–369. doi:10.1016/S0893-133X（00）00207-4.

［91］Moore GJ，Bebchuk JM，Parrish JK，et al. Temporal dissociation between lithium-induced changes in frontal lobe myo-inositol and clinical response in manic-depressive illness. Am J Psychiatry，1999，156（12）:1902–1908.

［92］Shaltiel G，Shamir A，Shapiro J，et al. Valproate decreases inositol biosynthesis. Biol Psychiatry，2004，56（11）:868–874. doi:10.1016/j.biopsych.2004.08.027.

［93］Williams RS，Harwood AJ. Lithium therapy and signal transduction. Trends Pharmacol Sci，2000，21（2）:61–64.

［94］Brand A，Richter-Landsberg C，Leibfritz D. Multinuclear NMR studies on the energy metabolism of glial and neuronal cells. Dev Neurosci，1993，15（3-5）:289–298.

［95］Glanville NT，Byers DM，Cook HW，et al. Differences in the metabolism of inositol and phosphoinositides by cultured cells of neuronal and glial origin. Biochim Biophys Acta，1989，1004（2）:169–179.

［96］Duarte JM，Carvalho RA，Cunha RA，et al. Caffeine consumption attenuates neurochemical modifications in the hippocampus of streptozotocin-induced diabetic rats. J Neurochem，2009，111（2）:368–379. doi:10.1111/j.1471-4159.2009.06349.x.

［97］Kim JP，Lentz MR，Westmoreland SV，et al. Relationships between astrogliosis and 1H MR spectroscopic measures of brain choline/creatine and myo-inositol/creatine in a primate model. AJNR Am J Neuroradiol，2005，26（4）:752–759.

［98］Kunz N，Camm EJ，Somm E，et al. Developmental and metabolic brain alterations in rats exposed to bisphenol A during gestation and lactation. Int J Dev Neurosci，2011，29（1）:37–43. doi:10.1016/j.ijdevneu.2010.09.009.

［99］Godfrey DA，Hallcher LM，Laird MH，et al. Distribution of myoinositol in the cat cochlear nucleus. J Neurochem，1982，38（4）:939–947.

［100］Sherman WR，Packman PM，Laird MH，et al. Measurement of myo-inositol in single cells and defined areas of the nervous system by selected ion monitoring. Anal Biochem，1977，78（1）:119–131.

［101］Hertz L，Peng L，Dienel GA. Energy metabolism in astrocytes: high rate of oxidative metabolism and spatiotemporal dependence on glycolysis/glycogenolysis. J Cereb Blood Flow Metab，2007，27（2）:219–249. doi:10.1038/sj.jcbfm.9600343.

［102］Shen J，Petersen KF，Behar KL，et al. Determination of the rate of the glutamate/glutamine cycle in the human brain by in vivo 13C NMR. Proc Natl Acad Sci U S A，1999，96（14）:8235–8240.

［103］Waagepetersen HS，Sonnewald U，Schousboe A.

Glutamine, glutamate, and GABA: metabolic aspects. In: Lajtha A, Oja S, Schousboe A, Saransaari P, editors. Handbook of neurochemistry and molecular neurobiology: amino acids and peptides in the nervous system. New York:Springer, 2007: 1–21.

[104] Govindaraju V, Young K, Maudsley AA. Proton NMR chemical shifts and coupling constants for brain metabolites. NMR Biomed, 2000, 13 (3):129–153.

[105] Jensen JE, Licata SC, Ongur D, et al.Quantification of J-resolved proton spectra in two-dimensions with LCModel using GAMMA-simulated basis sets at 4 Tesla. NMR Biomed, 2009, 22 (7):762–769. doi:10.1002/nbm.1390.

[106] Kauppinen RA, Williams SR. Nondestructive detection of glutamate by 1H nuclear magnetic resonance spectroscopy in cortical brain slices from the guinea pig: evidence for changes in detectability during severe anoxic insults. J Neurochem, 1991, 57 (4):1136–1144.

[107] Bartha R, Drost DJ, Menon RS, et al. Spectroscopic lineshape correction by QUECC: combined QUALITY deconvolution and eddy current correction. Magn Reson Med, 2000, 44 (4):641–645.

[108] Dong Z, Peterson BS. Spectral resolution amelioration by deconvolution (SPREAD) in MR spectroscopic imaging. J Magn Reson Imaging, 2009, 29 (6):1395–1405. doi:10.1002/jmri.21784.

[109] Poullet JB, Sima DM, Simonetti AW, et al. An automated quantitation of short echo time MRS spectra in an open source software environment: AQSES. NMR Biomed, 2007, 20 (5):493–504. doi:10.1002/nbm.1112.

[110] Provencher SW. Automatic quantitation of localized in vivo 1H spectra with LCModel. NMR Biomed, 2001, 14 (4):260–264.

[111] Slotboom J, Boesch C, Kreis R. Versatile frequency domain fitting using time domain models and prior knowledge. Magn Reson Med, 1998, 39 (6):899–911.

[112] Sima DM, Osorio-Garcia MI, Poullet J-B, et al. Lineshape estimation for MRS signals: self-deconvolution revisited. Meas Sci Technol, 2009, 20 (10):104031. doi:10.1088/0957-0233/20/10/104031.

[113] Cudalbu C, Mlynarik V, Gruetter R. Handling macromolecule signals in the quantification of the neurochemical profile. J Alzheimer's Dis, 2012, 31 (Suppl 3):S101–S115. doi:10.3233/JAD-2012-120100.

[114] Seeger U, Klose U, Mader I, et al. Parameterized evaluation of macromolecules and lipids in proton MR spectroscopy of brain diseases. Magn Reson Med, 2003, 49 (1):19–28.doi:10.1002/mrm.10332.

[115] Vanhamme L, Sundin T, Van Hecke P, et al. Frequency-selective quantification of biomedical magnetic resonance spectroscopy data. J Magn Reson, 2000, 143 (1):1–16. doi:10.1006/jmre.1999.1960.

[116] Ratiney H, Sdika M, Coenradie Y, et al. Timedomain semi-parametric estimation based on a metabolite basis set. NMR Biomed, 2005, 18(1):1–13. doi:10.1002/nbm.895.

[117] Smith SA, Levante TO, Meier BH, et al. Computer simulations in magnetic resonance. An object oriented programming approach. J Magn Reson A, 1994, 106 (1):75–105. doi:10.1006/jmra.1994.1008.

[118] De Neuter B, Luts J, Vanhamme L, et al. Java-based framework for processing and displaying short-echo-time magnetic resonance spectroscopy signals. Comput Methods Prog Biomed, 2007, 85(2):129–137. doi:10.1016/j.cmpb.2006.09.005.

[119] Poullet JB, Sima DM, Van Huffel S. MRS signal quantitation: a review of time- and frequencydomain methods. J Magn Reson, 2008, 195 (2):134–144. doi:10.1016/j.jmr.2008.09.005.

[120] Poullet JB, Pintelon R, Van Huffel S. A new FIR filter technique for solvent suppression in MRS signals. J Magn Reson, 2009, 196 (1):61–73. doi:10.1016/j.jmr.2008.10.011.

[121] Stefan D, Di Cesare F, Andrasescu A, et al. Quantitation of magnetic resonance spectroscopy signals: the jMRUI software package. Meas Sci Technol, 2009, 20 (10):104035.doi:10.1088/0957-0233/20/10/104035.

[122] Naressi A, Couturier C, Devos JM, et al. Java-based graphical user interface for the MRUI quantitation package. MAGMA, 2001, 12 (2-3):141–152.

[123] Vanhamme L, van den Boogaart A, Van Huffel S. Improved method for accurate and efficient quantification of MRS data with use of prior knowledge. J Magn Reson, 1997, 129 (1):35–43.

[124] Provencher SW. Estimation of metabolite concentrations from localized in vivo proton NMR spectra. Magn Reson Med, 1993, 30 (6):672–679.

[125] Mosconi E, Sima DM, Osorio Garcia MI, et al. Different quantification algorithms may lead to different results: a comparison using proton MRS lipid signals. NMR Biomed, 2014, 27 (4):431–443. doi:10.1002/nbm.3079.

[126] Cavassila S, Deval S, Huegen C, et al. Cramer-Rao bounds:an evaluation tool for quantitation. NMR Biomed, 2001, 14 (4):278–283.

[127] Kreis R. Issues of spectral quality in clinical 1H-magnetic resonance spectroscopy and a gallery of artifacts. NMR Biomed, 2004, 17 (6):361–381. doi:10.1002/nbm.891.

[128] Osorio-Garcia MI. Quantification of magnetic resonance spectroscopy signals with lineshape estimation. J Chemom, 2011, 25 (4):183–192. doi:10.1002/cem. 1353.

［129］Moonen CT，von Kienlin M，van Zijl PC，et al. Comparison of single-shot localization methods （STEAM and PRESS）for in vivo proton NMR spectroscopy. NMR Biomed，1989，2（5-6）:201–208.

［130］Kwock L. Clinical proton magnetic resonance spectroscopy: basic principles. In: Mukherji SK，editor. Clinical applications of MR spectroscopy. New York: Wiley-Liss，1998 : 1–31.

［131］Jansen JF，Backes WH，Nicolay K，et al. 1H MR spectroscopy of the brain: absolute quantification of metabolites. Radiology，2006，240（2）:318–332. doi:10.1148/radiol.2402050314.

［132］Brooks JC，Roberts N，Kemp GJ，et al. A proton magnetic resonance spectroscopy study of age-related changes in frontal lobe metabolite concentrations. Cereb Cortex，2001，11（7）:598–605.

［133］Sailasuta N，Ernst T，Chang L. Regional variations and the effects of age and gender on glutamate concentrations in the human brain. Magn Reson Imaging，2008，26（5）:667–675.doi:10.1016/j.mri.2007.06.007.

［134］Chang L，Jiang CS，Ernst T. Effects of age and sex on brain glutamate and other metabolites.Magn Reson Imaging，2009，27（1）:142–145. doi:10.1016/j.mri.2008.06.002.

［135］Charlton RA，McIntyre DJ，Howe FA，et al. The relationship between white matter brain metabolites and cognition in normal aging: the GENIE study. Brain Res，2007，1164:108–116. doi:10.1016/j.brainres.2007.06.027.

［136］Raininko R，Mattsson P. Metabolite concentrations in supraventricular white matter from teenage to early old age: a short echo time 1H magnetic resonance spectroscopy （MRS）study. Acta Radiol，2010，51（3）:309–315. doi:10.3109/02841850903476564.

［137］Kantarci K，Weigand SD，Przybelski SA，et al. MRI and MRS predictors of mild cognitive impairment in a population-based sample. Neurology，2013，81（2）:126–133. doi:10.1212/WNL.0b013e31829a3329.

［138］Parnetti L，Tarducci R，Presciutti O，et al. Proton magnetic resonance spectroscopy can differentiate Alzheimer's disease from normal aging. Mech Ageing Dev，1997，97（1）:9–14.

［139］Rose SE，de Zubicaray GI，Wang D，et al. A 1H MRS study of probable Alzheimer's disease and normal aging: implications for longitudinal monitoring of dementia progression. Magn Reson Imaging，1999，17（2）:291–299.

［140］Zhu X，Schuff N，Kornak J，et al. Effects of Alzheimer disease on fronto-parietal brain N-acetyl aspartate and myo-inositol using magnetic resonance spectroscopic imaging. Alzheimer Dis Assoc Disord，2006，20（2）:77–85. doi:10.1097/01.wad.0000213809.12553.fc.

［141］Kantarci K，Knopman DS，Dickson DW，et al. Alzheimer disease: postmortem neuropathologic correlates of antemortem 1H MR spectroscopy metabolite measurements. Radiology，2008，248（1）:210–220. doi:10.1148/radiol.2481071590.

［142］Jessen F，Block W，Traber F，et al. Decrease of N-acetylaspartate in the MTL correlates with cognitive decline of AD patients. Neurology，2001，57（5）:930–932.

［143］Doraiswamy PM，Steffens DC，Pitchumoni S，et al. Early recognition of Alzheimer's disease: what is consensual? What is controversial? What is practical? J Clin Psychiatry，1998，59（Suppl 13）:6–18.

［144］Murray ME，Przybelski SA，Lesnick TG，et al. Early Alzheimer's disease neuropathology detected by proton MR spectroscopy. J Neurosci，2014，34（49）:16247–16255. doi:10.1523/JNEUROSCI.2027-14.2014.

［145］Westman E，Wahlund LO，Foy C，et al. Combining MRI and MRS to distinguish between Alzheimer's disease and healthy controls. J Alzheimer's Dis，2010，22（1）:171–181. doi:10.3233/JAD-2010-100168.

［146］Kantarci K，Xu Y，Shiung MM，et al. Comparative diagnostic utility of different MR modalities in mild cognitive impairment and Alzheimer's disease. Dement Geriatr Cogn Disord，2002，14（4）:198–207. doi: 66021.

［147］MacKay S，Ezekiel F，Di Sclafani V，et al. Alzheimer disease and subcortical ischemic vascular dementia: evaluation by combining MR imaging segmentation and H-1 MR spectroscopic imaging. Radiology，1996，198（2）:537–545. doi:10.1148/radiology.198.2.8596863.

［148］Martinez-Bisbal MC，Arana E，Marti-Bonmati L，et al. Cognitive impairment: classification by 1H magnetic resonance spectroscopy. Eur J Neurol，2004，11（3）:187–193.

［149］Schuff N，Capizzano AA，AT D，et al. Selective reduction of N-acetylaspartate in medial temporal and parietal lobes in AD. Neurology，2002，58（6）:928–935.

［150］Silveira de Souza A，de Oliveira-Souza R，Moll J，et al. Contribution of 1H spectroscopy to a brief cognitive-functional test battery for the diagnosis of mild Alzheimer's disease. Dement Geriatr Cogn Disord，2011，32（5）:351–361. doi:10.1159/000334656.

［151］Watanabe T，Shiino A，Akiguchi I. Absolute quantification in proton magnetic resonance spectroscopy is useful to differentiate amnesic mild cognitive impairment from Alzheimer's disease and healthy aging. Dement Geriatr Cogn Disord，2010，30（1）:71–77. doi:10.1159/000318750.

［152］Petersen RC，Doody R，Kurz A，et al. Current concepts in mild cognitive impairment. Arch Neurol，2001，58（12）:1985–1992.

［153］Flicker C，Ferris SH，Reisberg B. Mild cognitive impairment in the elderly: predictors of dementia. Neurology，1991，41（7）:1006–1009.

［154］Geslani DM，Tierney MC，Herrmann N，et al. Mild cognitive impairment: an operational definition and its conversion rate to Alzheimer's disease. Dement Geriatr Cogn Disord，2005，19（5-6）:383–389. doi:10.1159/000084709.

［155］Luis CA，Barker WW，Loewenstein DA，et al. Conversion to dementia among two groups with cognitive impairment. A preliminary report. Dement Geriatr Cogn Disord，2004，18（3-4）:307–313. doi:10.1159/000080124.

［156］Wolf H，Grunwald M，Ecke GM，et al. The prognosis of mild cognitive impairment in the elderly. J Neural Transm Suppl，1998，54:31–50.

［157］Ingles JL，Fisk JD，Merry HR，et al. Five-year outcomes for dementia defined solely by neuropsychological test performance. Neuroepidemiology，2003，22（3）:172–178. doi:69891.

［158］Mitchell AJ，Shiri-Feshki M. Rate of progression of mild cognitive impairment to dementia--meta-analysis of 41 robust inception cohort studies. Acta Psychiatr Scand，2009，119（4）:252–265. doi:10.1111/j.1600-0447.2008.01326.x.

［159］Markesbery WR. Neuropathologic alterations in mild cognitive impairment: a review.J Alzheimer's Dis，2010，19（1）:221–228. doi:10.3233/JAD-2010-1220.

［160］Chao LL，Schuff N，Kramer JH，AT D，et al. Reduced medial temporal lobe N-acetylaspartate in cognitively impaired but nondemented patients. Neurology，2005，64（2）:282–28. doi:10.1212/01.WNL.0000149638.45635.FF.

［161］Kantarci K，Jack CR Jr，Xu YC，et al. Regional metabolic patterns in mild cognitive impairment and Alzheimer's disease: a 1H MRS study. Neurology，2000，55（2）:210–217.

［162］Tumati S，Martens S，Aleman A. Magnetic resonance spectroscopy in mild cognitive impairment: systematic review and meta-analysis. Neurosci Biobehav Rev，2013，37（10 Pt 2）:2571–2586. doi:10.1016/j.neubiorev.2013.08.004.

［163］Fayed N，Davila J，Oliveros A，et al. Utility of different MR modalities in mild cognitive impairment and its use as a predictor of conversion to probable dementia. Acad Radiol，2008，15（9）:1089–1098. doi:10.1016/j.acra.2008.04.008.

［164］Modrego PJ，Fayed N，Sarasa M. Magnetic resonance spectroscopy in the prediction of early conversion from amnestic mild cognitive impairment to dementia: a prospective cohort study.BMJ Open，2011，1（1）:e000007. doi:10.1136/bmjopen-2010-000007.

［165］Modrego PJ，Fayed N，Pina MA. Conversion from mild cognitive impairment to probable Alzheimer's disease predicted by brain magnetic resonance spectroscopy. Am J Psychiatry，2005，162（4）:667–675. doi:10.1176/appi.ajp.162.4.667.

［166］Rami L，Gomez-Anson B，Sanchez-Valle R，et al. Longitudinal study of amnesic patients at high risk for Alzheimer's disease: clinical，neuropsychological and magnetic resonance spectroscopy features. Dement Geriatr Cogn Disord，2007，24（5）:402–410. doi:10.1159/000109750.

［167］Metastasio A，Rinaldi P，Tarducci R，et al. Conversion of MCI to dementia: role of proton magnetic resonance spectroscopy. Neurobiol Aging，2006，27（7）:926–932. doi:10.1016/j.neurobiolaging.2005.05.002.

［168］Pilatus U，Lais C，Rochmont Adu M，et al. Conversion to dementia in mild cognitive impairment is associated with decline of N-actylaspartate and creatine as revealed by magnetic resonance spectroscopy. Psychiatry Res，2009，173（1）:1–7. doi:10.1016/j.pscychresns.2008.07.015.

［169］Kantarci K，Weigand SD，Przybelski SA，et al. Risk of dementia in MCI: combined effect of cerebrovascular disease，volumetric MRI，and 1H MRS. Neurology，2009，72（17）:1519–1525. doi:10.1212/WNL.0b013e3181a2e864.

［170］Targosz-Gajniak MG，Siuda JS，Wicher MM，et al. Magnetic resonance spectroscopy as a predictor of conversion of mild cognitive impairment to dementia. J Neurol Sci，2013，335（1-2）:58–63. doi:10.1016/j.jns.2013.08.023.

［171］Kantarci K. Magnetic resonance spectroscopy in common dementias. Neuroimaging Clin N Am，2013，23（3）:393–406. doi:10.1016/j.nic.2012.10.004.

［172］Gibellini F，Smith TK. The Kennedy pathway – De novo synthesis of phosphatidylethanolamine and phosphatidylcholine. IUBMB Life，2010，62（6）:414–428. doi:10.1002/iub.337.

第 8 章　静息态功能磁共振成像在痴呆中的临床应用

Yousuke Ogata and Takashi Hanakawa

摘　要：功能磁共振成像（fMRI）已被广泛用于认知神经科学和临床医学等领域。通常，fMRI 要求参与者在 MRI 采集期间执行研究者感兴趣的任务。在本章中，我们将介绍一种新的功能磁共振成像技术，静息态功能磁共振成像（rs-fMRI）或静息态功能连接磁共振成像（rsfcMRI），参与者只需安静地躺在 MRI 扫描仪中。也就是说，rs-fMRI/rsfcMRI 不会对参与者施加苛刻的任务。这一特性可能有利于 rs-fMRI/rsfcMRI 在包括痴呆在内的神经精神疾病患者中的应用。考虑到 rs-fMRI/rsfcMRI 功能连接分析越来越多地被用于识别由痴呆病理生理引起的细微脑网络变化，我们讨论了 rs-fMRI/rsfcMRI 在痴呆诊断及理解其临床症状机制等方面的潜力。

关键词：静息态功能连接磁共振成像，功能磁共振成像，功能连接，默认网络

8.1　引言

功能磁共振成像（functional magnetic resonance imaging，fMRI）已被广泛用于认知神经科学和临床医学等领域。通常，fMRI 要求参与者在 MRI 采集期间执行研究者的感兴趣任务。在这里，我们将介绍一种新的 fMRI 技术，即静息态 fMRI（resting-state fMRI，rs-fMRI）或静息态功能连接 MRI（resting-state functional connectivity fMRI，rsfcMRI），要求参与者只需安静地躺在 MRI 扫描仪中。也就是说，rs-fMRI/rsfcMRI 不会对参加者施加苛刻的任务。这一特性可能有利于 rs-fMRI/rsfcMRI 在神经精神疾病患者中的应用。

8.2　功能磁共振成像原理

局部神经元活动的增加与局部血流的增加有关 [1]。这种关系是一系列复杂的细胞、代谢和血管过程的结果，称为神经血管耦合。

特别是氧合、血流量和血容量的变化称为血流动力学变化。局部神经元和突触活动引起的血流动力学变化引起 MRI 信号强度的变化。一种 MRI 序列 -T_2^* 加权 MRI- 对磁场不均匀性很敏感，这种不均匀性可由红细胞内顺磁性脱氧血红蛋白和抗磁性氧合血红蛋白的变化引起。脱氧血红蛋白和氧合血红蛋白的变化是由耗氧引起的，有氧代谢消耗氧气产生三磷腺苷，从而支持局部神经元和突触活动。使用脱氧血红蛋白作为内部对比剂的 T_2^* MRI 信号变化被称为"血氧水平依赖（blood-oxygen level-dependent，BOLD）效应" [2]。

更准确地说，有氧代谢的需求导致从氧合血红蛋白中摄取氧，产生脱氧血红蛋白。这至少会暂时增加脱氧血红蛋白的浓度，从而降低磁场不均匀性，缩短 T_2^*。然而，目前我们经常观察到由于氧合动脉血流过多而导致脱氧血红蛋白被稀释的现象。稀释脱氧血红蛋白可稳定局部磁场并延长 T_2^*。这种效应会导致 T_2^* MRI 信号的增加，而 T_2^* MRI 信号目前已被

广泛用作神经 / 突触活动的替代标志物。这种 BOLD-MRI 技术的优点包括对人脑功能的无创检测，其空间分辨率和时间分辨率均优于其他无创脑成像方法。

由于 BOLD-fMRI 使脑功能的测量成为可能，许多研究人员通过比较不同实验条件下的 BOLD 信号，如感觉刺激呈现、认知或运动表现及静息状态，成功地将与任务相关的大脑活动可视化。这种传统的 fMRI 被称为"任务态 fMRI"。任务态 fMRI 的目的通常是对与感兴趣任务相关的脑功能进行功能定位。最近，应用不同的分析方法来阐明远隔脑区活动之间的关系，即大脑脑区的功能整合及其在各种条件下的调节（功能 / 有效连接）。例如，功能连接分析阐述远隔脑区之间任务相关活动的简单相关性；心理生理交互作用分析探讨刺激或任务条件对脑区间相关性（即功能连接性）的调节；Granger 因果分析方法分析了脑区间活动的时间序列相关性；动态因果模型对由外部或环境输入调制的分布式动态系统的传递和因果关系进行建模。基本上，这些分析已用来阐明不同任务条件下大脑活动的强度差异（任务相关活动），远隔脑区之间任务相关活动的相关性（功能连接）或任务条件对功能连接的调节（有效连接）。尽管将这些与任务相关的 fMRI 对健康参与者的应用相对容易，但通常很难将其应用于精神病和神经疾病患者，因为这些患者可能难以完成要求很高的认知或运动任务。

8.3　静息态功能（连接）磁共振成像

8.3.1　静息态功能（连接）磁共振成像原理

本章介绍 rs-fMRI/rsfcMRI 的新方法，该方法有望突破传统任务 fMRI 的局限，极大地扩展 BOLD-fMRI 的临床应用前景。rs-fMRI/rsfcMRI 可以在静息状态下获取连续的 BOLD 对比图像，无须参与者执行运动 / 认知任务或注意刺激呈现。为了评估功能连接性，rs-fMRI/rsfcMRI 从静息 BOLD-fMRI 的时间序列中提取低频波动，然后从这些低频波动中识别出与 BOLD 信号时间序列相关的脑区。这种低频波动的脑区间相关性被认为反映了远隔脑区间功能连接的状态。接下来，我们首先探讨 rs-fMRI/rsfcMRI 的理论和分析背景，然后概述 rs-fMRI/rsfcMRI 在痴呆诊断中潜在的应用价值。

Biswal 和他同事最早介绍了 rs-fMRI/rsfcMRI 概念[3]。他们着重研究了大脑两半球运动皮质的 BOLD 信号时间序列，并显示出双侧运动皮质之间的信号波动高度相关。这种信号波动的相关性在 $0.08 \sim 0.1$ Hz 范围内的低频域尤为明显。此外，他们还研究了显示 BOLD 信号时间序列与左侧运动皮质相关的区域，发现活动几乎与双侧手指敲击任务中的活动相同。

该报告是一项划时代的研究，表明静息态下 BOLD 信号包含了大脑脑区之间网络结构的信息。然而，怀疑论者认为 BOLD 信号时间序列的低频域包含由呼吸和脉搏引起的各种生理噪声。一段时间后，rsfMRI/rsfcMRI 的概念才被广泛接受，后来的研究表明，低频 BOLD 波动中包含的功能连接信息与生理噪声中的功能连接信息是可分离的[4, 5]。

8.3.2　默认模式网络（DMN）

在认知任务 fMRI 和正电子发射断层扫描（positron emission tomography，PET）试验中，人们早已知道，无论认知任务的类型如何，大脑的某些脑区都会出现 BOLD 信号 / 血流减少（即失活）。这种"普遍失活"通常见于额叶内侧区、顶叶内侧和外侧区及颞下区。这种现象曾被认为反映了脑血流的再分布（即脑间盗血现象），而不是神经活动的改变。Raichle 等首次提出这些血流变化不是由脑间盗血现象引起的，而是由静息态时这些区域神经元活动增加所致[6]。他们使用 PET 成像技术来测量参与者在认知任务期间及闭眼静息时的摄氧率、氧代谢率和脑血流量。结果显示，部分脑区在任务期间显示氧摄取率增加，而相同脑区在闭眼静息状态时显示氧摄取率降低。在此，氧摄取率的降低表明局部神经活动的增加，而氧摄取率的增加表明局部神经活动的减少。因此，这些发现意味着在闭眼静息期间血流量增加的区域，神经元活动实际上增加了，这与脑间盗血现象的解释相矛盾。根据这些结果，Raichle et 等提出了大脑在静息时激活的脑区（如额叶内侧区、顶叶内侧和外侧区及颞下区）可能代表大脑"默认模式"的假说。他们创建了"默认模式网络（default mode network，DMN）"这一术语，对应于由上述脑区组成的网络。作

为静息态网络（resting-state network，RSN）的一部分，DMN 的发现引起了该领域 rs-fMRI/rsfcMRI 研究的爆炸式增长。Biswal 的 rsfcMRI 原理和 Raichle 的 DMN 原理这两个原本独立的概念碰撞，为推动 rsfcMRI 研究向 rs-fMRI/rsfcMRI 在痴呆中的临床应用提供了强大动力。

除 DMN 外，Beckmann 及其同事还使用 rs-fMRI/rsfcMRI 来识别各种 RSN，如内侧和外侧视觉网络、听觉网络、感觉运动网络、视觉空间网络、执行控制网络及左右背侧注意网络。每个 RSN 中的节点都显示了 BOLD 信号的时间动态的脑区间相关性，这就是 rsfcMRI 能够评估这些 RSN 中功能连接性的原因（图 8-1）[4]。

由于 rsfcMRI 可以对健康人和患者的脑网络功能进行无创性评估，近年来开展了许多 rsfcMRI 研究。

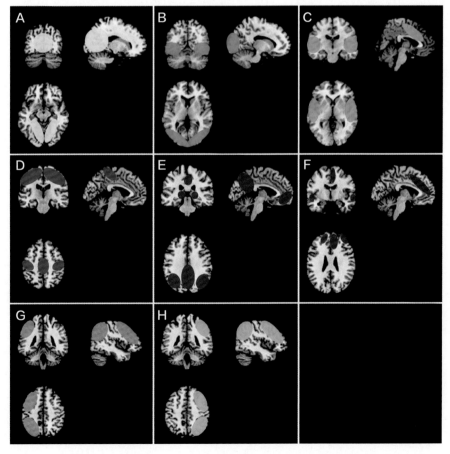

图 8-1　静息态网络示意图

A. 内侧视觉相关网络；B. 外侧视觉相关网络；C. 听觉相关网络；D. 感觉运动网络；E. 默认模式网络；F. 执行控制网络；G、H. 左右背侧注意网络

8.3.3 静息态功能磁共振 / 静息态功能连接磁共振测量

rs-fMRI/rsfcMRI 的优点包括用户友好性和易于实施。实验者不必设计复杂的任务，也不必建立激励呈现和响应记录系统。参与者不必为了完成艰巨或无意义的（至少对他们而言）任务而筋疲力尽。只要扫描仪上有回波平面成像（echo planar imaging，EPI）序列，将 rs-fMRI/rsfcMRI 添加到 MRI 检查的常规临床应用中是相对容易的。

为了获得用于 rs-fMRI/rsfcMRI 的 EPIs，通常将重复时间（TR）设置为 2 ～ 3 秒，以覆盖整个大脑（表 8-1）。该时间分辨率对于 rs-fMRI/rsfcMRI 而言是令人满意的，因为 RSN-BOLD 信号的时间变化主要存在于 0.08 ～ 0.1Hz 的低频域。迄今为止，大多数 rs-fMRI/rsfcMRI 研究使用的总采集时间为 5 ～ 10 分钟，相当于 150 ～ 300 个 EPI 容积。这与先前的报告一致，该报告表明通过几分钟的评估可以可靠地检测到 RSN[26]。在美国一项关于 AD 的大规模队列研究项目中，阿尔茨海默病神经影像倡议 2（ADNI2）建议 rs-fMRI/rsfcMRI 使用 3 秒的 TR，总采集时间为 7 分钟（140 个 EPI 容积）。对于总的采集时间，Birn 等[27] 最近检查了跨时段 RSN 测试——重测的信度和相似性。研究表明，将扫描时间从 5 分钟增加至 13 分钟，可以提高功能连接的可靠性和相似性。然而，该发现可能是由扫描时间和卷数量的增加所致。为了验证一点，他们通过比较两个数据集的结果来评估总容积数量的影响，其中两个数据集的总扫描时间相同，但 EPI 容积数不同。实际上，他们通过从第 1 个数据集中每秒钟采样一次图像来排除一半时间点，并创建了半卷第 2 个数据集。结果表明，增加扫描容积数量和时间长度可以提高可靠性[27]。根据这一结果，缩短 TR 并尽量增加容积似乎更好。目前，我们课题组使用 TR 为 2.5 秒的 10 分钟扫描协议。

表 8-1　既往 rsfcMRI 研究中的采集参数汇总

作者	年份	被试对象	静态磁场（T）	采集全脑容积数	TR（ms）	TE（ms）	分辨率（mm）
Jafri[7]	2008	精神分裂症	3.0	168	1860	27	3.75×3.75×4
Vincent（Data1）[8]	2008	健康人	3.0	110	3013	25	4×4×4
Vincent（Data2）[8]	2008	健康人	3.0	66	5000	30	2×2×2
Vincent（Data3）[8]	2008	健康人	3.0	76	5000	20	2×2×2
Uddin[9]	2009	健康人	3.0	197	2000	25	3×3×3
Grigg[10]	2010	健康人	3.0	170	2000	30	3.125×3.125×5
Sakoglu[11]	2010	精神分裂症	3.0	249	1500	27	3.75×3.75×4
Allen[12]	2011	健康人	3.0	152	2000	29	3.75×3.75×4.55
Arbabshirani[13]	2012	健康人	3.0	200	1500	27	3.75×3.75×4
Bastin[14]	2012	健康人	3.0	250	2130	40	3.4×3.4×4
Koch[15]	2012	MCI	3.0	120	3000	30	3×3×4
Li[16]	2103	AD	3.0	250	2000	30	4×4×6

（续　表）

作者	年份	被试对象	静态磁场（T）	采集全脑容积数	TR（ms）	TE（ms）	分辨率（mm）
Segall [17]	2012	健康人	3.0	152	2000	29	3.75×3.75×4.55
Wang [18]	2102	健康人	3.0	240	2000	31	3.125×3.125×3.2
Zuo [19]	2012	健康人	3.0	240	2000	27	3.44×3.44×4
Damoiseux [20]	2006	健康人	1.5	200	2850	60	3.3×3.3×3.3
Wang [21]	2006	AD	1.5	170	2000	60	3.75×3.75×7
Sorg [22]	2007	MCI，AD	1.5	80	3000	50	3.125×3.125×4.4
Kelly [23]	2010	健康人	1.5	180	2000	35	3.5×3.5×5
Adriaanse [24]	2012	AD	1.5	200	2850	60	3.3×3.3×3.3
Zarei [25]	2012	AD	1.5	200	2850	60	3×3×3

TR. 重复时间；TE. 回波时间；MCI. 轻度认知障碍；AD. 阿尔茨海默病

值得注意的是，有许多可能的"静息"状态。在 rs-fMRI/rsfcMRI 研究中，参与者通常被指示在扫描仪内的舒适姿势中保持放松，不要思考任何特别的事情或想象特定的人物或场景。然而，参与者是否被要求闭上眼睛、睁开眼睛或注视视觉目标，研究中存在很大的差异。然而，存在一个问题：睁眼状态和闭眼状态之间的功能连接模式可能会有所不同 [28]。迄今为止，尚没有经验法则来判断哪种情况最适合特定的 rs-fMRI/rsfcMRI 研究。但有一点是肯定的，整个单项研究中应始终使用闭眼或睁眼（有或没有固定目标）单一条件。另外，一些研究表明，RSN 尤其是视觉网络，可能显示出与睡眠阶段相关的变化 [29]。目前，我们课题组采用睁眼的视觉固定条件，以防止他们完全入睡，并减少扫描过程中的头部运动。这是因为我们认为，这些因素应该尽可能地被控制，以减少个体之间可能的混淆因素。

此外，一种新的多模态成像技术已被用于 rs-fMRI/rsfcMRI 的近红外光谱和脑电图同步测量 [30]。

8.3.4　静息态功能磁共振 / 静息态功能连接磁共振分析

随着 rs-fMRI/rsfcMRI 技术的发展，许多分析方法被提出。rs-fMRI/rsfcMRI 可以使用用于分析与任务相关的 fMRI 软件包等扩展程序进行分析，如统计参数图（http://www.fil.ion.ucl.ac.uk/spm/doc/）、FSL（http://fsl.fmrib.ox.ac.uk/fsl/fslwiki/）和 AFNI（http://afni.nimh.nih.gov/afni/），特别是在执行如静息态 fMRI 数据协助处理（DPARSF，http://rfmri.org/DPARS）、conn 工具箱（http://web.mit.edu/swg/ software.htm[31]）和 GIFT 工具箱（http://mialab. mrn.org/software/）。

专注于局部活动的静息态波动的分析方法称为低频振幅（ALFF）或分数 ALFF（fALFF）。ALFF 是指给定体素中频率范围在 0.01～0.1Hz 的总功率。因此，ALFF 可用于检索低频波动幅度的局部信息 [32]。然而，这些低频成分往往含有由呼吸和脉搏引起的生理噪声。为了克服这一限制，Zuo 和他同事提出了 fALFF，即低频范围（0.01～0.1Hz）内的波动功率除以整个频率范围内的总波动功率。

与 ALFF 相似，fALFF 可以指示区域内的自发性脑活动[33, 34]。例如，ALFF 和 fALFF 可以测试两组在静息态下的低频波动在每个体素或感兴趣区（ROI）中是否不同。

大部分 rs-fMRI/rsfcMRI 研究涉及功能连接。rsfcMRI 分析探讨了不同脑区间 BOLD 信号低频波动的相关性。最简单的方法之一是测试一对 ROI 之间 BOLD 信号的低频波动的相关性。另一种典型的方法是种子到体素（seed-to-voxel）的功能连接分析，简称 seed-to-voxel 分析，Biswal 及其同事在他们最初的论文中采用了这种方法[3]。根据定义，seed-to-voxel 分析使用先验 ROI 作为种子区，然后测试种子区与大脑中所有其他体素之间的低频波动的相关性。Seed-to-voxel 分析可以探索整个大脑中与种子区具有显著相关关系的所有体素，从而产生功能连接图（图 8-2）。由于 seed-to-voxel 分析在统计上是直接的，可以提供可理解的结果，因此它已成为一种流行的技术。尽管有可能提供明确的结果，但是该技术的主要缺点是需要事先选择种子区域。换言之，在用于 rs-fMRI/rsfcMRI 分析的主要技术中，基于种子的分析是源自传统 fMRI 分析的最明确的基于模型或假设驱动的方法。在另一个极端，独立成分分析（independent component analysis，ICA）是一种用于多变量"探索性"的搜索方法，其无须先验模型即可检测到具有相关 BOLD 信号波动的一组脑区或网络。ICA 是一种典型的无模型分析，而基于模型的功能连接分析需要先验 ROI。ICA 最初是一种用于估计信号源或盲源分离的方法，它通过假设观察到的信号是来自不同源的不同成分的线性和，将观察到的信号分解为一组独立的信号成分。在 fMRI 数据的 ICA 中，假设观察到的空间分布时间序列 BOLD 信号是空间独立图的线性混合，每个图都有一定的时间动态性（信号时间序列）。因此，rsfcMRI 数据的 ICA 将 RSN 识别为空间独立的成分，并创建 RSN 图及有关每个 RSN 的

时间信号变化的信息（图 8-3）。ICA 的优点是不需要对种子区或功能连接网络进行先验假设。此外，ICA 可以分离出不反映神经活动的信号：由身体运动产生的各种类型噪声，以及呼吸和搏动产生的生理噪声，通常见于白质和脑脊液空间。因此，ICA 可以作为滤波器来去除这些噪声成分。尽管有这些优点，一个实质性挑战在于如何解释分解的 ICA 成分，因为 ICA 衍生的空间图没有内在的生理意义。传统上，这种解释完全取决于研究人员靠肉眼将其分为有价值成分和垃圾成分。在这方面，对 ICA 成分的时间序列进行频率功率分析通常会有所帮助，因为在生理上有意义的 RSN 频率成分应该在 $0.08 \sim 0.1$ Hz。例如，大部分高于 0.1Hz 的频谱功率的成分显示出"斑点"噪声模式，其中小体素团簇散布在大脑或脑室内[23]。同样，与头部运动相关的 ICA 图通常显示出一种快速变化的尖峰状时间序列。因此，与运动相关的 ICA 成分主要位于频谱的高频范围内。最近，一种模板匹配方法被用于将个体中的 ICA 成分与代表典型 RSN 的单个成分图进行匹配[35]。

多变量模式分析（multivariate pattern analysis，MVPA）在神经影像数据分析方面取得了显著进展。MVPA 首先从多个体素或多对 ROI 导出的相关矩阵中选择一组脑活动，假设所选择的多变量数据集（"特征"）最能表征感兴趣的类别或标签。在 rsfcMRI 的情况下，每个个体的特征通常来自多个 ROI 或覆盖整个大脑的广泛 ROI 集（如自动解剖标记）衍生的相关矩阵；可以根据刺激水平（如线的方向）、任务条件（如运动 A 或 B）或人群（患病或健康）来定义类别，然后将模式判别算法应用于相关矩阵，以找到最能区分类别的超平面或准则。判别算法或分类器通常是由一种有监督的机器学习形式（如支持向量机）来实现的。在分类器根据输入数据学习最佳区分多变量模式的标准之后，可以通过将其应用于新的功能连

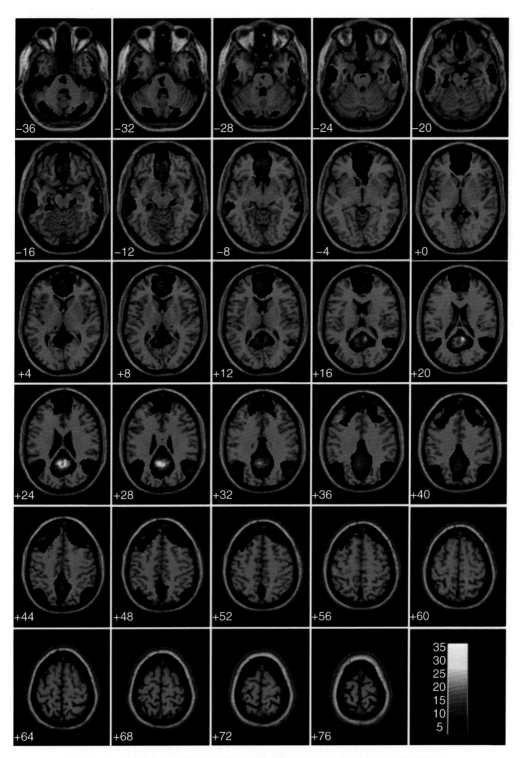

图 8-2　健康参与者组后扣带回皮质和楔前叶种子 ROI 的种子分析示例

在默认模式网络中，在额叶内侧、顶叶外侧和颞下回外侧之间存在显著的相关性。彩色条表示相关性的大小

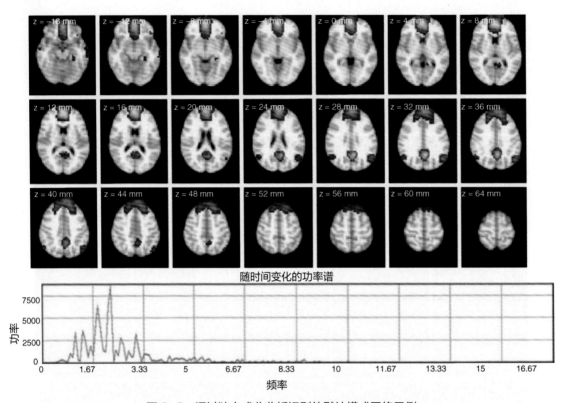

图 8-3   通过独立成分分析识别的默认模式网络示例

由于功率谱的峰值在 0.02 ～ 0.03Hz，我们可以解释该 BOLD 信号的时间序列具有低频振荡

接数据集来测试分类器的性能。MVPA 能获得较高的分类准确率，有望协助临床诊断。目前，基于 rsfcMRI 的 MVPA 分类准确率通常达到 60% ～ 80%（50% 的概率水平）[7, 36, 37]，需要进一步的改进才能真正有助于临床应用。

图论是最新的网络分析方法之一，已被引入到 rsfcMRI 分析中。图论分析假设功能连接是一个"图"，它由一组对象（"节点"）组成，这些对象对应于 ROI 和连接对象的有向或无向连接（"边"）。在 rsfcMRI 分析的情况下，图形表示节点之间的结合关系或状态，即脑区。图论分析提供了多个节点之间复杂关系的有用汇总信息：小世界性、模块化和传输效率。此外，还利用图论对功能连接网络之间的相互作用进行了解码[38]。

开发用于静息态脑活动的多模态分析方法也很重要。例如，Omata 及其同事使用经

验模式分解将静息状态脑电图 α 振荡的时间动态分为不同的模式，然后将每个成分与 rs-fMRI 数据关联起来[30]。

8.3.5   静息态功能连接磁共振对痴呆的诊断价值

近年来，在精神分裂症、抑郁症、痴呆等神经精神疾病中的功能连接异常已被报道，特别是在 AD 中进行了大量的 rs-fMRI/rsfcMRI 研究。

Greicius 及其同事首次将 rsfcMRI 与 ICA 联合应用于 AD 和健康组的对照研究。他们用 ICA 识别 DMN 的空间模式，从 DMN 中提取 BOLD 信号的时间序列。然后，对 DMN 的典型信号时间序列与每个个体的 rsfcMRI 数据进行相关分析。结果，AD 患者表现出与后扣带回皮质、海马和内嗅皮质中典型的 DMN 波动

模式弱相关。这一发现表明，与健康受试者相比，AD 患者的 DMN 和内侧颞叶区的功能连接降低，这在情节性记忆过程中起重要作用[39]。这项开创性的报道表明，rs-fMRI/rsfcMRI 有可能成为一个有用的生物标志物用于检测提示痴呆的网络异常。

此后，许多研究按照 Greicius 及其同事的方法，评估 rs-fMRI/rsfcMRI 在神经精神疾病临床诊断中的可行性，许多研究者把网络异常的 DMN 作为 AD 的特征标志。如上所述，DMN 是 RSN 之一，由内侧前额叶区、后扣带回皮质 - 内侧顶叶区（前额叶）和外侧顶叶区组成，在这些区域中，静息态的神经活动高于任务参与时的神经活动。AD 转基因小鼠在鼠科 DMN 中显示出异常的连接，这与年龄相关的 β 淀粉样蛋白在人类的后扣带回皮质 / 楔前叶到后压部皮质的沉积一致[40]。此外，AD 患者海马与 DMN 的重要枢纽（包括内侧前额叶皮质 - 腹侧前扣带回皮质和后扣带回皮质）功能连接异常[21]。Zhang 及其同事根据临床痴呆症评分（clinical dementia score，CDR）和简易精神状态检查（mini mental state examination，MMSE）将 AD 患者分为轻度、中度和重度组。当他们使用后扣带回皮质作为种子进行基于种子的 rsfcMRI 分析时，患有严重 AD 患者的内侧前额叶皮质与后扣带回皮质之间的 DMN 连接减少[41]。

有证据表明，AD 患者在其他 RSN 及在不同的 RSN 中也可能存在异常的连接。遗忘型轻度认知功能障碍（可能是 AD 的前驱阶段）患者表现出 DMN、海马 - 后扣带回网络及注意网络的连接降低[22]。Brier 及其同事 510 例分为正常（CDR 为 0）、极轻度 AD（CDR 为 0 ~ 0.5）和轻度 AD 的队列进行了基于种子的 rs-fMRI/rsfcMRI 分析。他们不仅分析了 DMN，还分析了背部注意 RSN、执行控制 RSN、显著性 RSN 和感觉运动 RSN。结果表明，RSN 内部连接异常及跨 RSN 间的连接减

少，与 CDR 评分呈负相关[42]。Zarei 及其同事根据海马与脑区的功能连接将海马分为 3 个亚区（头部、体部和尾部）。海马的头部、体部和尾部分别与前额叶皮质、后扣带回皮质和丘脑紧密相连。作者基于种子分析比较 AD 患者和健康老年患者海马亚网络间的连接性。结果表明，AD 患者前额—海马头部的连接性增加，后扣带回—海马体部连接性降低，与 MMSE 评分变化存在相关性[25, 42]。

AD 的一个著名生物标志物是 β 淀粉样蛋白在脑内沉积，而这种淀粉样蛋白沉积可以通过 PET 成像来检测。有趣的是，后扣带皮质、楔前叶和 DMN 的枢纽，在 PET 成像中经常显示 β 淀粉样蛋白的沉积。β 淀粉样蛋白的沉积并不总是意味着认知能力下降。例如，在具有淀粉样蛋白沉积但记忆功能正常的老年参与者中，记忆任务期间与任务相关的 fMRI 脑活动是正常的[43]。这一发现表明，除了 β 淀粉样蛋白沉积之外，AD 的特征也包括 DMN 与内侧颞叶记忆网络之间的异常连接。换言之，β 淀粉样蛋白沉积和 DMN 的异常都可以作为 AD 特异性生物标志物。因此，将 rs-fMRI/rsfcMRI 与淀粉样蛋白 PET 联合可以比使用单种技术可提供更好的生物标志物预测 AD。

实事上，rs-fMRI/rsfcMRI 联合淀粉样蛋白 PET 已成功用于判断认知正常或非常轻微受损的临床前 AD[44]。Hedden 及其同事为没有认知能力下降的老年人开发了 rs-fMRI/rsfcMRI 和匹兹堡化合物 B（PiB）PET。与没有淀粉样蛋白沉积的受试者相比，具有淀粉样蛋白沉积的受试者内侧前额叶皮质和后扣带回皮质之间以及双侧顶叶区之间的 DMN 连接性降低[43]。与此一致的是，Sheline 及其同事发现，没有认知能力下降的老年人后扣带回皮质与海马、海马旁回、初级视觉区和前扣带回皮质（淀粉样蛋白沉积）的连接性降低[45]。Oh 及其同事做了进一步研究[46]：他们联合淀粉样蛋白 PET 和 rs-fMRI/rsfcMRI 对结构 MRI 灰

质体积进行了分析。第一，分析显示在老年人群中，淀粉样蛋白沉积增加与左额下回灰质体积的减少相关。第二，在淀粉样蛋白沉积的参与者中，仅观察到后扣带回皮质灰质体积的减少。第三，基于种子的 rsfcMRI 分析显示左额下回和后扣带回皮质属于不同的 RSNs。最后，左下额回 RNS 的异常与工作记忆能力的下降有关，而后扣带回 RNS 的异常与工作记忆能力的降低相关。综上所述，淀粉样蛋白 PET、结构 MRI 和 rs-fMRI/rsfcMRI 的综合检查可能为理解临床前 AD 的病理生理学提供宝贵信息。

如前所述，rsfcMRI 有望协助神经精神疾病的临床诊断。这可以通过联合 rsfcMRI 的多变量信息和支持向量机等模式分类算法来发现个体之间的细微差别。这种方法在没有已知的生物标志物用于神经精神疾病的确定诊断时显得尤为重要，如情绪障碍[37]、精神分裂症[36] 和自闭症[47]。此外，Koch 及其同事已证明 rsfcMRI 在 AD 诊断中的可行性。他们从 rsfcMRI 数据中提取了基于种子（后扣带回皮质）的特征和基于 ICA 的特征，并尝试对 AD 和健康老年参与者进行分类。他们比较了基于种子的特征、基于 ICA 的特征及基于种子和 ICA 的联合特征的分类性能。当基于种子或基于 ICA 的特征时，分类性能分别为 64% 和 71%；而基于种子和 ICA 的联合特征实现了 97% 的分类性能[15]。这项研究提示了基于 rsfcMRI 有助于 AD 的分类诊断。然而，Koch 及其同事还报道了他们不能区分有和没有 ApoE4 等位基因（AD 的危险因素）的受试者，这表明了当前方法的局限性[15]。

我们讨论了 rs-fMRI/rsfcMRI 辅助 AD 早期诊断的可行性。由于 rs-fMRI/rsfcMRI 技术的便利性，也方便患者配合和临床医师实施，将其应用于临床实践并不困难。结合诸如 ADNI 等大型影像数据项目，我们预测 rs-fMRI/rsfcMRI 在痴呆中的研究和临床应用都将呈爆炸式发展。

参考文献

[1] Roy CS，Sherrington CS. On the regulation of the blood-supply of the brain. J Physiol，1890，11（1–2）:85–108.

[2] Ogawa S，Lee TM，Kay AR，et al. Brain magnetic resonance imaging with contrast dependent on blood oxygenation. Proc Natl Acad Sci U S A，1990，87（24）:9868–9872.

[3] Biswal B，Yetkin FZ，Haughton VM，et al. Functional connectivity in the motor cortex of resting human brain using echo-planar MRI. Magn Reson Med，1995，34（4）:537–541.

[4] Beckmann CF，DeLuca M，Devlin JT，et al. Investigations into resting-state connectivity using independent component analysis. Philos Trans R Soc B-Biol Sci，2005，360（1457）:1001–1013. doi:10.1098/rstb.2005.1634.

[5] Birn RM，Murphy K，Bandettini PA. The effect of respiration variations on independent component analysis results of resting state functional connectivity. Hum Brain Mapp，2008，29（7）:740–750. doi:10.1002/hbm.20577.

[6] Raichle ME，MacLeod AM，Snyder AZ，et al. A default mode of brain function. Proc Natl Acad Sci U S A，2001，98（2）:676–682.

[7] Jafri MJ，Calhoun VD. Functional classification of schizophrenia using feed forward neural networks. Conf Proc IEEE Eng Med Biol Soc，2006，（Suppl）:6631–6634.

[8] Vincent JL，Kahn I，Snyder AZ，et al. Evidence for a frontoparietal control system revealed by intrinsic functional connectivity. J Neurophysiol，2008，100（6）:3328–3342. doi:10.1152/jn.90355.2008.

[9] Uddin LQ，Kelly AMC，Biswal BB，et al. Functional connectivity of default mode network components: correlation，anticorrelation，and causality. Hum Brain Mapp，2009，30（2）:625–637. doi:10.1002/hbm.20531.

[10] Grigg O，Grady CL. The default network and processing of personally relevant information:converging evidence from task-related modulations and functional connectivity. Neuropsychologia，2010，48（13）:3815–3823. doi:10.1016/j.neuropsychologia.2010.09.007.

[11] Sakoglu U，Pearlson GD，Kiehl KA，et al. A method for evaluating dynamic functional network connectivity and task-modulation: application to schizophrenia. MAGMA，2010，23（5–6）:351–366. doi:10.1007/s10334-010-0197-8.

[12] Allen EA，Erhardt EB，Damaraju E，et al . A baseline for the multivariate comparison of resting-state networks. Front Syst Neurosci，2011，5:2.

doi:10.3389/fnsys.2011.00002.

[13] Arbabshirani MR，Havlicek M，Kiehl KA，et al. Functional network connectivity during rest and task conditions: a comparative study. Hum Brain Mapp，2012，34（11）:2959–2971. doi:10.1002/hbm.22118.

[14] Bastin C，Yakushev I，Bahri MA，et al. Cognitive reserve impacts on inter-individual variability in resting-state cerebral metabolism in normal aging. NeuroImage，2012，63（2）:713–722. doi:10.1016/j.neuroimage.2012.06.074.

[15] Koch W，Teipel S，Mueller S，et al. Diagnostic power of default mode network resting state fMRI in the detection of Alzheimer's disease. Neurobiol Aging，2012，33（3）:466–478. doi:10.1016/j.neurobiolaging.2010.04.013.

[16] Li R，Wu X，Chen K，et al. Alterations of directional connectivity among resting-state networks in Alzheimer disease. AJNR Am J Neuroradiol，2013，34（2）:340–345. doi:10.3174/ajnr.A3197.

[17] Segall JM，Allen EA，Jung RE，et al. Correspondence between structure and function in the human brain at rest. Front Neuroinform，2012，6:10. doi:10.3389/fninf.2012.00010.

[18] Wang Z，Liu J，Zhong N，et al. Changes in the brain intrinsic organization in both on-task state and post-task resting state. NeuroImage，2012，62（1）:394–407. doi:10.1016/j.neuroimage.2012.04.051.

[19] Zou Q，Ross TJ，Gu H，et al. Intrinsic resting-state activity predicts working memory brain activation and behavioral performance. Hum Brain Mapp，2013，34（12）:3204–3215. doi:10.1002/hbm.22136.

[20] Damoiseaux JS，Rombouts S，Barkhof F，et al. Consistent resting-state networks across healthy subjects. Proc Natl Acad Sci U S A，2006，103（37）:13848–13853. doi:10.1073/pnas.0601417103.

[21] Wang L，Zang Y，He Y，et al. Changes in hippocampal connectivity in the early stages of Alzheimer's disease: evidence from resting state fMRI. NeuroImage，2006，31（2）:496–504. doi:10.1016/j.neuroimage.2005.12.033.

[22] Sorg C，Riedl V，Muehlau M，et al. Selective changes of resting-state networks in individuals at risk for Alzheimer's disease. Proc Natl Acad Sci U S A，2007，104（47）:18760–18765. doi:10.1073/pnas.0708803104.

[23] Kelly RE，Alexopoulos GS，Wang ZS，et al. Visual inspection of independent components: defining a procedure for artifact removal from fMRI data. J Neurosci Methods，2010，189（2）:233–245. doi:10.1016/j.jneumeth.2010.03.028.

[24] Adriaanse SM，Sanz-Arigita EJ，Binnewijzend MA，et al. Amyloid and its association with default network integrity in Alzheimer's disease. Hum Brain Mapp，2012，35（3）:779–791.

[25] Zarei M，Beckmann CF，Binnewijzend MA，et al. Functional segmentation of the hippocampus in the healthy human brain and in Alzheimer's disease. NeuroImage，2012，66:28–35.

[26] Van Dijk KRA，Hedden T，Venkataraman A，et al. Intrinsic functional connectivity as a tool for human connectomics: theory，properties，and optimization. J Neurophysiol，2010，103（1）:297–321. doi:10.1152/jn.00783.2009.

[27] Birn RM，Molloy EK，Patriat R，et al. The effect of scan length on the reliability of resting-state fMRI connectivity estimates. NeuroImage，2013，83:550–558. doi:10.1016/j.neuroimage.2013.05.099.

[28] Patriat R，Molloy EK，Meier TB，et al. The effect of resting condition on resting-state fMRI reliability and consistency: a comparison between resting with eyes open，closed，and fixated. NeuroImage，2013，78:463–473. doi:10.1016/j.neuroimage.2013.04.013.

[29] Samann PG，Wehrle R，Hoehn D，et al. Development of the brain's default mode network from wakefulness to slow wave sleep. Cereb Cortex，2011，21（9）:2082–2093. doi:10.1093/cercor/bhq295.

[30] Omata K，Hanakawa T，Morimoto M，et al. Spontaneous slow fluctuation of EEG alpha rhythm reflects activity in deep-brain structures: a simultaneous EEG-fMRI study. PLoS One，2013，8（6）:12. doi:10.1371/journal.pone.0066869.

[31] Whitfield-Gabrieli S，Nieto-Castanon A. Conn: a functional connectivity toolbox for correlated and anticorrelated brain networks. Brain Connect，2012，2（3）:125–141. doi:10.1089/brain.2012.0073.

[32] Zang Y-F，He Y，Zhu C-Z，et al. Altered baseline brain activity in children with ADHD revealed by resting-state functional MRI. Brain and Development，2007，29（2）:83–91. doi:10.1016/j.braindev.2006.07.002.

[33] Yan CG，Liu DQ，He Y，et al. Spontaneous brain activity in the default mode network is sensitive to different resting-state conditions with limited cognitive load. PLoS One，2009，4（5）:11. doi:10.1371/journal.pone.0005743.

[34] Zou Q-H，Zhu C-Z，Yang Y，et al. An improved approach to detection of amplitude of low-frequency fluctuation（ALFF）for resting-state fMRI: fractional ALFF. J Neurosci Methods，2008，172（1）:137–141. doi:10.1016/j.jneumeth.2008.04.012.

［35］Salimi-Khorshidi G，Douaud G，Beckmann CF，et al. Automatic denoising of functional MM data: combining independent component analysis and hierarchical fusion of classifiers. NeuroImage，2014，90:449–468. doi:10.1016/j.neuroimage.2013.11.046.

［36］Arbabshirani MR，Kiehl KA，Pearlson GD，et al. Classification of schizophrenia patients based on resting-state functional network connectivity. Front Neurosci，2013，7:16. doi:10.3389/fnins. 2013. 00133.

［37］Craddock RC，Holtzheimer PE III，Hu XP，et al. Disease state prediction from resting state functional connectivity. Magn Reson Med，2009，62（6）:1619–1628. doi:10.1002/mrm.22159.

［38］Supekar K，Menon V，Rubin D，et al. Network analysis of intrinsic functional brain connectivity in Alzheimer's disease. PLoS Comput Biol，2008，4（6）:11. doi:10.1371/journal.pcbi.1000100.

［39］Greicius MD，Srivastava G，Reiss AL，et al. Default-mode network activity distinguishes Alzheimer's disease from healthy aging: evidence from functional MRI. Proc Natl Acad Sci U S A，2004，101（13）:4637–4642. doi:10.1073/pnas.0308627101.

［40］Bero AW，Bauer AQ，Stewart FR，et al. Bidirectional relationship between functional connectivity and amyloid-beta deposition in mouse brain. J Neurosci，2012，32（13）:4334–4340. doi:10.1523/Jneurosci.5845-11.2012.

［41］Zhang HY，Wang SJ，Liu B，et al. Resting brain connectivity: changes during the progress of alzheimer disease. Radiology，2010，256（2）:598–606.

［42］Brier MR，Thomas JB，Snyder AZ，et al . Loss of intranetwork and internetwork resting state functional connections with Alzheimer's disease progression. J Neurosci，2012，32（26）:8890–8899. doi:10.1523/jneurosci.5698-11.2012.

［43］Sperling RA，LaViolette PS，O'Keefe K，et al. Amyloid deposition is associated with impaired default network function in older persons without dementia. Neuron，2009，63（2）:178.

［44］Sheline YI，Raichle ME. Resting state functional connectivity in preclinical Alzheimer's disease. Biol Psychiatry，2013，74（5）:340–347. doi:10.1016/J.Biopsych.2012.11.028.

［45］Sheline YI，Raichle ME，Snyder AZ，et al. Amyloid plaques disrupt resting state default mode network connectivity in cognitively normal elderly. Biol Psychiatry，2010，67（6）:584–587. doi:10.1016/J.Biopsych.2009.08.024.

［46］Oh H，Mormino EC，Madison C，et al. Beta-amyloid affects frontal and posterior brain networks in normal aging. NeuroImage，2011，54（3）:1887–1895. doi:10.1016/j.neuroimage.2010.10.027.

［47］Iidaka T. Resting state functional magnetic resonance imaging and neural network classified autism and control. Cortex，2015，63:55–67. doi:10.1016/j.cortex.2014.08.011.

第 9 章

FDG-PET 在阿尔茨海默病中的应用

Yoshitaka Inui, Kengo Ito, and Takashi Kato

摘 要：2-^{18}F-2- 脱氧 -D- 葡萄糖（^{18}F-FDG）是一种能客观评价脑内神经元活性的示踪剂，在 AD 的研究和诊断中广泛应用。2011 年修订了 AD 的临床诊断标准。作为神经元损伤的客观生物标志物，与 MRI 一样，FDG-PET（正电子发射断层扫描）已被证明是一项重要的研究标准。

AD 典型的 FDG-PET 表现包括颞顶联合皮质、前扣带回和后扣带回葡萄糖代谢降低。FDG-PET 在视觉和定量感知这类发现中起重要作用，从而可以提高 AD 临床诊断准确性，并有可能鉴别 AD 和非阿尔茨海默病痴呆。此外，FDG-PET 可作为早期诊断 AD、轻度认知障碍（MCI）或临床前阶段的生物标志物。作为治疗前或非药物治疗，以及疗效评估的生物标志物。本章着重于先前收集的关于 FDG-PET 诊断 AD 的有效性和实用性的证据。

关键词：^{18}F-FDG-PET，阿尔茨海默病，轻度认知功能障碍，脑葡萄糖代谢

9.1 引言

^{18}F-FDG 是一种类似于葡萄糖的化合物，它可以载体介导，特别是葡萄糖转运蛋白 1（GLUT1）的转运方式穿过血脑屏障进入大脑并通过糖酵解途径中的一种酶——己糖激酶进行磷酸化。然而，与葡萄糖不同的是，^{18}F-FDG 不被异构酶降解，反向磷酸化较少。因此，此时代谢被 "困住"，^{18}F-FDG 在细胞中积累[1]。

局部脑葡萄糖代谢通过神经元 - 胶质代谢耦合反应该区域功能活动和突触密度[2]，此外，局部脑葡萄糖代谢与神经元活动表现出很强的相关性[3, 4]。因为生物学上，大脑唯一的能量来源是葡萄糖，而促进糖酵解途径和三羧酸循环的 ATP 主要用于大脑中的神经元活动。这解释了 PET 扫描的优势，是通过应用 ^{18}F-FDG 客观评估大脑神经元活动。

在诊断 AD 时，计算机断层扫描（CT）和 MRI 是排除正常压力脑积水和慢性硬膜下血肿等可治疗性痴呆和评估脑血管疾病的必要手段。而单光子发射 CT（SPECT）和 PET 则可分别评价脑血流量和脑代谢，已成为提高诊断可靠性的辅助手段。然而，由于对早期诊断的需求增加和淀粉样蛋白成像的进展，影像诊断在 AD 中的作用正在发生巨大的变化。目前，阿尔茨海默病神经成像计划（ADNI；http://www.adni-info.org）正在全球范围内推进；这是一项大规模、综合性的临床研究项目，旨在规范国际上 AD 的早期诊断。这项研究涉及重复的生物标志物检测，如 MRI 脑体积测量、大脑葡萄糖代谢成像、淀粉样蛋白 PET 成像，以及脑脊液 Aβ 和 Tau 的测量，实现 AD 早期诊断并验证治疗效果和病理生理状态；其目的是建立 AD 的标准评价体系，已有许多研究成果发表[5]。在这项活动中，临床诊断标准已经在 2011 年通过国家老龄和阿尔茨海默病协会工作组[6, 7]进行了修订，不同于以前的国家神经和交流障碍研究所及脑卒中 / 阿尔茨海默

病和相关疾病协会（NINCDS-ADRDA）[6] 的临床诊断标准。在新的标准中，提出了由 AD 引起的 MCI 和 AD 的临床前阶段[8, 9]。在所有的疾病阶段，FDG-PET 和 MRI 作为客观显示神经损伤的生物标志物已被列入重要的研究标准。

9.2 健康大脑和 AD 的 ^{18}F-FDG-PET 表现

健康人的大脑皮质、小脑皮质和中央灰质对 FDG 的摄取较高，因为灰质密度与葡萄糖代谢之间存在明显的相关性。在大脑皮质，枕叶、后扣带回和楔前叶的浓聚尤其多。FDG 在纹状体和丘脑的浓聚与在大脑皮质的浓聚相当。AD 典型的 FDG-PET 表现包括颞顶联合皮质、后扣带回和楔前叶的低代谢（图 9-1）。在许多病例中，额叶皮质的低代谢在进展期变得明显[10-12]。另一方面，在初级感觉运动皮质、初级视觉皮质、基底核和丘脑中的浓聚即使在疾病进展阶段也基本保持不变。在脑血流 SPECT 上可以看到几乎相同的结果，但由于 PET 在空间分辨率和定量方面都优于 SPECT，所以 PET 的结果一般比 SPECT 更清晰。在痴呆（包括 AD）的诊断准确性方面，特别是在早期阶段，FDG-PET 具有优势[13, 14]。海马和海马旁回的萎缩发生在 AD 的早期，但并不是所有的病例均可检测到与萎缩相对应的葡萄糖代谢降低[15]。这些差异取决于发病年龄。在老年前发病者，典型的 AD 葡萄糖代谢模式通常集中在顶颞联合皮质；老年发病的 AD，葡萄糖代谢趋向于在边缘系统和额叶的减少，在顶颞联合皮质、后扣带回、楔前叶轻度减少[16, 17]。此外，在每个 AD 病例中，糖代谢降低的进展存在个体差异，没有固定的范围，也没有固定的进展速度。

后扣带回和楔前叶的葡萄糖代谢降低被认为是 AD 的早期诊断线索[18]，因为该区域位于大脑内部，在 PET 横断面图像上对代谢的细微降低的视觉评估并不容易。可以通过使用统计图像分析方法来克服，例如广泛使用的 3D 立体定向表面投影（3D-SSP）[19] 和统计参数映射（SPM）[20-24]，均是较易评估所有的大脑区域的工具，通过比较个体病例图像与正常的数据库。3D-SSP 将 z 分数图像应用到葡萄糖代谢减少或增加的区域。既简化了对大脑内侧的评估，也可检测到细微变化并且具有高重复性。

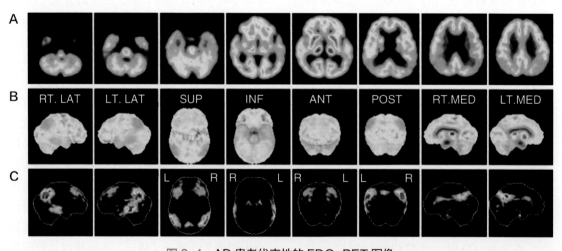

图 9-1　AD 患者代表性的 FDG-PET 图像

A. 断层扫描；B.3D-SSP；C.3D-SSP z- 分数图像显示颞顶联合皮质、后扣带回和楔前叶的低代谢

许多报道通过临床诊断标准如 NINCDS-ADRDA 和 DSM-IV 确诊为 AD 的病例 [19, 21-42] 检测了 FDG-PET 的诊断能力。结果的敏感度和特异度差异很大，但根据一项荟萃分析，FDG-PET 的敏感度和特异度分别是 90% 和 89%，证明 FDG-PET 的优势超过其他的生物标志物如脑脊液 Aβ42 和 tau、脑血流量 SPECT 和 MRI[43]。此外，对 2000 年以后发表的文献进行分析，发现 FDG-PET 具有极高的诊断能力，灵敏度为 96%，特异度为 90%。这种诊断能力的提高被认为是由于改进了 PET 设备或提高了观察员的解释技能 [44]。然而，最佳应用是区分 AD 患者和健康受试者：必须注意的是，这些结果没有组织病理学证据，而临床诊断是当前的"金标准"。

9.3　阿尔茨海默病与非阿尔茨海默病痴呆的鉴别

约 50% 的痴呆患者有 AD，但也有各种非 AD 痴呆的病例，如路易体痴呆（DLB）、额颞叶痴呆（FTD）、血管性痴呆（VaD）等，必须与 AD 鉴别。区分非阿尔茨海默病和阿尔茨海默病对于决定治疗方法、评估疗效和判断预后很重要。有许多关于 FDG-PET 对 AD 与非 AD 痴呆鉴别的报道 [26-45]，但根据 Meta 分析，FDG-PET 的敏感度和特异度分别为 93% 和 70%；其中特异度 [43] 较低。即使只选择具有组织病理学信息患者，特异度仍然较低 [46-54]。在非阿尔茨海默病患者中，有许多 FDG-PET 扫描呈假阳性，显示出与阿尔茨海默病类似的低代谢模式。DLB 在非 AD 痴呆患者中发生率较高。DLB 和 AD 的鉴别诊断对准确预后和合理治疗有重要意义，由于 DLB 和 AD 的临床症状和低代谢重叠（图 9-2），因此鉴别诊断较难。除与 AD 相似的葡萄糖代谢下降外，视觉皮质在内的枕叶低代谢是 DLB 的特征。SPECT 和（或）PET 的枕叶摄取低是临床诊断 DLB 的支持特征之一 [53]，尽管特异性不高 [45, 47]。另外，在美国医疗保险制度保险范围内，通过对大量病例研究，FDG-PET 鉴别 AD 和 FTD 的敏感度为 99%，特异度为 65%[38]。在组织病理学诊断证实的病例中，敏感度为 97%，特异度为 71%。这些结果提示 DLB 和 FTD 被误诊为 AD 并不罕见。

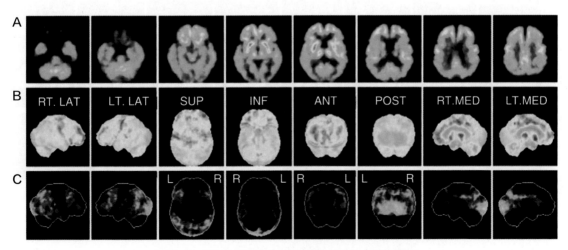

图 9-2　DLB 患者具有代表性的 FDG-PET 图像

A. X 线断层扫描；B. 3D-SSP；C. 3D-SSP z- 分数图像显示枕叶、颞顶联合皮质、后扣带回和楔前叶的低代谢

9.4 FDG-PET 用于轻度认知障碍

MCI 是由 Petersen 等提出并修订，是介于正常和痴呆之间的认知功能状态[54]。亚型包括遗忘型和非遗忘型；单区域型，表现为单一高级脑功能区域的功能障碍；多区域型，多个脑区域功能障碍表现。MCI 的病因较多，涉及多种疾病：AD、退行性痴呆（如 DLB 和 FTD）、脑血管疾病（包括 VaD）；精神类疾病，如抑郁和外伤类的精神改变；正常老化[54, 55]。其中，遗忘型 MCI 患者以每年 12% ～ 15% 的速度转化为 AD[54]。如果在将来修改疾病的治疗方案，MCI 阶段将被认为是开始治疗的适当时期，所以该阶段早期诊断是非常必要的。在 MCI 阶段应用 FDG-PET 的早期诊断能预测从 MCI 到 AD 的转化。既往 1 ～ 2 年随访的报告中，预测 MCI 向 AD 转化的准确性较高，达到或超过 80%[56, 58]，Yuan 等进行的 Meta 分析中，敏感度和特异度均较高，分别为 88.8% 和 84.9%[59]。然而，最近使用 ADNI 数据的报告显示诊断能力较低，敏感度为 57%，特异度为 67%[60]。这种诊断能力的不一致可能是由于记录 MCI 组的背景不同，分析或评估方法的差异，或随访时间的差异。

在日本，开展了一项以遗忘型 MCI 为目标的前瞻性多中心研究，即早期阿尔茨海默病诊断研究——日本 SEAD-J；本报告包含了 3 年的进展观察结果[61]。本研究发现，FDG-PET 应用视觉评价法诊断的敏感度为 98%，特异度为 41%，准确诊断率为 71%。该结果与使用脑血流 SPECT 的同一多中心研究结果一致，即日本联合 SPECT 对认知功能轻度损伤的评估，J-COSMIC[62]，但 FGD-PET 的整体诊断能力较高。SEAD-J 的扩展研究包括 SEAD-J 病例的 5 年随访，有 MCI 病例在第 4 年或第 5 年转化为 AD（图 9-3）。因此，低特异度可

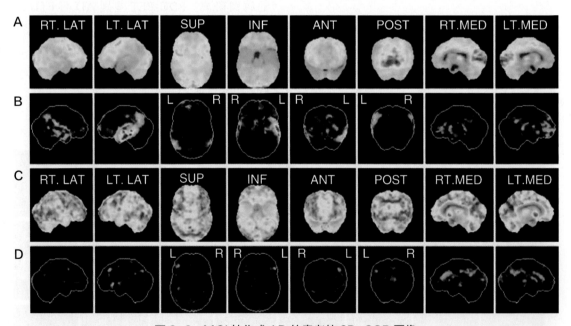

图 9-3　MCI 转化成 AD 的患者的 3D-SSP 图像

A、C 在第 2 年的随访中转化成 AD 的快速转化患者的基线图像。A. 3D-SSP 图像；B. 3D-SSP Z 分数图像。以左侧为主的颞顶联合皮质、后扣带回和楔前叶区域葡萄糖代谢降低。B、D、在第 5 年的随访中转化成 AD 的慢速转化患者的基线图像；C. 3D-SSP 分数图像；D. 3D-SSP Z 分数图像。颞顶联合皮质、后扣带回和楔前叶的葡萄糖代谢下降。与慢速转化患者相比，快速转化患者在基线时表现出更明显的 AD 表现

能是一种慢速转化引起的。与慢速转化相比，快速转化在基线图像上有明显的 AD- 类型变化趋势（图 9-3）。事实上，应用 AD t-sum 数学指标进行评价，2 年诊断能力最高，灵敏度为 70%，特异度为 90%，准确率为 83%，而在第 3 年灵敏度为 60%，特异度为 91%，准确率为 77%[61]。以上这些结果表明，如果没有提示 AD 的低代谢率，MCI 转化为 AD 的概率较低。使用半定量指标选择具有明确 AD 变化的案例，可以筛选出第 2 年的快速转化者。

除 FDG-PET 评价外，有报道同时使用 ApoE 基因型可提高准确性[56, 57]。无论如何，在 MCI 研究中，组织病理学诊断是困难的，诊断结果是基于通过随访而得到的临床诊断。

9.5　临床前期 FDG-PET

使用 FDG-PET 对无症状临床前期报道有限。对具有家族史和 ApoEε4 阳性等高风险因素的中年和老年人组群，研究报道了颞顶联合皮质的代谢降低[63, 64]；这种异常也可出现在 20 ～ 30 岁[65]。在无症状的 ApoEε4 阳性的中年和老年病例，颞顶联合皮质和后扣带回的葡萄糖代谢以每年 2% 的速度下降[66]。在 3 年内观察到认知功能正常进展为 MCI 的老年患者，海马区出现异常，提示葡萄糖代谢异常可能从该区域开始[67]。在个体水平上预测 MCI 或 AD 的进展是困难的，因为在临床前期，联合皮质和颞叶内部的变化通常微小；但在无症状病例的预防干预中，FDG-PET 可评价药物和非药物治疗的效果。

近年来，据报道大量淀粉样蛋白成像证实没有 Aβ 沉积的认知正常老年人至少有一个神经退变的生物标志物，包括 FDG 代谢[68-70]。这些病例被归入与临床前 AD 分开的单独一类，并被定义为"疑似非 AD 病理，SNAP"。可能会受到脑血管疾病、tau 蛋白病或突触核蛋白病等疾病的影响，但还需要进一步的验证。

参考文献

［1］Hertz E，Dienel GA. Energy metabolism in the brain. In: Dwyer DS，editor. Glucose metabolism in the brain. International review of neurobiology，vol. 51. San Diego，CA: Academic，2002 : 2–102.

［2］Magistretti PJ. Role of glutamate in neuron-glia metabolic coupling. Am J Clin Nutr，2009，90（3）:875S–880S.

［3］Sokoloff L. Relation between physiological function and energy metabolism in the central nervous system. J Neurochem，1977，29（1）:13–26.

［4］Liu X，Erikson C，Brun A. Cortical synaptic changes and gliosis in normal aging，Alzheimer's disease and frontal lobe degeneration. Dementia，1996，7（3）:128–134.

［5］Weiner MW，V eitch DP，Aisen PS，et al. The Alzheimer's disease neuroimaging initiative: a review of papers published since its inception. Alzheimers Dement，2013，9（5）:111–194.

［6］McKhann G，Drachman D，Folstein M，et al. Clinical diagnosis of Alzheimer's disease: report of the NINCDS-ADRDA work group under the auspices of Department of Health and Human Services Task Force on Alzheimer's disease. Neurology，1984，34（7）:939–944.

［7］McKhann GM，Knopman DS，Chertkow H，et al. The diagnosis of dementia due to Alzheimer's disease: recommendations from the National Institute on Aging-Alzheimer's association workgroups on diagnostic guidelines for Alzheimer's disease. Alzheimers Dement，2011，7（3）:263–269.

［8］Albert MS，DeKosky ST，Dickson D，et al. The diagnosis of mild cognitive impairment due to Alzheimer's disease: recommendations from the National Institute on Aging-Alzheimer's association workgroups on diagnostic guidelines for Alzheimer's disease. Alzheimers Dement，2011，7（3）:270–279.

［9］Sperling RA，Aisen PS，Beckett LA，et al. Toward defining th preclinical stages of Alzheimer's disease: recommendations from the National Institute on Aging-Alzheimer's association workgroups on diagnostic guidelines for Alzheimer's disease. Alzheimers Dement，2011，7（3）:280–292.

［10］Minoshima S，Foster NL，Kuhl DE. Posterior cingulate cortex in Alzheimer's disease. Lancet，1994，344（8926）:895.

［11］Friedland RP，Brun A，Budinger TF. Pathological and positron emission tomographic correlations in Alzheimer's disease [letter]. Lancet，1985,1(8422):228.

［12］Mielke R，Schroder R，Fink GR，et al. Regional cerebral glucose metabolism and postmortem pathology

in Alzheimer's disease. Acta Neuropathol，1996，91
（2）:174–179.

[13] Herholz K，Schopphoff H，Schmidt M，et al. Direct
comparison of spatially normalized PET and SPECT
scans in Alzheimer's disease. J Nucl Med，2002，43
（1）:21–26.

[14] Silverman DH. Brain ^{18}F-FDG PET in the diagnosis
of neurodegenerative dementias: comparison with
perfusion SPECT and with clinical evaluations lacking
nuclear imaging*. J Nucl Med,2004,45（4）:594–607.

[15] Ishii K，Sasaki M，Yamaji S，et al. Relatively
preserved hippocampal glucose metabolism in mild
Alzheimer's disease. Dement Geriatr Cogn Disord，
1998，9（6）:317–322.

[16] Mielke R，Herholz K，Grond M，et al. Differences of
regional cerebral glucose metabolism between presenile
and senile dementia of Alzheimer type. Neurobiol
Aging，1992，13（1）:93–98.

[17] Sakamoto S，Ishii K，Sasaki M，et al. Differences in
cerebral metabolic impairment between early and late
onset types of Alzheimer's disease. J Neurol Sci，
2002，200（1–2）:27–32.

[18] Minoshima S，Giordani B，Berent S，et al. Metabolic
reduction in the posterior cingulate cortex in very early
Alzheimer's disease. Ann Neurol,1997,42（1）:85–94.

[19] Minoshima S，Frey KA，Koeppe RA，et al. A
diagnostic approach in Alzheimer's disease using
three-dimensional stereotactic surface projections
of fluorine-18-FDG PET. J Nucl Med，1995，36
（7）:1238–1248.

[20] Friston KJ，Ashburner J，Kiebel SJ，et al. Statistical
parametric mapping: the analysis of functional brain
images. San Diego，CA: Academic，2007.

[21] Fazekas F，Alavi A，Chawluk JB，et al. Comparison
of CT，MR，and PET in Alzheimer's dementia and
normal aging. J Nucl Med,1989,30（10）:1607–1615.

[22] Kippenhan JS，Barker WW，Pascal S，et al.
Evaluation of a neural-network classifier for PET scans
of normal and Alzheimer's disease subjects. J Nucl
Med，1992，33（8）:1459–1467.

[23] Azari NP，Pettigrew KD，Schapiro MB，et al. Early
detection of Alzheimer's disease: a statistical approach
using positron emission tomographic data. J Cereb
Blood Flow Metab，1993，13（3）:438–447.

[24] Burdette JH，Minoshima S，V ander Borght T，et al.
Alzheimer disease: improved visual interpretation of
PET images by using three-dimensional stereotaxic
surface projections. Radiology,1996,198（3）:837–843.

[25] Scheurich A，Muller MJ，Siessmeier T，et al. V-
alidating the DemTect with 18-fluoro-2- deoxyglucose

positron emission tomography as a sensitive
neuropsychological screening test for early Alzheimer
disease in patients of a memory clinic. Dement Geriatr
Cogn Disord，2005，20（5）:271–277.

[26] Duara R，Barker W，Loewenstein D，et al. Sensitivity
and specificity of positron emission tomography and
magnetic resonance imaging studies in Alzheimer's
disease and multi-infarct dementia. Eur Neurol，
1989，29（3）:9–15.

[27] Herholz K，Adams R，Kessler J，et al. Criteria for
the diagnosis of Alzheimer's disease with positron
emission tomography. Dementia，1990，1:156–164.

[28] Herholz K，Perani D，Salmon E，et al. Comparability
of FDG PET studies in probable Alzheimer's disease. J
Nucl Med，1993，34（9）:1460–1466.

[29] Szelies B，Mielke R，Herholz K，et al. Quantitative
topographical EEG compared to FDG PET for
classification of vascular and degenerative dementia.
Electroencephalogr Clin Neurophysiol，1994，91
（2）:131–139.

[30] Mielke R，Pietrzyk U，Jacobs A，et al. HMPAO SPET
and FDG PET in Alzheimer's disease and vascular
dementia: comparison of perfusion and metabolic
pattern. Eur J Nucl Med，1994，21（10）:1052–1060.

[31] Ohyama M，Senda M，Mishina M，et al. Semi-
automatic ROI placement system for analysis of brain
PET images based on elastic model: application to
diagnosis of Alzheimer's disease. Keio J Med，2000，
49.1:A105–A106.

[32] Mosconi L，Tsui WH，De Santi S，et al. Reduced
hippocampal metabolism in MCI and AD: automated
FDG-PET image analysis. Neurology，2005，64
（11）:1860–1867.

[33] von Borczyskowski D，Wilke F，Martin B，et al.
Evaluation of a new expert system for fully automated
detection of the Alzheimer's dementia pattern in FDG
PET. Nucl Med Commun，2006，27（9）:739–743.

[34] Kawachi T，Ishii K，Sakamoto S，et al. Comparison
of the diagnostic performance of FDG- PET and VBM-
MRI in very mild Alzheimer's disease. Eur J Nucl Med
Mol Imaging，2006，33（7）:801–809.

[35] Ishii K，Kono AK，Sasaki H，et al. Fully automatic
diagnostic system for early- and late-onset mild
Alzheimer's disease using FDG PET and 3D-SSP . Eur
J Nucl Med Mol Imaging，2006，33（5）:575–583.

[36] Ng S，Villemagne VL，Berlangieri S，et al. Visual
assessment versus quantitative assessment of 11C-PIB
PET and 18F-FDG PET for detection of Alzheimer's
disease. J Nucl Med，2007，48（4）:547–552.

[37] Matsunari I，Samuraki M，Chen WP，et al.

Comparison of 18F-FDG PET and optimized voxel-based morphometry for detection of Alzheimer's disease: aging effect on diagnostic performance. J Nucl Med，2007，48（12）:1961–1970.

［38］Mosconi L，Tsui WH，Herholz K，et al. Multicenter standardized 18F-FDG PET diagnosis of mild cognitive impairment，Alzheimer's disease，and other dementias. J Nucl Med，2008，49（3）:390–398.

［39］Haense C，Herholz K，Jagust WJ，et al. Performance of FDG PET for detection of Alzheimer's disease in two independent multicentre samples（NEST-DD and ADNI）. Dement Geriatr Cogn Disord，2009，28（3）:259–266.

［40］McMurtray AM，Licht E，Yeo T，et al. Positron emission tomography facilitates diagnosis of early-onset Alzheimer's disease. Eur Neurol，2008，59（1–2）:31–37.

［41］Habeck C，Foster NL，Perneczky R，et al. Multivariate and univariate neuroimaging biomarkers of Alzheimer's disease. NeuroImage，2008，40（4）:1503–1515.

［42］Chen K，Ayutyanont N，Langbaum JB，et al. Characterizing Alzheimer's disease using a hypometabolic convergence index. NeuroImage，2011，56（1）:52–60.

［43］Bloudek LM，Spackman DE，Blankenburg M，et al. Review and meta-analysis of biomarkers and diagnostic imaging in Alzheimer's disease. J Alzheimers Dis，2011，26（4）:627–645.

［44］Bohnen NI，Djang DS，Herholz K，et al. Effectiveness and safety of 18F-FDG PET in the evaluation of dementia: a review of the recent literature. J Nucl Med，2012，53（1）:59–71.

［45］Ishii K，Imamura T，Sasaki M，et al. Regional cerebral glucose metabolism in dementia with Lewy bodies and Alzheimer's disease. Neurology，1998，51（1）:125–130.

［46］Higuchi M，Tashiro M，Arai H，et al. Glucose hypometabolism and neuropathological correlates in brains of dementia with Lewy bodies. Exp Neurol，2000，62（2）:247–256.

［47］Kono AK，Ishii K，Sofue K，et al. Fully automatic differential diagnosis system for dementia with Lewy bodies and Alzheimer's disease using FDG-PET and 3D-SSP. Eur J Nucl Med Mol Imaging，2007，34（9）:1490–1497.

［48］Foster NL，Heidebrink JL，Clark CM，et al. FDG-PET improves accuracy in distinguishing frontotemporal dementia and Alzheimer's disease. Brain，2007，130（Pt 10）:2616–2635.

［49］Salmon E，Sadzot B，Maquet P，et al. Differential diagnosis of Alzheimer's disease with PET. J Nucl Med，1994，35（3）:391–398.

［50］Hoffman JM，Welsh-Bohmer KA，Hanson M，et al. FDG PET imaging in patients with pathologically verified dementia. J Nucl Med，2000，41（11）:1920–1928.

［51］Silverman DH，Small GW，Chang CY，et al. Positron emission tomography in evaluation of dementia: regional brain metabolism and long-term outcome. JAMA，2001，286（17）:2120–2127.

［52］Jagust W，Reed B，Mungas D，et al. What does fluorodeoxyglucose PET imaging add to a clinical diagnosis of dementia? Neurology，2007，69（9）:871–877.

［53］McKeith IG，Dickson DW，Lowe J，et al. Consortium on DLB. Diagnosis and management of dementia with Lewy bodies. Neurology，2005，65:1–10.

［54］Petersen RC. Mild cognitive impairment as a diagnostic entity. J Intern Med，2004，256（3）:183–194.

［55］Petersen RC，Morris JC. Mild cognitive impairment as a clinical entity and treatment target. Arch Neurol，2005，62（7）:1160–1163.

［56］Mosconi L，Perani D，Sorbi S，et al. MCI conversion to dementia and the APOE genotype: a prediction study with FDG-PET. Neurology，2004，63（12）:2332–2340.

［57］Drzezga A，Grimmer T，Riemenschneider M，et al. Prediction of individual clinical outcome in MCI by means of genetic assessment and（18）F-FDG PET. J Nucl Med，2005，46（10）:1625–1632.

［58］Anchisi D，Borroni B，Franceschi M，et al. Heterogeneity of brain glucose metabolism in mild cognitive impairment and clinical progression to Alzheimer disease. Arch Neurol，2005，62（11）:1728–1733.

［59］Y uan Y，ZX G，Wei WS. Fluorodeoxyglucose-positron-emission tomography，single- photon emission tomography，and structural MR imaging for prediction of rapid conversion to Alzheimer disease in patients with mild cognitive impairment: a meta-analysis. Am J Neuroradiol，2009，30:404–410.

［60］Herholz K，Westwood S，Haense C，et al. Evaluation of a calibrated（18）F-FDG PET score as a biomarker for progression in Alzheimer disease and mild cognitive impairment. J Nucl Med，2011，52（8）:1218–1226.

［61］Ito K，Fukuyama H，Senda M，et al. Prediction of outcomes in MCI by using 18F-FDG-PET: a multicenter study. J Alzheimers Dis，2014，45（2）:543–552.

［62］Ito K，Mori E，Fukuyama H，et al. Prediction of outcomes in MCI with（123）I-IMP-CBF SPECT: a multicenter prospective cohort study. Ann Nucl Med，2013，27（10）:898–906.

[63] Small GW，Mazziotta JC，Collins MT，et al. Apolipoprotein E type 4 allele and cerebral glucose metabolism in relatives at risk for familial Alzheimer disease. JAMA，1995，273（12）:942–947.

[64] Reiman EM，Caselli RJ，Y un LS，et al. Preclinical evidence of Alzheimer's disease in persons homozygous for the e4 allele for apolipoprotein E. N Engl J Med，1996，334（12）:752–758.

[65] Reiman EM，Chen K，Alexander GE，et al. Functional brain abnormalities in young adults at genetic risk for late-onset Alzheimer's dementia. Proc Natl Acad Sci U S A，2004，101（1）:284–289.

[66] Small GW，Ercoli LM，Silverman DH，et al. Cerebral metabolic and cognitive decline in persons at genetic risk for Alzheimer's disease. Proc Natl Acad Sci U S A，2000，97（11）:6037–6042.

[67] de Leon MJ，Convit A，Wolf OT，et al. Prediction of cognitive decline in normal elderly subjects with 2-F-18-fluoro-2-deoxy-d-glucose positron-emission tomography（FDG-PET）. Proc Natl Acad Sci U S A，2001，98（19）:10966–10971.

[68] Jack CR Jr，Knopman DS，Weigand SD，et al. An operational approach to National Institute on Aging-Alzheimer's association criteria for preclinical Alzheimer disease. Ann Neurol，2012，71（6）:765–775.

[69] Knopman DS，Jack CR Jr，Wiste HJ，et al. Brain injury biomarkers are not dependent on β-amyloid in normal elderly. Ann Neurol，2013，73（4）:472–480.

[70] Wirth M，Villeneuve S，Haase CM，et al. Associations between Alzheimer disease biomarkers，neurodegeneration，and cognition in cognitively normal older people. JAMA Neurol，2013，70（12）:1512–1519.

第 **10** 章　Tau PET 在表现为痴呆的神经退行性疾病中的应用

Nobuyuki Okamura, Ryuichi Harada, Shozo Furumoto, and Yukitsuka Kudo

摘　要： 无创 tau 病理成像有助于神经退行性疾病的早期和鉴别诊断，评估疾病特异性治疗的疗效。为实现在体大脑 tau 蛋白沉积的体内成像，PET 示踪剂应该具有对 PHF-tau 的 β - 折叠结构的高度结合亲和力，比 Aβ 高的 tau 选择性结合，以及易通过血脑屏障。一些 tau PET 示踪剂已经被开发并已应用于人体测试。最近的 tau PET 研究表明，在阿尔茨海默病（AD）患者中，对 tau 蛋白易于沉积的皮质区域滞留了大量的示踪剂。示踪剂滞留量与痴呆和神经退行性变的严重程度密切相关。因此，tau PET 有望用于追踪病情进展，评估病情严重程度，准确预测痴呆预后。在本章中，我们将讨论 tau 选择性 PET 示踪剂的最新进展，以及使用这些示踪剂进行的临床 PET 研究。

关键词： Tau 蛋白，神经纤维束缠结，正电子发射断层成像，阿尔茨海默病

10.1　引言

AD 是痴呆最常见的病因，占日本痴呆患者的 50% 以上，其次是血管性痴呆、路易体痴呆和额颞叶痴呆。AD 的两个主要的神经病理特点是老年斑（SPs）和神经纤维缠结（NFTs），分别由 β 淀粉样蛋白（Aβ）和过度磷酸化 tau 蛋白组成。虽然这些疾病的临床诊断有独立的诊断标准，但这些疾病的临床表型存在大量重叠，因此鉴别诊断具有挑战性。尸检研究显示，在痴呆患者中，混合病理的发生率很高[1]，因此准确的临床诊断变得困难。AD 的诊断是基于大脑中这些蛋白沉积的神经病理学信息。因此，理想的成像方法以无创的方式显示大脑中的 SPs 和 NFTs。在各种成像技术中，正电子发射体层成像（PET）因其具有高灵敏度和定量准确性的优点，是实现蛋白质沉积可视化和定量的最实用的方法。如前一章所示，Aβ 成像示踪剂的发展近年来取得了显著进步。与此相反，选择性 tau PET 配体的开发一直较困难。

10.2　Tau PET 示踪剂的要求

对 tau PET 放射性示踪剂有几个要求。首先，示踪剂对 PHF-tau 蛋白的结合亲和性应足以用于体内成像。有几种方法可以评估候选放射性示踪剂对 PHF-tau 的结合能力。利用合成的 tau 纤维进行结合分析筛选潜在的 tau PET 配体。然而，使用人脑样本的结合实验是一种评估候选化合物与 PHFtau 的结合较可靠的方法。因为这种方法可以直接评估患者大脑中 tau 的固有构象的亲和性。成功的淀粉样 PET 示踪剂表现出与 AD 脑匀浆的高结合亲和力（K_d 或 K_i < 20nmol/L）[2-5]。Tau PET 配体也应该对含有高密度的 tau 纤维和低密度 Aβ

纤维的 AD 脑匀浆表现出相似的结合亲和力。据报道，PHF-tau 的数量远远少于 AD 皮质的 Aβ[6]。因此，与 Aβ 对比，tau 示踪剂必须对 tau 有更高的选择性。对 Aβ 或 tau 蛋白原纤维的 β- 片层结构具有高度亲和力的示踪剂倾向于积累于白质，可能是由于 β- 片层结构的结合发生在髓鞘[7]。因为示踪剂的白质滞留会干扰轻度 tau 病理的早期检测，所以这些示踪剂信号应尽可能低。

与其他神经影像学示踪剂一样，tau 示踪剂应在静脉给药后立即在脑内充分摄取。放射性示踪剂在人血脑屏障（BBB）的通透性可以通过小鼠或大鼠体内的药代动力学数据来估计。大多数成功的神经影像学示踪剂在小鼠静脉给药后初始脑摄取立即出现 3% ～ 4% 以上注射剂量（%ID）[3, 5, 8]。血脑屏障的通透性与示踪剂的亲脂性密切相关。理想情况下，放射性示踪剂的 log P 值应该在 1 ～ 3 之间[9]。此外，由于正电子发射的放射性核素的半衰期短，放射性示踪剂应迅速从脑内非靶区域清除。理想的放射性示踪剂应该很容易进入大脑，并选择性地与位于放射标记代谢物缺乏的靶组织结合。因此，重要的是要确定放射性标记的代谢物不能穿透血脑屏障。^{18}F 标记示踪剂比 ^{11}C 标记示踪剂更便于临床常规使用，因为 ^{18}F 的半衰期更长（$T_{1/2} = 110$ 分钟），使其有时间用于许多 PET 设备。在 ^{18}F 标记的配体中，脱氟引起来自颅骨的 ^{18}F 信号发射，这可能会干扰对脑内示踪剂分布的视觉评估。

10.3　Tau PET 示踪剂

几个不同的小组对化合物库进行了筛选，以确认满足上述要求的小分子化合物。最近，不同种类的化合物（图 10-1）已被开发成为潜在候选 tau PET 示踪剂，并应用于探索性的人类 PET 研究。

10.3.1　萘亚乙基衍生物

[^{18}F]FDDNP 是作为一种非选择性的 PET 示踪剂用于大脑中的 SPs 和 NFTs 监测。AD 脑切片放射自显影显示 [^{18}F]FDDNP 在颞叶和顶叶皮质结合，与 Aβ 和 tau 的免疫组织化学相匹配[10]。临床 [^{18}F]FDDNP 的 PET 研究显示 [^{18}F]FDDNP 在 AD 患者脑的 SP- 和 NFT- 富集区域积累[11]。轻度认知障碍（MCI）患者颞叶内侧的 FDDNP 滞留量与 AD 患者、正常人的 FDDNP 滞留量[12]和 MCI 患者中 Aβ- 选择性 PET 示踪剂的双峰分布相比[13]处于中间水平。这些结果提示，FDDNP 可能有助于追踪 AD 患者 MCI 期 tau 病理的进展。[^{18}F] FDDNP PET 也被应用于唐氏综合征[14]、疑似慢性创伤性脑病（CTE）[15]、进展性核上性麻痹（PSP）[16]的评估。然而，FDDNP 对 PHF-tau 缺乏选择性使解释 tau 病理学的分布变得困难，因为共存的示踪剂与 Aβ 斑块结合的可能性不能排除。

10.3.2　苯基 / 吡啶基 – 丁二烯基 – 苯并噻唑 / 苯并噻唑类衍生物

一系列苯基 / 吡啶基 - 丁二烯基 - 苯并噻唑 / 苯并噻唑类化合物（PBBs）已被开发成为候选的 tau PET 示踪剂[17, 18]。这些荧光化合物在 AD 脑切片中对 NFTs、神经纤维丝和营养不良的神经突染色明显。有趣的是，这些化合物还对非 AD 蛋白病中的各种 tau 包涵体染色，如 Pick 病、PSP 和皮质基底节变性（CBD）。相比其他亲脂性的衍生品，3 个亲水化合物（PBB3、PBB4 PBB5）显示对 Aβ 沉积相对较低的亲和力。其中，PBB3 在小鼠中表现出合理的生物稳定性和充分的 BBB 通透性。一项关于 [^{11}C]PBB3 PET 在 PS19 小鼠的研究已经成功地无创地显示了大脑中 tau 蛋白沉积。从这些结果中，[^{11}C]PBB3 被选为最终的候选 tau PET 示踪剂。对 3 个健康对照组和 3 个 AD 患者的一项探索性的临床研究已被报道[17]。

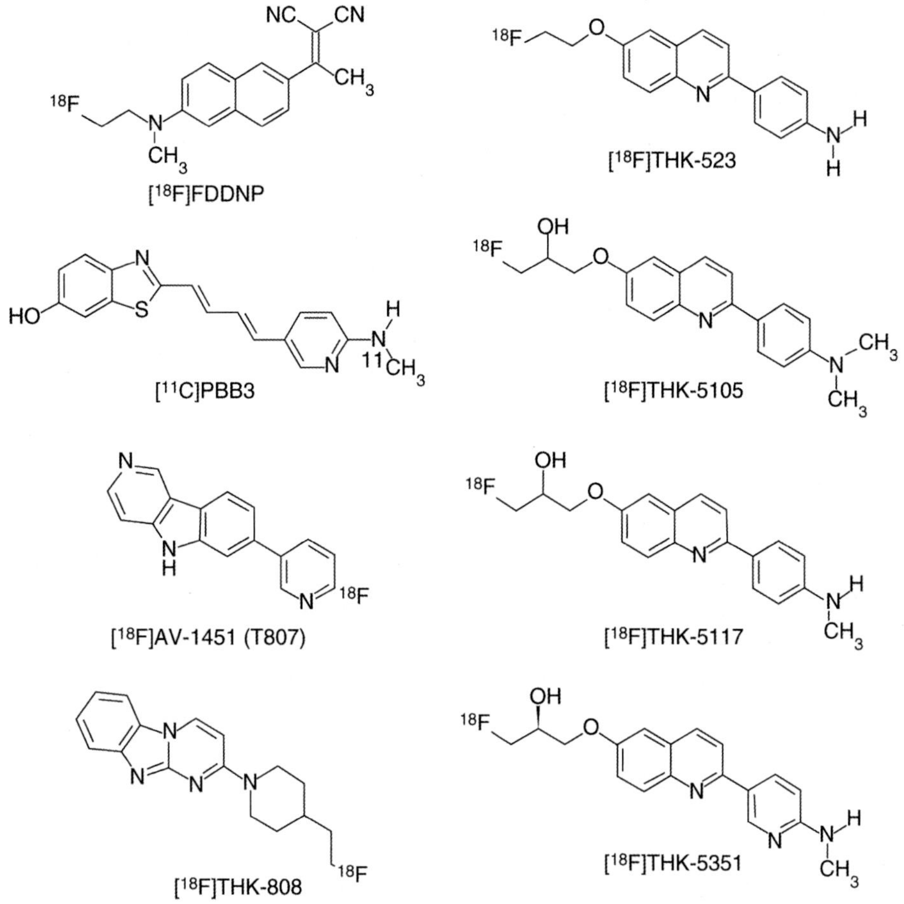

图 10-1　tau PET 放射性示踪剂的化学结构

[¹¹C]PBB3 和淀粉样 PET 示踪剂 [¹¹C]PiB 表现出不同的脑滞留模式。特别值得注意的是，[¹¹C]PBB3 在 AD 患者的内侧颞叶皮质中显示出优先堆积，在尸检研究中发现了高密度的 PHF-tau。此外，在皮质基底综合征患者的新皮质和皮质下结构中观察到高的 [¹¹C]PBB3 积累，这表明该示踪剂在体内检测非 AD 蛋白病患者 tau 蛋白病变方面具有潜在的应用价值。[¹¹C]PBB3 对白质和脑干的非特异性结合最少。然而，在硬脑膜静脉窦中观察到高密度的示踪信号。我们期待正在进行的 [¹¹C]PBB3 的多中心 PET 研究和新开发的 ¹⁸F 标记的衍生物，来验证 PBB3 衍生物对人类大脑 tau 病理的无创评估的临床用途。

10.3.3　苯并咪唑嘧啶衍生物

一系列苯并咪唑嘧啶衍生物已被开发成为 tau 示踪剂的潜在候选。两个有前途的衍生物，[¹⁸F]AV-1451（[¹⁸F]T807）和 [¹⁸F]T808 已被报道为高选择性 tau 示踪剂[19, 20]。人类 AD 脑切片用于评估与 PHF-tau 结合的选择性。一项 AD 脑切片的体外放射自显影研究显示 [¹⁸F]AV-1451 与 PHF-tau 具有高结合亲和性（Kd = 14.6nmol/L）。此外，[¹⁸F]AV-1451 结合 AD 脑切片与免疫反应性 tau 病理完全一致。正如上面提到的，一个有用的 tau PET 示踪剂要求对 tau 的结合选择高于 Aβ。来自人类脑切片的分析，[¹⁸F]AV-1451 显示其在体外与 tau 的结合选择约是 Aβ 的 29 倍。一项使用 [¹⁸F]AV-1451

对 AD 和 MCI 患者及健康参与者进行的 PET 研究[19]。静脉注射示踪剂后,脑内示踪剂分布迅速而充分以及脑内白质滞留量低。皮质 [18F]AV-1451 的滞留符合 AD 脑内已知的 PHF-tau 分布。[18F]AV-1451 的信号 - 背景比远远高于上述示踪剂。此外,[18F]AV-1451 滞留与疾病严重程度密切相关。最近的 PET 研究表明,该示踪剂对慢性创伤性脑病和非 AD 蛋白病中 tau 蛋白病变的成像有潜在的应用价值[21, 22]。

首次在人体的 [18F]T808 PET 研究显示示踪动力学优于 [18F]AV-1451[23]。然而,[18F]T808 的进一步临床评估被终止,因为在一些病例中该示踪剂大量去氟。

10.3.4 芳基喹啉衍生物

通过对化合物库的筛选,发现喹啉和苯并咪唑衍生物是 tau 示踪剂的潜在候选[24]。喹啉衍生物 BF-170 与合成的 tau 蛋白纤维具有高度亲和性,并可选择性地与 AD 脑切片中的神经纤维缠结、神经纤维丝和营养不良神经突起结合。随后,18F 标记的 BF-170([18F]THK-523)的结合选择性通过 AD 脑切片的放射自显影术得到证实[25, 26]。经过复合优化,3 种 18F 标记的喹啉衍生物([18F]THK-5105、[18F]THK-5117 和 [18F]THK-5351)已经被开发出来并在人体中进行了测试[27-29]。AD 脑切片的放

射自显影分析显示,这些示踪剂优先与 NFTs 和神经纤维丝结合,与 Gallyas- 阳性和免疫反应 tau 蛋白沉积一致(图 10-2)[26, 27]。THK-5117 对 tau 的结合选择性约是 Aβ 的 30 倍。示踪剂结合的数量与 AD 脑匀浆中的 PHF-tau 相关,但它不与 Aβ 相关。有学者研究了在 ICR 小鼠体内 18F 标记的 THK 化合物的生物分布。这些示踪剂在小鼠体内的初始摄取量(在注射后 2 分钟 > 4%ID/g),符合上述有用 PET 显像剂的先决条件。

首次使用 [18F]THK-5105 和 [18F]THK-5117 进行的人体 PET 研究显示,AD 患者与健康老年人之间存在显著差异。健康对照受试者(73 岁,MMSE 评分 30 分)和 AD 患者(79 岁,MMSE 评分 16 分)的部分体积校正 [18F]THK-5117 PET 图像如图 10-3 所示。在 AD 患者的内侧颞叶皮质中观察到 [18F]THK-5117 的滞留,而在健康对照组中未观察到明显的滞留。[18F]THK-5117 在 AD 患者的颞叶和顶叶中优先积累,尽管有弥漫新大脑皮质的 [11C]PiB 的滞留(图 10-4)。此外,[18F]THK-5117 的滞留量和程度与痴呆的临床严重程度相关。这些结果与尸检研究结果一致,表明 NFT 密度与痴呆的临床严重程度显著相关。一种新的示踪剂 [18F]THK-5351 比 [18F]THK-5105 和 [18F]THK-5117 显示出更高的信噪比和更低的白质滞留

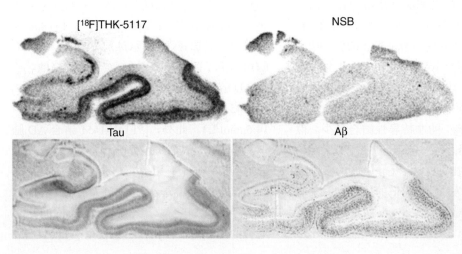

图 10-2 AD 患者颞叶切片,用 [18F] THK-5117 体外放射自显影法和抗 -tau 和抗 -Aβ 抗体的免疫染色

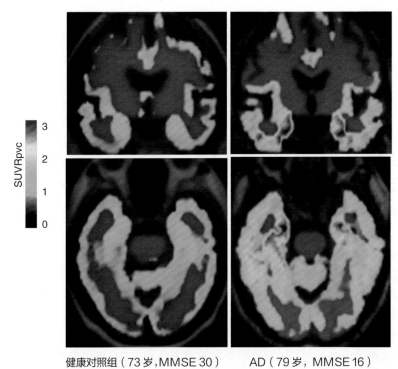

健康对照组（73 岁，MMSE 30）　　　AD（79 岁，MMSE 16）

图 10-3　HC（73 岁，MMSE 30）和 AD 患者（79 岁，MMSE 16 分）在注射后 60 ~ 80 分钟的 [^{18}F]THK-5117 PET 图像（经过部分容积校正）

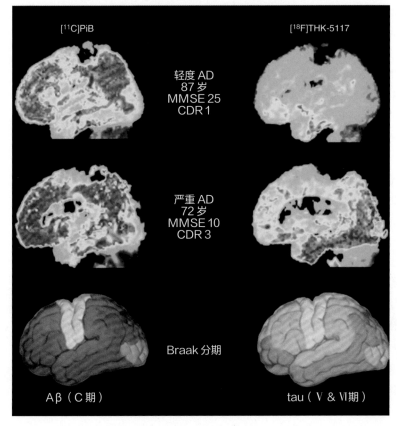

图 10-4　轻度 AD（87 岁，MMSE 25，CDR 1）和重度 AD（72 岁，MMSE 10，CDR 3）中 [^{11}C]PiB 和 [^{18}F]THK-5117 PET 图像（部分体积校正后）的最大信号强度投影

率，使得 tau 病理得到清晰的视觉评估和较高的检测敏感率。

10.4　Tau 成像的作用

虽然 AD 是最常见的 tau 蛋白病，但许多其他神经退行性疾病也被认为与 tau 蛋白在大脑中的病理性聚集有关。这些神经退行性疾病包括额颞叶痴呆、PSP、CBD、CTE、嗜银颗粒、AGD[30]、SDNFT 型老年痴呆 [31]。CTE 中 Tau 的变化与反复的头部创伤有关，常见于退伍军人和退役足球运动员 [32]。这些人被认为是潜在的痴呆和抑郁症的高危人群。因此，这些人也可能适用于使用抗 tau 药物的预防干预。AGD 和 SDNFT 与 AD 的临床表型相似，临床诊断普遍困难。结合使用淀粉样蛋白和 tau PET 显像，这些疾病可以在活体患者中得到准确诊断。最近，有成像 / 生物标志物证据但没有 β 淀粉样变性的 AD 样神经退行性患者被称为可疑非阿尔茨海默的病理生理学（SNAP）[33]。先前的研究表明，超过 20% 的认知正常的个体和 MCI 受试者被归类为 SNAP。虽然海马萎缩与 tau 病理相关，但其他病理（包括缺血和海马硬化）也可引起海马萎缩。PET 将阐明 Tau 病理学对 SNAP 患者神经退行性过程的贡献。

由于 AD 的临床表型与神经病理学诊断存在差异，使 AD 的诊断更加复杂。最近的淀粉样 PET 研究表明，大脑中已经存在大量的 SPs，即使在 AD 的无症状期也如此。大脑病理 Aβ 沉积在临床痴呆症状出现前 15 ～ 20 年已经开始。老年人高淀粉样蛋白负担被认为是未来发展为痴呆的一个强有力的危险因素。然而，仅使用淀粉样 PET 检测很难预测这些人何时会出现痴呆。为了预测 AD 的进展，有必要了解下游事件的进展，包括 tau 沉积、炎症、突触衰竭和神经变性。使用 tau PET 评估神经纤维病理有助于准确预测痴呆高危人群的预后。

此外，该技术可在 AD 早期评估疾病的严重程度。

目前，许多针对 Aβ 和 tau 蛋白的治疗药物已经研发用于 AD 痴呆的治疗和预防。对于有效治疗药物的研发更重要的是在不可逆的神经退行性变开始前阶变的药物临床试验。在即将进行的抗 tau 药物的临床试验中，tau PET 将有助于评估治疗效果，建立新药临床试验的纳入标准。

结　论

已经成功地开发了几种用于 PET 成像的 tau 成像示踪剂。例如，[11C]PBB3、[18F]AV-1451 和 [18F]THK-5117 对 tau 蛋白聚集物表现出较高的亲和力和选择性结合能力。这些示踪剂在脑内选择性地与 PHF-tau 结合，并可将 AD 与正常人群明确区分开来。因为 Tau 在这些疾病中起着重要作用。Tau PET 显像有望促进神经退行性疾病病因、诊断和治疗的研究。

参考文献

[1] Villemagne VL，Fodero-Tavoletti MT，Masters CL，et al. Tau imaging: early progress and future directions. Lancet Neurol，2015，14（1）:114–124. doi:10.1016/S1474-S4422（14）70252-2.

[2] Ni R，Gillberg PG，Bergfors A et al. Amyloid tracers detect multiple binding sites in Alzheimer's disease brain tissue. Brain，2013，136:2217–2227. doi:10.1093/brain/awT142.

[3] Choi SR，Golding G，Zhuang Z，et al. Preclinical properties of 18F-A V-45: a PET agent for Abeta plaques in the brain. J Nucl Med，2009，50:1887–1894. doi:10.2967/jnumed.109.065284.

[4] Klunk WE，Wang Y，Huang GF，et al. The binding of 2-（4'-methylaminophenyl）benzothiazole to postmortem brain homogenates is dominated by the amyloid component. J Neurosci，2003，23:2086–2092.

[5] Mathis CA，Wang Y，Holt DP，et al. Synthesis and evaluation of 11C-labeled 6-substituted 2-arylbenzothiazoles as amyloid imaging agents. J Med Chem，2003，46:2740–2754. doi:10.1021/jm030026b.

[6] Villemagne VL，Furumoto S，Fodero-Tavoletti MT，et al. The challenges of tau imaging. Future Neurol，2012，7:409–421.

[7] Stankoff B，Freeman L，Aigrot MS，et al. Imaging central nervous system myelin by positron emission

tomography in multiple sclerosis using [methyl-（1）（1）C]-2-（4'-methylaminophenyl）-6-hydroxybenzothiazole. Ann Neurol，2011，69:673–680. doi:10.1002/ana.22320.

[8] Snellman A，Rokka J，Lopez-Picon FR，et al. Pharmacokinetics of [18F]flutemetamol in wild-type rodents and its binding to beta amyloid deposits in a mouse model of Alzheimer's disease. Eur J Nucl Med Mol Imaging，2012，39:1784–1795. doi:10.1007/s00259-012-2178-9.

[9] Dischino DD，Welch MJ，Kilbourn MR，et al. Relationship between lipophilicity and brain extraction of C-11-labeled radiopharmaceuticals. J Nucl Med，1983，24:1030–1038.

[10] Agdeppa ED，Kepe V，Liu J，et al. Binding characteristics of radiofluorinated 6-dialkylamino-2-naphthylethylidene derivatives as positron emission tomography imaging probes for beta-amyloid plaques in Alzheimer's disease. J Neurosci，2001，21:RC189.

[11] Shoghi-Jadid K，Small GW，Agdeppa ED，et al. Localization of neurofibrillary tangles and beta-amyloid plaques in the brains of living patients with Alzheimer disease. Am J Geriatr Psychiatry，2002，10:24–35.

[12] Small GW，Kepe V，Ercoli LM，et al. PET of brain amyloid and tau in mild cognitive impairment. N Engl J Med，2006，355:2652–2663. doi:10.1056/NEJMoa054625.

[13] Wolk DA，Price JC，Saxton JA，et al. Amyloid imaging in mild cognitive impairment subtypes. Ann Neurol，2009，65:557–568. doi:10.1002/ana.21598.

[14] Nelson LD，Siddarth P，Kepe V，et al. Positron emission tomography of brain beta-amyloid and tau levels in adults with down syndrome. Arch Neurol，2011，68:768–774. doi:10.1001/archneurol.2011.104.

[15] Small GW，Kepe V，Siddarth P，et al. PET scanning of brain tau in retired national football league players: preliminary findings. Am J Geriatr Psychiatry，2013，21:138–144. doi:10.1016/j.jagp.2012.11.019.

[16] Kepe V，Bordelon Y，Boxer A，et al. PET imaging of neuropathology in tauopathies: progressive supranuclear palsy. J Alzheimers Dis，2013，36:145–153. doi:10.3233/JAD-130032.

[17] Maruyama M，Shimada H，Suhara T，et al. Imaging of tau pathology in a tauopathy mouse model and in Alzheimer patients compared to normal controls. Neuron，2013，79:1094–1108. doi:10.1016/j.neuron.2013.07.037.

[18] Hashimoto H，Kawamura K，Igarashi N，et al. Radiosynthesis，photoisomerization，biodistribution，and metabolite analysis of 11C-PBB3 as a clinically useful PET probe for imaging of tau pathology. J Nucl Med，2014，55:1532–1538. doi:10.2967/jnumed.114.139550.

[19] Chien DT，Bahri S，Szardenings AK，et al. Early clinical PET imaging results with the novel PHF-tau radioligand [F-18]-T807. J Alzheimers Dis，2013，34:457–468. doi:10.3233/JAD-122059.

[20] Xia CF，Arteaga J，Chen G，et al. [18F]T807, a novel tau positron emission tomography imaging agent for Alzheimer's disease. Alzheimers Dement，2013，9:666–676. doi:10.1016/j.jalz.2012.11.008.

[21] Mitsis EM，Riggio S，Kostakoglu L，et al. Tauopathy PET and amyloid PET in the diagnosis of chronic traumatic encephalopathies: studies of a retired NFL player and of a man with FTD and a severe head injury. Transl Psychiatry，2014，4:e441. doi:10.1038/tp.2014.91.

[22] Gandy S，DeKosky ST. -T807 tauopathy PET imaging in chronic traumatic encephalopathy. F1000Res，2014，3:229. doi:10.12688/f1000research.5372.1.

[23] Chien DT，Szardenings AK，Bahri S，et al. Early clinical PET imaging results with the novel PHF-tau radioligand [F18]-T808. J Alzheimers Dis，2014，38:171–184. doi:10.3233/Jad-130098.

[24] Okamura N，Suemoto T，Furumoto S，et al. Quinoline and benzimidazole derivatives: candidate probes for in vivo imaging of tau pathology in Alzheimer's disease. J Neurosci，2005，25:10857–10862. doi:10.1523/JNEUROSCI.1738-05.2005.

[25] Fodero-Tavoletti MT，Okamura N，Furumoto S，et al. 18F-THK523: a novel in vivo tau imaging ligand for Alzheimer's disease. Brain，2011，134:1089–1100. doi:10.1093/brain/awr038.

[26] Harada R，Okamura N，Furumoto S，et al. Comparison of the binding characteristics of [18F]THK-523 and other amyloid imaging tracers to Alzheimer's disease pathology. Eur J Nucl Med Mol Imaging，2013，40:125–132.

[27] Okamura N，Furumoto S，Harada R，et al. Novel 18F-labeled arylquinoline derivatives for noninvasive imaging of tau pathology in Alzheimer disease. J Nucl Med，2013，54:1420–1427. doi:10.2967/jnumed.112.117341.

[28] Okamura N，Furumoto S，Fodero-Tavoletti MT，et al. Non-invasive assessment of Alzheimer's disease neurofibrillary pathology using 18F-THK5105 PET. Brain，2014，137:1762–1771. doi:10.1093/brain/awu064.

[29] Okamura N，Harada R，Furumoto S，et al. Tau PET imaging in Alzheimer's disease. Curr Neurol Neurosci Rep，2014，14:500. doi:10.1007/s11910-014-0500-6.

[30] Saito Y，Ruberu NN，Sawabe M，et al. Staging of argyrophilic grains: an age-associated tauopathy. J Neuropathol Exp Neurol，2004，63:911–918.

[31] Yamada M，Itoh Y，Sodeyama N，et al. Senile dementia of the neurofibrillary tangle type: a comparison with Alzheimer's disease. Dement Geriatr Cogn Disord，2001，12:117–126.

[32] DeKosky ST，Blennow K，Ikonomovic MD，et al. Acute and chronic traumatic encephalopathies: pathogenesis and biomarkers. Nat Rev Neurol，2013，9:192–200. doi:10.1038/nrneurol.2013.36.

[33] Jack CR Jr. PART and SNAP. Acta Neuropathol，2014，128:773–776. doi:10.1007/s00401-014-1362-3.

第11章 阿尔茨海默病脑灌注 SPECT 成像

Kiyotaka Nemoto

摘 要:在过去的十年里,正电子发射断层扫描(PET)或单光子发射计算机断层扫描(SPECT)的研究证实神经退行性疾病存在明显的局部脑代谢和灌注减低,这在疾病鉴别诊断中发挥了重要作用。另外,神经影像学数据统计分析的发展也揭开了那些肉眼难以观察到的细微变化的面纱。AD典型的 SPECT 表现为以下区域灌注减低:①颞顶叶皮质;②后扣带回和楔前叶;③内侧颞叶脑区。这些区域的低灌注可能是认知能力下降的一个预测因素。根据这些发现,神经影像学检查对于诊断非常早的前驱期 AD,预测轻度认知障碍(MCI)转化到 AD,或鉴别其他导致痴呆的疾病等显得非常重要。

关键词:阿尔茨海默病,单光子发射计算机断层扫描,楔前叶,顶叶皮质,海马

11.1 引言

在过去十年中,人们对神经退行性疾病功能成像的兴趣逐渐增多。使用正电子发射断层扫描(PET)或单光子发射计算机断层扫描(SPECT)的研究证实多种神经退行性疾病存在明显的局部脑代谢和灌注减低。另外,神经影像学数据统计分析的发展也揭示了那些肉眼难以观察到的细微变化。根据这些发现,神经影像学检查对于诊断非常早的前驱期 AD,预测轻度认知障碍(MCI)转化到 AD,或鉴别其他导致痴呆的疾病等显得非常重要。本章首先回顾阿尔茨海默病的神经病理学表现,然后利用统计分析的基本知识来认识 AD 的 SPECT 影像学表现。

11.2 AD 的神经病理学改变

AD 有两种特征性的病理学改变:淀粉样蛋白沉积和神经原纤维缠结。淀粉样蛋白沉积是 Aβ 肽在细胞外聚合,神经原纤维缠结是由病理性牛磺酸(tau)在神经元细胞内堆积形成成对的螺旋状丝束结构。这两种病变在 AD 整个病程中逐渐延伸到新皮质脑区。Braak 和 Braak[1] 发现病变最初在颞叶中间皮质并逐渐向内嗅区、阿蒙氏角和新大脑皮质进展。Delacourte 和同事[2] 进一步把病变进展分为了 10 个阶段:颞叶中间皮质、内嗅区、海马、颞上回、颞下回、颞中回、多模联合区(polymodal association areas)、单联区(unimodal areas)、初级运动或感觉区和所有新大脑皮质区。他们还发现除非多模联合区受到影响,这种疾病可以是无症状的,并且发现当有两个多模联合区受 tau 蛋白病理影响时可表现为认知功能障碍。总之,退变最初发生在边缘系统并逐渐扩展至新大脑皮质。当多模联合区受到影响后临床症状会变得明显。

11.3　统计学图谱原理

由于 SPECT 图像空间分辨率较低，肉眼难以观察到细微的灌注减低，导致判读者组内和组间一致性较低[3]。统计分析方法是一种将低灌注区域直观清晰显示的可视化方法。如图 11-1 所示，研究对象是 1 例 76 岁男性患者，可以看到双侧内侧颞叶脑区灌注减低（白色箭），但其他区域肉眼看起来仍然正常。但统计分析显示，除了内侧颞叶外，双侧楔叶（黄色箭）也存在低灌注。这些结果对医务人员、患者和家属都很有说服力并且容易理解。在日本，有两个相应的统计软件包被广泛应用于临床。一个是 Matsuda 等开发的 easy Z-score 成像系统（eZIS）[4]，另一个是 Minoshima 等开发的三维立体定向曲面投影（3D-SSP）[5]。由于两个软件包的处理过程相似，这里我们以 eZIS 做示例进行介绍。需要注意的是，eZIS 采用的是统计参数映射软件（SPM）对图像进行标准化平滑处理。

11.3.1　预处理（标准化和平滑）

因每个人大脑的大小和形状不同，为了便于不同受试者之间的比较，所有图像需要进行均一化处理。在 eZIS 中是利用 SPM，将图像进行由蒙特利尔神经学研究所（MNI）模板定义的"标准化"处理完成的。标准化过程的细节由 SPM 的开发者之一 Ashburner 已具体描述[6]。

在完成空间标准化之后，图像数据会变得"平滑"或模糊。通过平滑处理，提高了图像信噪比，同时保证了残差更接近高斯分布，减小了主体间配准误差。平滑的另一个原因是简化后续结果，只报告具有显著差异的区域[7]。预处理概述如图 11-2 所示。

11.3.2　生成 Z 分数图像

预处理后，每幅图像都完成了标准化。需要注意的是，标准化过程中 eZIS 与 SPM 采取的方法不同。在 SPM 中，标准化需要两个步骤。首先，计算图像的均值，即对所有体素值（VV）包括脑外部分进行平均。因此，我们需要给图像设定一定的阈值。其次，阈值的计算方法是均值除以 8，然后通过对阈值以上的体素值求平均值来计算总体素值。最后，把总体素值设置为 50ml/（min·100g），每个体素值按照比例进行调整。

另一方面，eZIS 采用了一个简化的程序。

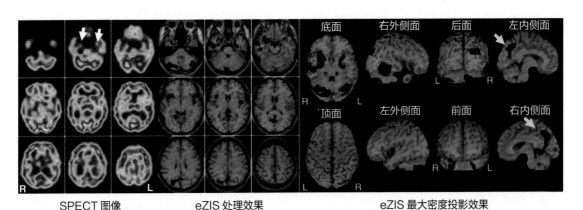

SPECT 图像　　　　eZIS 处理效果　　　　eZIS 最大密度投影效果

图 11-1　SPECT 图像统计分析结果示例

在 SPECT 图像中，除了颞叶内侧脑区外，肉眼难以判断其他脑区是否有灌注减低。但 z 分数成像软件（eZIS）统计分析显示除海马外，楔叶也存在灌注减低。这些结果对医务人员、患者及其家属都很有说服力并且容易理解

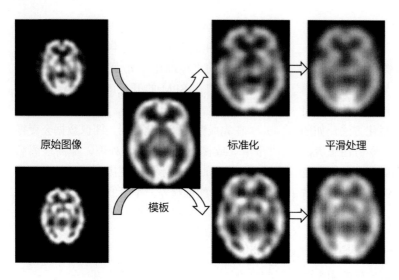

原始图像　　　　　标准化　　　　平滑处理

模板

图 11-2　预处理方案

为了便于多个受试者进行比较，图像数据利用蒙特利尔神经学研究所模板进行标准化处理。经空间标准化、平滑处理，使图像数据适合于统计分析

首先，它给需要预处理的图像加一个大脑掩模，然后计算掩模处理后图像的平均值。设置总体素值和调整体素值的方法与 SPM 相同。图 11-3 说明了在处理过程中体素平均值和体素值的变化。如预处理图像中体素坐标 [40 30 40] 的体素值为 796.0，均值是 368.8。注意此时的平均值包括脑外的体素。加入掩模后 [40 30 40] 的体素值保持不变，但平均值从 368.8 变为了 635.1。现在按照 eZIS 比例将平均值设为 50，那么 [40 30 40] 的体素值为 $796.0 \times \dfrac{50}{635.1} = 62.7$。理解这个过程很重要，因为有时我们在 eZIS 结果中见到明显的高灌注。例如，晚期痴呆患者脑总血流量（CBF）可降至 30ml/（min·100g），但是在初级感觉运动区域的局部脑血流量可保持正常如 45ml/（min·100g）。这种情况下，经标准化调整后，初级躯体感觉区域的局部脑血流量为 $45 \times \dfrac{50}{30} = 75$，提示该区域有明显的灌注增高。为了防止对结果的误解，建议定期检查总脑血流量。

完成标准化后，每个体素的 Z 分数利用以下公式进行计算：

$$Z 分数 = \frac{对照组平均体素值 - 受试者体素值}{对照组体素值 SD}$$

SD 表示标准差。该公式也可做以下表述：

$$受试者体素值 = 对照组平均体素值 - Z 分数 \times 对照组体素值 SD$$

因此，如果 Z 分数等于 2，就可以说，某个受试者体素的体素值小于对照组体素平均值的 2 倍标准差。这个方程也告诉我们需要事先准备好对照组的均值和标准差。Z 分数很大程度上取决于对照组的质量，因此我们要知道使用不同的对照组可能会得到完全不同的结果。

Z 分数图像覆盖在标准大脑上如图 11-1 所示。Z 分数的阈值是一个任意集。在图 11-1 中，Z 分数的阈值被设置为 2。

11.4　阿尔茨海默病 SPECT 表现

典型 AD 的 SPECT 表现为以下区域低灌注：①颞顶叶皮质；②后扣带回和楔前叶；③颞叶内侧区[8]。需要注意的是，初级感觉运动区域的脑血流量可保持正常直到病变后期。图 11-4 中的黄色箭指示 AD 典型的低灌注改变，红色箭指示初级感觉运动区 CBF 仍保持正常。

11.4.1　顶颞叶皮质

顶颞叶皮质是 AD 首先受累的区域[8]。Kemp 和同事研究发现，早发型 AD 患者较晚

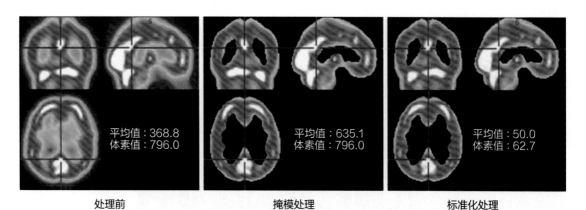

平均值：368.8
体素值：796.0

平均值：635.1
体素值：796.0

平均值：50.0
体素值：62.7

处理前　　　　　　　　　掩模处理　　　　　　　　　标准化处理

图 11-3　经掩模处理和比例调整后某一体素的平均值和体素值变化示意图

发型患者后联合皮质受累范围更广[9]。当病变进展时，低灌注区域逐渐累及到除初级感觉运动区域外的其他额叶部分。

11.4.2　后扣带回和楔前叶

后扣带回（PCG）和楔前叶的低灌注或低代谢是 AD 非常早期的改变。事实上，即使只是遗忘型 MCI 在这些区域也表现为低灌注[10]。尽管统计图像分析可明确显示后扣带回和楔前叶有低灌注，通过肉眼仔细观察也可以看到这些改变。图 11-5 中的白色圆圈表示后扣带回和楔前叶的低灌注。注意 SPECT 图像中白色箭指示的暗区，表示后扣带回低灌注。Small 等证实在症状前期后扣带回和楔前叶代谢减低可以预测有遗传风险的 AD 患者未来认知能力下降[11]。提示在出现认知障碍之前，在后扣带回和楔前叶就可出现可识别的低灌注或低代谢。

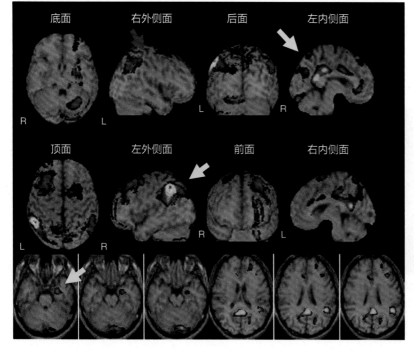

底面　　右外侧面　　后面　　左内侧面

顶面　　左外侧面　　前面　　右内侧面

图 11-4　典型 AD 的 SP-ECT 图像表现为以下区域低灌注：①颞顶叶联合皮质；②后扣带回和楔前叶；③颞叶内侧区。注意初级感觉运动区域的脑血流量（CBF）可保持正常直到病变后期。黄色箭指示 AD 典型的低灌注改变区域，红色箭指示初级感觉运动区 CBF 仍保持正常

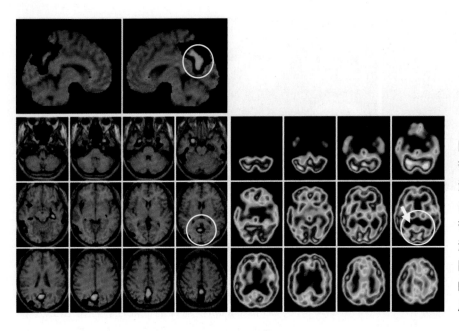

图 11-5　认识后扣带回和楔前叶低灌注的一个关键点。白色圆圈表示后扣带回和楔前叶的低灌注。注意 SPECT 图像中白色箭指示的暗区，表示的是后扣带回低灌注

11.4.3　内侧颞叶脑区

目前已被广泛认可的是，AD 患者从早期就开始出现海马体积缩小[12]。SPECT 图像因为空间分辨率较低，会受到部分容积校正的影响，提示即使 SPECT 显示海马的局部脑血流量（rCBF）没有减少，其实已经减少了。事实上，Ishii 等研究也发现轻度 AD 患者海马区的 rCBF 经过部分容积校正后显示正常[13]。尽管如此，海马区灌注减低反映了海马功能障碍。图 11-6 显示了海马灌注减低。在横断位图像上，健康受试者颞叶灌注呈"蟹爪状"（白色圆圈）。但当海马灌注减低时，蟹爪的内侧部分就消失了。

11.5　阿尔茨海默病 SPECT 纵向变化

有 1 例 71 岁男性患者，他在首诊时诊断为遗忘性 MCI，多年后进展为临床型 AD。追踪了 5 年的 SPECT 图像（图 11-7）。在首诊时

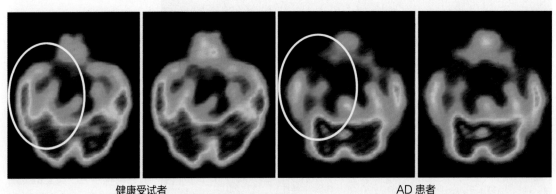

健康受试者　　　　　　　　　　　　　　　AD 患者

图 11-6　海马低灌注

在横断位图像上，健康受试者颞叶灌注呈"蟹爪状"（白色圆圈）。但当海马灌注减低时，蟹爪的内侧部分消失

主诉为主观性健忘，当时患者的简易精神状态检查量表（MMSE）是 26 分。SPECT 显示后扣带回和海马灌注减低。但患者的认知能力仍然存在。2 年后复查时，MMSE 为 25 分，但 SPECT 显示后扣带回和楔前叶灌注进行性减低。以后，患者的认知能力进行性下降。4 年后复查时 MMSE 为 21 分，SPECT 显示海马灌注进行性减低。再过一年 MMSE 降至 20 分。注意从首诊到 2 年复查时，尽管后扣带回和楔前叶 rCBF 明显下降，但 MMSE 变化并不大。认识到这一点在临床非常重要，因为 rCBF 可能作为认知能力下降的一个预测方式。因此从某种程度来讲，仅复查 MMSE 不能准确预测疾病的进展。

如本章所述，SPECT 对于诊断和短期预测认知能力下降是非常有用的。如果对患者认知能力下降的诊断不明确，或者想了解患者认知下降的远期变化，SPECT 是一种较好的检查方法。

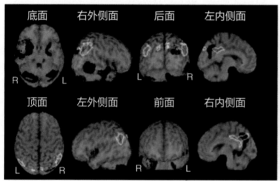

首诊 MMSE 26

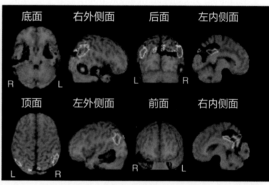

X+2 年，MMSE 25

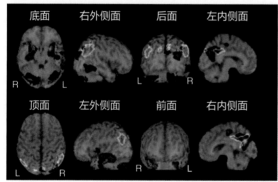

X+4 年，MMSE 21

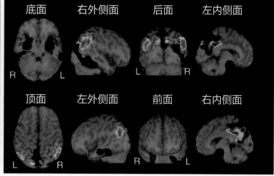

X+5 年，MMSE 20

图 11-7　71 岁男性临床期 AD 患者的 rCBF 纵向变化，注意楔前叶灌注减低发生在认知下降之前

参考文献

[1] Braak H，Braak E. Staging of Alzheimer's disease-related neurofibrillary changes. Neurobiol Aging，1995，16:271–278.; discussion 278–84. doi:10.1016/0197-4580（95）00021-6.

[2] Delacourte A，David JP，Sergeant N，et al. The biochemical pathway of neurofibrillary degeneration in aging and Alzheimer's disease. Neurology，1999，52:1158–1165.

[3] Imabayashi E，Matsuda H，Asada T，et al. Superiority of 3-dimensional stereotactic surface projection analysis over visual inspection in discrimination of patients with very early Alzheimer's disease from controls using brain perfusion SPECT. J Nucl Med，2004，45:1450–1457.

[4] Matsuda H，Mizumura S，Nagao T，et al. An easy Z-score imaging system for discrimination between very early Alzheimer's disease and controls using brain perfusion SPECT in a multicentre study. Nucl Med Commun，2007，28:199–205. doi:10.1097/MNM.0b013e328013eb8b.

[5] Minoshima S，Frey KA，Koeppe RA，et al. A diagnostic approach in Alzheimer's disease using three-dimensional stereotactic surface projections of fluorine-18-FDG PET. J Nucl Med，1995，36:1238–1248.

[6] Ashburner J，Friston KJ. Nonlinear spatial normalization using basis functions. Hum Brain Mapp，1999，7:254–266.

[7] Ashburner J. Computational anatomy with the SPM software. Magn Reson Imaging，2009，27:1163–1174.

[8] Kanetaka H，Matsuda H，Asada T，et al. Effects of partial volume correction on discrimination between very early Alzheimer's dementia and controls using brain perfusion SPECT. Eur J NuclMed Mol Imaging，2004，31:975–980. doi:10.1007/s00259-004-1491-3.

[9] Kemp PM，Holmes C，Hoffmann SM，et al. Alzheimer's disease: differences in technetium-99mHMPAO SPECT scan findings between early onset and late onset dementia. J Neurol Neurosurg Psychiatry，2003，74:715–719. doi:10.1136/jnnp.74.6.715.

[10] Minoshima S，Giordani B，Berent S，et al. Metabolic reduction in the posterior cingulate cortex in very early Alzheimer's disease. Ann Neurol，1997，42:85–94. doi:10.1002/ana.410420114.

[11] Small GW，Ercoli LM，Silverman DH，et al. Cerebral metabolic and cognitive decline in persons at genetic risk for Alzheimer's disease. Proc Natl Acad Sci U S A，2000，97:6037–6042. doi:10.1073/pnas.090106797.

[12] Risacher SL，Saykin AJ. Neuroimaging biomarkers of neurodegenerative diseases and dementia. Semin Neurol，2013，33:386–416. doi:10.1055/s-0033-1359312.

[13] Ishii K，Sasaki M，Yamaji S，et al. Paradoxical hippocampus perfusion in mild-to-moderate Alzheimer's disease. J Nucl Med，1998，39:293–298.

第12章 路易体痴呆的神经影像学研究

Haruo Hanyu

摘 要: 路易体痴呆(DLB)是继 AD 后的第 2 种常见的神经退行性痴呆。尽管完善了统一的诊断标准,但是 DLB 与其他类型的痴呆,如 AD 的鉴别仍较困难。目前正在进行的一些影像学研究是为了更准确地区分 DLB 与其他类型的痴呆症。与 AD 相比,DLB 的 MRI 表现为内侧颞叶结构正常,而包括无名质核和中脑背侧在内的皮质下结构明显萎缩。单光子发射 CT(SPECT)显示枕叶灌注减少和深部灰质(如纹状体和丘脑)的灌注相对增加是 DLB 的特征性表现。与灌注 SPECT 相比,MIBG 心肌闪烁显像在鉴别可能的 DLB 与 AD 方面具有更高的敏感度和特异度。多巴胺转运体成像是自 2014 年以来在日本应用的一项技术,对 DLB 具有良好的诊断准确率。国际公认的 DLB 诊断标准(2005 年版)将多巴胺转运体显像的异常作为支持诊断的特征表现。由于特发性 REM 睡眠行为障碍(idiopathic REM sleep behavior disorder,iRBD)认为是 α – 突触核蛋白病的前驱阶段,所以在一些 iRBD 患者中可以观察到上述表现。本章主要综述 DLB 和 iRBD 在神经影像学研究中的应用和发现。

关键词: 路易体痴呆,磁共振成像,单光子发射 CT,MIBG 心肌闪烁显像,多巴胺转运体成像,快速眼动睡眠行为障碍

12.1 引言

DLB 和帕金森病痴呆(PDD)是引起痴呆的第二大常见病因,仅次于 AD,占所有尸检病例的 15%。DLB 以在警觉、视幻觉变化最明显的波动性认知功能障碍和锥体外系体征为临床特征[1](PDD 也经常是)。其他特征表现如快速眼动睡眠行为障碍(rapid eye movement sleep behavior disorder,RBD)、妄想、抑郁、反复跌倒和晕厥也可经常观察到。最近一项老年人全面评估的研究表明,DLB 在一些项目上出现的轻微或严重问题的频率明显高于 AD,主要包括视觉功能、语言交流、服药依从性、抑郁、上下肢功能、跌倒史、排尿及日常生活中基本的和使用工具活动的功能受损[2]。这些神经和精神症状及老年问题很可能与认知和功能预后较差有关。事实上,我们发现 DLB 比 AD 住院(或死亡)风险较高,最常见的原因是与跌倒相关的损伤和吸入性肺炎[2-5]。因此,DLB 的正确诊断非常重要,因为 DLB 与其他类型的痴呆在病程、治疗和护理方面不同。然而,DLB 特别是在早期阶段的诊断比较困难。

一些影像技术已成为支持临床诊断各种痴呆的潜在方法。目前 MRI 和正电子发射断层扫描(PET)或单光子发射 CT(SPECT)被用来区分 DLB 与其他类型的痴呆症。此外,^{123}I-间碘苯甲胍(MIBG)心肌闪烁成像和多巴胺转运体(DAT)成像是识别 DLB 以及与其他神经退行性疾病鉴别的重要影像技术[4, 5]。

DLB 和 PDD 有着相似的神经影像模式。本章综述了几种影像学方法鉴别 DLB 与其他类型的痴呆症，特别是与 AD 的鉴别诊断。

12.2 MRI

MRI 可显示 DLB 全脑和皮质下萎缩改变[6]。定性和容积 MRI 研究显示 DLB 内侧颞叶的萎缩程度比 AD 较轻。先前的发现与最近基于体素的形态测量研究结果一致。这些发现也得到了一项具有病理学验证的前瞻性 MRI 研究的支持[7]。MRI 使用基于体素的阿尔茨海默病特定脑区分析系统（VSRAD）显示在评估海马萎缩方面 DLB 的 Z 分数明显小于 AD 患者[8]（图 12-1）。最近的一项通过人工追踪海马边界和计算机辅助后处理的研究显示，与 AD 的海马改变模式不同，DLB 对应于双侧 CA1 区前部的海马分区，沿着 CA2-3 区背侧的纵向中线，有显著的组织丢失（10% ~ 20%）[9]。我们发现 DLB 组海马的磁化转移率（MTR）明显高于 AD 组[10]。海马区包括神经元丢失、胶质增生、脱髓鞘和轴突丢失等病理改变可能与 MTR 降低有关。这些结果可能反映了 DLB 的海马区神经元变性程度较轻这一组织病理学与 AD 的潜在差异。因此，内侧颞叶结构的相对保留有望成为 DLB 和 AD 鉴别诊断的标志物。

在皮质下结构中，无名质核（包括麦纳尔基底核）[11]和中脑背侧[12]的萎缩都已在 DLB 证实。这些结构的萎缩与相应区域的病理改变一致。DLB 表现的无名质核萎缩与胆碱功能障碍有关。然而，目前尚不清楚这些皮质下结构变化是否是区分 DLB 及鉴别与 AD 的诊断标志物。

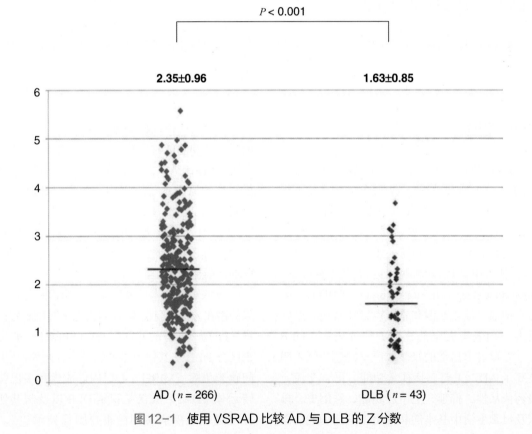

图 12-1 使用 VSRAD 比较 AD 与 DLB 的 Z 分数

12.3　SPECT 灌注成像

目前 SPECT 灌注的研究在用来区分各种类型的痴呆是因为该技术反映灌注异常，根据灌注特征可以对痴呆进行分型。尽管 DLB 枕部异常的神经病理学和神经化学基础尚不清楚，但 SPECT 和 PET 的脑功能成像研究显示，枕部的代谢和灌注减少是 DLB 的特征（图 12-2）。有研究者指出，功能性脑成像研究在区分 DLB 和 AD 方面具有一定的价值，尽管存在一些方法学上的差异，包括患者选择（确诊或可能的病例）、扫描方法（PET 与 SPECT）和图像分析（常规感兴趣区或统计图像分析）。一项使用 [18F] 氟脱氧葡萄糖（FDG）PET 检测的多中心研究显示，枕叶低代谢表现可区分 DLB 和 AD，其灵敏度为 71%，特异度为 95%[14]。另一方面，SPECT 诊断的准确性相对较低，其灵敏度为 65%～85%，特异度为 85%～87%[5]。我们发现结合 MMSE 和 SPECT 灌注成像对 DLB 和 AD 鉴别较好，其灵敏度为 81%，特异度为 85%。

Lim 等 [15, 16] 证实枕部低代谢和后扣带回的相对保留（扣带回岛征）可区分 DLB 与 AD，其灵敏度为 77%，特异度为 80%。除了枕部低灌注外，深部灰质（纹状体和丘脑）的灌注增加也是 DLB 的一个特征，可能是由基底神经节多巴胺输入减少引起的代偿性改变 [17]（图 12-3）。这些额外的脑功能成像变化可能会提高 DLB 诊断的准确率。

DLB 中的精神症状似乎与空间上明显的灌注不足有关。Nagahama 等 [18] 发现，视幻觉与顶枕联合区皮质灌注不足及妄想、错觉与边缘 - 边缘旁区结构灌注不足一致。丘脑灌注增加和下枕部的灌注减少可能与意识的波动有关 [19]。

12.4　MIBG 心肌闪烁显像

MIBG 心肌闪烁显像是一种有用的、无创检查技术，不仅可用于评估原发性心脏病的局部心肌交感神经损伤，也可用于突触核蛋白病，如 PD、DLB 和 REM 睡眠行为障碍（RBD）（图 12-4）。MIBG 成像在日本主要是以队列研

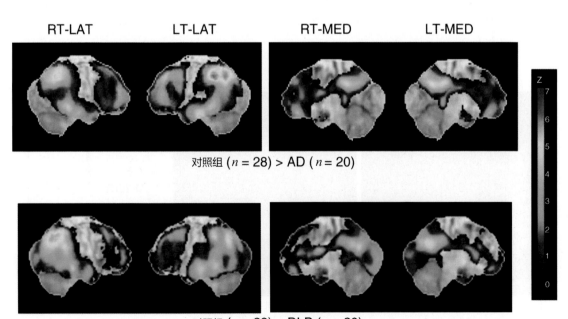

RT-LAT　　LT-LAT　　RT-MED　　LT-MED

对照组（$n = 28$）> AD（$n = 20$）

对照组（$n = 28$）> DLB（$n = 20$）

图 12-2　SPECT 灌注（3D-SSP）显示 AD 与 DLB 的 Z 分数图

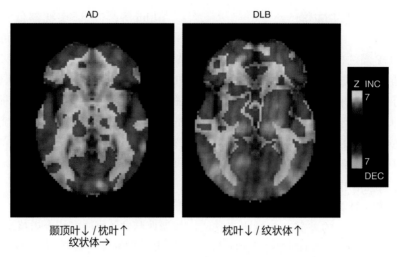

图 12-3　AD 与 DLB 的 SPECT 灌注双相图

究进行的。许多研究表明，与 AD 组和正常对照组相比，DLB 患者的 MIBG 摄取（心肌与纵隔比：H/M）值降低。来自 Sinha 等 [5] 的一篇综述说明 MIBG 心肌闪烁显像对诊断 DLB 具有较高灵敏度（范围 83% ～ 100%）和高特异度（范围 82% ～ 100%）。MIBG 闪烁显像对 DLB 的检测较 SPECT 对枕部低灌注更敏感 [20]。我们研究了 MIBG 闪烁显像在我们记忆门诊 96 例痴呆患者中鉴别诊断中的作用，

包括 32 例 DLB、9 例 PDD、40 例 AD 和 24 例其他类型痴呆。其中正确识别路易体病（包括 DLB 和 PDD）患者总体灵敏度为 95%，与其他类型痴呆患者区分的特异度为 87%[21]（图 12-5）。MIBG 闪烁显像与疾病严重程度或 DLB 病程无关。虽然也有心脏疾病、糖尿病和一些药物治疗的患者 MIBG 摄取减少的报道，但这项技术仍然是鉴别诊断 DLB、PDD 和其他类型痴呆的重要工具。

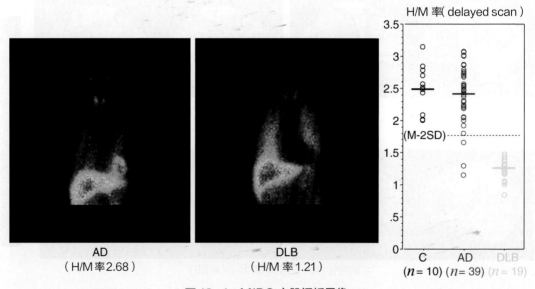

图 12-4　MIBG 心肌闪烁显像

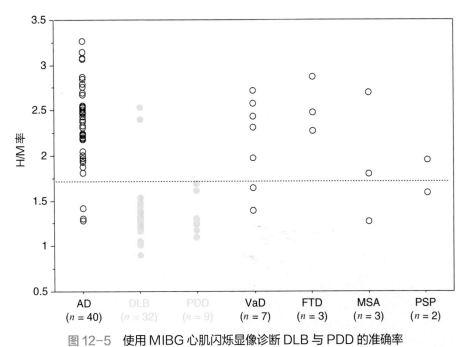

图 12-5 使用 MIBG 心肌闪烁显像诊断 DLB 与 PDD 的准确率

12.5 多巴胺转运体（DAT）成像

多巴胺转运蛋白特异性配体（FP-CIT 和 β-CIT）SPECT 显像为突触前黑质纹状体的变性提供了一个标志物。自 2014 年起，在日本 DAT 扫描已在临床应用于 DLB 和 PD 患者。DAT 显像在 PD 和 DLB 表现异常反映了黑质纹状体变性，但在 AD 中不存在，提示 DAT 成像是鉴别 DLB 和 AD 的一种有效方法。在我们 DAT 显像的临床前研究中，以特异度结合比分数为 4.1 为阈值，鉴别诊断 DLB 与 AD 的灵敏度为 92%，特异度为 84%（图 12-6）。一项大的多中心研究显示，DAT 扫描成像异常在诊断可能的 AD 与 DLB 的敏感度和特异度分别为 78% 和 90%[22]。DAT 成像结果与绝大多数尸检诊断结果一致（8 例 DLB 中的 7 例，12 例非 DLB 中的 12 例），比临床诊断更准确[23]。FP-CIT SPECT 对确诊临床可能的 DLB 病例也较可靠，DAT 摄取减少是 DLB 国际共识标准的一个提示性诊断特征[24]。

与 SPECT 脑灌注成像和 FDG-PET 相比，DAT 显像对 DLB 的诊断准确率更高。最近的一项临床研究显示，DAT 成像和 MIBG 显像在 DLB 和其他痴呆的鉴别诊断中表现出相似的准确率[25]。然而，DAT 显像不能鉴别 PD/DLB 与其他帕金森综合征，因为进行性核上性麻痹、多系统萎缩和皮质基底综合征也表现为纹状体多巴胺摄取减少。对同时发生的血管性病变对纹状体 DAT 结合的影响尚不明确。尽管对鉴别不同的突触核蛋白病的诊断能力有限，欧洲神经病学学会联合会（European Federation of Neurological Societies，EFNS）指南仍然建议使用 DAT 扫描作为鉴别 DLB 和 AD 的唯一达到 A 类证据水平的影像学检查[26]。

12.6 特发性 RBD（iRBD）的结构和功能改变

快速眼动睡眠行为障碍（rapid eye movement sleep behavior disorder，RBD）是一种睡眠异常，

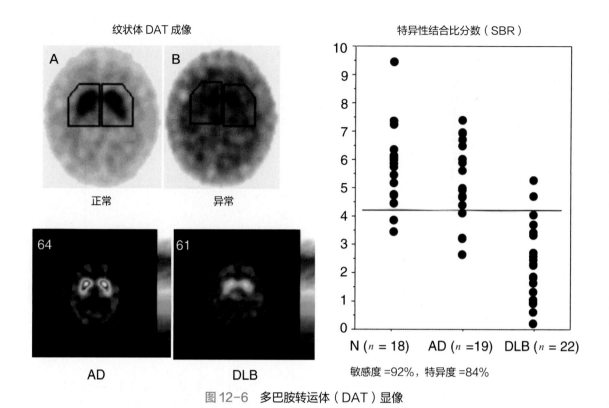

图 12-6　多巴胺转运体（DAT）显像

其特征是在快速眼动睡眠中失去正常的骨骼肌张力，做梦时出现明显的运动活动。RBD 可以是一种特发性疾病，也可以与神经退行性疾病尤其是 α- 突触核蛋白病有关。最近的研究表明，iRBD 患者存在多种神经心理障碍，如视觉空间构建障碍、执行功能障碍、记忆障碍、嗅觉检测异常、纹状体突触前多巴胺转运体减少及 MIBG 的摄取减少。由于这些是包括 PD 和 DLB 在内的 α- 突触核蛋白病的特征性表现，iRBD 可能是 α- 突触核蛋白病的前驱阶段。

目前对 iRBD 患者大脑结构和功能改变的研究很少。我们使用基于体素的 MRI 形态学测量法研究了 iRBD 患者的大脑结构变化。与 18 例年龄匹配的对照组相比，20 例 iRBD 患者的双侧小脑前叶、脑桥被盖部分、左侧海马旁回的灰质体积明显减少[27]。最近 Scherfler 等[28] 的研究表明，iRBD 患者中脑被盖和背侧脑桥的各向异性分数显著降低，脑桥网状结构内的平均弥散系数增加。这些在体研究成果支持了脑干结构病变是 iRBD 发生的原因。在我们的 SPECT 研究中，iRBD 患者的顶枕叶（楔前叶）、边缘叶和小脑半球的灌注降低，这些表现在包括 DLB 和 PDD 在内的 α- 突触核蛋白病患者中较常见[29]（图 12-7）。此外，一项纵向研究表明 iRBD 患者顶枕叶灌注在第 2 次 SPECT 检查比第 1 次的减少更多[30]，而在整个研究过程中没有患者表现出任何神经缺陷，包括锥体外系的和小脑体征、视幻觉或神经心理障碍（图 12-8）。因此，尽管尚未发现在神经病学和神经精神病学上的损伤，iRBD 可能是一种进展性的神经退行性疾病。

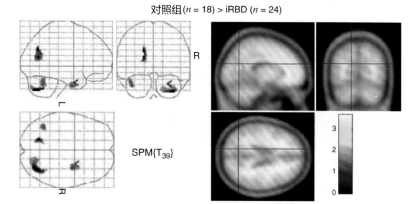

脑区		BA	Z 分数	坐标		
				X	Y	Z
小脑	右前叶	-	3.4	36	-70	-34
	右后叶	-	2.41	36	-52	-28
	左前叶	-	2.8	-40	-58	-26
顶叶	右楔前叶	7	2.49	18	-76	39
	左楔前叶	7	3.37	-17	-63	29
枕叶	左楔前叶	31	3.08	-18	-63	20
边缘叶	右钩回	20	2.84	32	-5	-30

图 12-7　iRBD 患者 SPECT 灌注图像的 SPM 分析

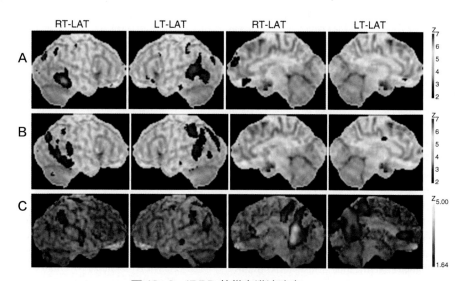

图 12-8　iRBD 的纵向灌注改变

与正常对照组 [n = 18，平均年龄（70±8）岁] 相比，iRBD 患者 [n = 8，平均年龄（71±3）岁] 的第 1 次灌注 SPECT（A）和第 2 次灌注 SPECT（B）灌注区域减少的三维视图。平均间隔时间为（23±9）个月。iRBD 患者第 2 次 SPECT 与第 1 次 SPECT 比较灌注减少的三维视图（C）

结 论

DLB 的神经影像学主要特征为：①在 MRI 上表现内侧颞叶结构保存；②在 SPECT 上枕部低灌注及纹状体的相对高灌注表现；③心肌 MIBG 摄取减少；④纹状体中多巴胺转运减少。这些技术是识别 DLB 患者并与其他神经退行性疾病（如 AD）鉴别的重要影像手段。在不久的将来，突触核蛋白显像的方法或许可像 AD 中淀粉样蛋白和 tau 蛋白显像一样应用于临床实践工作中。

致谢：感谢东京医科大学国际医学委员会的 Maya Vardaman 和 Edward F Barroga 副教授对本文手稿的审查和编辑。

参考文献

[1] McKeith IG, Dickson DW, Lowe J, et al. Consortium on DLB. Diagnosis and management of dementia with Lewy bodies, third report of the DLB consortium. Neurology, 2005, 65:1863-1872.

[2] Namioka N, Hanyu H, Hatanaka H, et al. Comprehensive geriatric assessment in elderly patients with dementia. Geriatr Gerontl Int Aug, 2014, 15(1):27-33.

[3] Hanyu H, Sato T, Hirao K, et al. Differences in clinical course between dementia with Lewy bodies and Alzheimer's disease. Eur J Neurol, 2009, 16:212-217.

[4] Taylor J-P, O'Brien J. Neuroimaging of dementia with Lewy bodies. Neuroimaging Clin N Am, 2012, 22:67-81.

[5] Sinha N, Firebank M, O'Brien JT. Biomarkers in dementia with Lewy bodies: a review. Int J Geraitr Psychiatry, 2012, 27:443-453.

[6] Watson R, Blamire AM, O'Brien JT. Magnetic resonance imaging in Lewy body dementias. Dement Geriatr Cogn Disord, 2009, 28:493-506.

[7] Burton EJ, Barber R, Mukaetova-Ladinska EB, et al. Medial temporal lobe atrophy on MRI differentiate Alzheimer's disease from dementia with Lewy bodies and vascular cognitive impairment: a prospective study with pathological verification of diagnosis. Brain, 2009, 132:195-203.

[8] Hirata Y, Matsuda H, Nemoto K, et al. Voxel-based morphometry to discriminate early Alzheimer's disease from controls. Neurosci Lett, 2005, 382:269-274.

[9] Sabattoli F, Boccardi M, Galluzzi S, et al. Hippocampal shape differences in dementia with Lewy bodies. NeuroImage, 2008, 41:699-705.

[10] Hanyu H, Shimizu S, Tanaka Y, et al. Differences in magnetization transfer ratios of the hippocampus between dementia with Lewy bodies and Alzheimer's disease. Neurosci Lett, 2005, 380:166-169.

[11] Hanyu H, Shimizu S, Tanaka Y, et al. MR features of the substantia innominata and therapeutic implications in dementias. Neurobiol Aging, 2007, 28:548-554.

[12] Whitwell JL, Weigand SD, Shiung MM, et al. Focal atrophy in dementia with Lewy bodies on MRI: a distinct pattern from Alzheimer's disease. Brain, 2007, 130:708-719.

[13] Shimizu S, Hanyu H, Kanetaka H, et al. Differentiation of dementia with Lewy bodies from Alzheimer's disease using brain SPECT. Dement Geriatr Cogn Disord, 2005, 20:25-30.

[14] Mosconi L, Tsui WH, Herholz K, et al. Multicenter standardized 18F-FDG PET diagnosis of mild cognitive impairment, Alzheimer's disease, and other dementias. J Nucl Med, 2008, 49:390-398.

[15] Hanyu H, Shimizu S, Hirao K, et al. Differentiation of dementia with Lewy bodies from Alzheimer's disease using mini-mental state examination and brain perfusion SPECT. J Neurol Sci, 2006, 250:97-102.

[16] Lim SM, Katsifits A, Villemagne VL, et al. The ^{18}F-FDG PET cingulate island sign and comparison to 123I-β-CIT SPECT for diagnosis of dementia with Lewy bodies. J Nucl Med, 2009, 50:1638-1645.

[17] Sato T, Hanyu H, Hirao K, et al. Deep gray matter hyperperfusion with occipital hypoperfusion in dementia with Lewy bodies. Eur J Neurol, 2007, 14:1299-301.

[18] Nagahama Y, Okina T, Suzuki N, et al. Neural correlates of psychotic symptoms in dementia wit Lewy bodies. Brain, 2010, 133:557-567.

[19] O'Brien JT, Firbank MJ, Mosimann UP, et al. Changes in perfusion, hallucinations and fluctuations in consciousness in dementia with Lewy bodies. Psychiatry Res, 2005, 139:79-88.

[20] Hanyu H, Shimizu S, Hirao K, et al. Comparative value of brain perfusion SPECT and [^{123}I] MIBG myocardial scintigraphy in distinguishing between dementia with Lewy bodies and Alzheimer's disease. Eur J Nucl Med Mol Imaging, 2006, 33:248-253.

[21] Hanyu H, Shimizu S, Hirao K, et al. The role of [^{123}I] MIBG myocardial scintigraphy for the diagnosis of Lewy body disease in patients with dementia in a memory clinic. Dement Geriatr Cogn Disord, 2006, 22:379-384.

[22] McKeith I, O'Brien J, Walker Z, et al. Sensitivity

and specificity of dopamine transporter imaging with ^{123}I-FP-CIT SPECT in dementia with Lewy bodies: a phase III, multicentre study. Lancet Neurol, 2007, 6:305–313.

[23] Walker Z, Jaros E, Walker RWH, et al. Dementia with Lewy bodies: a comparison of clinical diagnosis, FP-CIT single photon emission computed tomography imaging and autopsy. J Neurol Neurosurg Psychiatry, 2007, 78:1176–1781.

[24] O'Brien JT, McKeith IG, Walker Z, et al. Diagnostic accuracy of ^{123}I-FP-CIT SPECT in possible dementia with Lewy bodies. Br J Psychiatry, 2009, 1194:34–39.

[25] Treglia G, Cason E, Cortelli P, et al. Iodine-123 metaiodobenzylguanidine scintigraphy and iodine-123 ioflupane single photon emission computed tomography in Lewy body diseases: complementary or alternative techniques? J Neuroimaging, 2014, 24:149–154.

[26] Hort J, O'Brien JT, Gainotti G, et al. EFNS guidelines for the diagnosis and management of Alzheimer's disease. Eur J Neurol, 2010, 17:1236–1248.

[27] Hanyu H, Inoue Y, Sakurai H, et al. Voxel-based magnetic resonance imaging study of structural brain changes in patients with idiopathic REM sleep behavior disorder. Parkinsonism Relat Disord, 2012, 18:136–139.

[28] Scherfler C, Frauscher B, Schocke M, et al. White and gray matter abnormalities in idiopathic rapid eye movement sleep behavior disorder: a diffusion-tensor imaging and voxel-based morphometric study. Ann Neurol, 2011, 69:400–407.

[29] Hanyu H, Inoue Y, Sakurai H, et al. Regional cerebral blood flow changes in patients with idiopathic REM sleep behavior disorder. Eur J Neurol, 2011, 18:784–788.

[30] Sakurai H, Hanyu H, Inoue Y, et al. Longitudinal study of regional cerebral blood flow in elderly patients with idiopathic rapid eye movement sleep behavior disorder. Geriatr Gerontol Int, 2014, 14:115–120.

第13章 额颞叶变性的神经影像学研究

摘　要： 额颞叶痴呆（frontotemporal dementia，FTD）是一种神经退行性疾病，首发症状通常是由额叶和颞前叶的神经细胞进行性丢失引起。它是第二常见的早发型痴呆。临床上可分为 3 种亚型：行为变异型额颞叶痴呆（bvFTD）、语义性痴呆（SD）和进行性非流利性失语。MRI 和 SPECT 等神经影像学检查有助于 FTD 的诊断。在本章中，FTD 典型的神经影像学表现将在每个临床亚型中讨论。

关键词： 额颞叶痴呆，语义性痴呆，进行性非流利性失语，MRI，SPECT

13.1 引言

额颞叶痴呆（frontotemporal dementia，FTD）是伴有额叶、颞前叶变性或两者兼有的一系列精神衰退性疾病。临床特征是进行性行为和人格的变化和（或）语言障碍。根据 Neary 等[1] 建立的标准，FTD 分为 3 种亚型：行为变异型额颞叶痴呆（behavioral abnormal frontotemporal dementia，bvFTD）、语义性痴呆（semantic dementia，SD）和进行性非流利性失语（progressive non fluent aphasia，PNFA）。

FTD 是 65 岁以下人群中早发性痴呆的常见原因。患病率在（2 ～ 10）/10 万。20% ～ 25% 的 FTD 病例发生于 65 岁以上的老年人。在未筛选的尸检报告中，FTD 约占所有痴呆病例的 5%。bvFTD 和 SD 的发病率在男性中较高，而 PNFA 发病率在女性中较高[3]。

FTD 的诊断需要有行为和语言发生变化的依据。然而，这些表现却是最不明显的或无记录可查。因此，神经影像学有助于识别早期 FTD 患者，其在结构影像上表现为额颞叶萎缩和功能神经影像上表现低灌注等特征模式。

在本章中，将阐述 FTD 各亚型的神经影像特征模式。

13.2 神经影像学与各临床亚型的关系

13.2.1 行为异常型额颞叶痴呆

行为异常型额颞叶痴呆（bvFTD）是最常见的额颞叶痴呆（FTD）亚型。bvFTD 患者表现出不同程度的冷漠或抑郁。他们可能会对社交、自理和个人责任感失去兴趣，或表现出不恰当的社交行为。洞察力通常会受损减弱，这也往往会耽误医疗咨询。个人可能会在社会风格、宗教和政治信仰上发生改变，包括重复的运动、囤积储藏、饮食行为的改变和亢奋。在后期可能会丧失对括约肌的控制。认知能力的下降相对不明显，正常的测试在早期可能表现的异常较少。常见的神经认知症状是缺乏计划和组织、注意力不集中及判断力差。执行功能方面的缺陷，如在思想灵活性、抽象推理和抑制反应测试中表现不佳，但学习和记忆功能相对保留，且知觉运动能力在早期阶段几乎都能保留[4]。

在 bvFTD 中，结构神经影像表现出额叶（尤其是内侧额叶）和颞前叶明显萎缩的显著特征 [5]。MRI 比 CT 更易于发现这些变化。值得注意的是，并不是所有患者或在疾病的早期阶段都表现出结构的变化。随访研究有助于证明额叶和颞前叶的萎缩是否为进展性的 [6]。

功能神经影像上主要表现为额叶或额颞叶皮质低代谢和（或）灌注不足 [7, 8]，这种改变可发生在形态结构改变之前的早期阶段 [7]。应用评级和组平均的功能成像研究表明，主要发生在额叶或额颞叶的低代谢或低灌注有助于 bvFTD 的鉴别诊断 [9-22]（图 13-1A ～ D）。

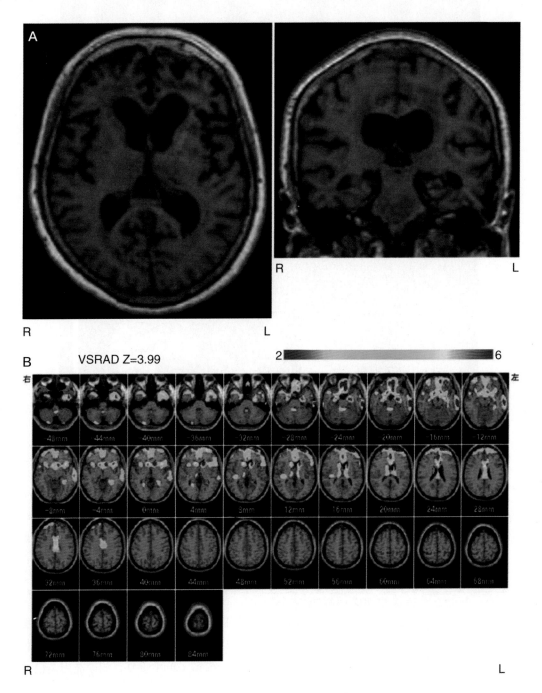

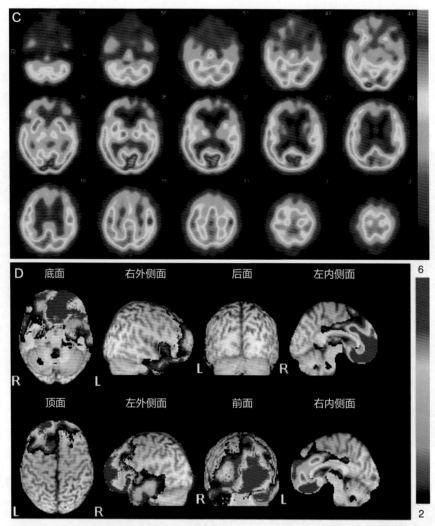

图 13-1   A.bvFTD 的 MRI（T$_1$）图像，轴位（左）和冠位（右）图像显示额颞叶萎缩；B.VSRAD 分析结果（正常健康志愿者组 vs bvFTD 组），彩色区域显示 bvFTD 组与正常健康志愿者组相比的萎缩区域；C.bvFTD 组的 ^{99m}Tc-ECD SPECT 图像，轴位图显示额部和颞前部低灌注；D.eZIS 分析结果（正常健康志愿者 vs bvFTD），彩色区域显示了 bvFTD 组与正常健康志愿者组相比灌注减低的区域

13.2.2   语义性痴呆

Warrington 报道过 3 例联想失认症和 1 例流利型失语症，其特征是颞前叶局限性不对称萎缩引起的命名障碍和文字理解障碍，被认为是语义记忆的一种选择性损伤。此外，Snowden 等也描述了这一特征，作为语义性痴呆（SD）[23]。后来，Hodges 等对 SD 进

行了全面的特征描述 [24]。1998 年，Neary 等完善了与额颞叶变性（FTLD）相关的 SD 诊断标准 [1]。

SD 的诊断要点是患者表现为渐进性的语言障碍，其特征表现是流利、空洞、自发的言语，以命名和理解能力受损而表现出来的词义丧失，保留了单字重复、朗读能力及记下口述

的拼写规则单词的能力[25]。与语言障碍不同，面容失认症（熟悉面孔的识别能力受损）和（或）联想失认症（对物体识别能力受损）的患者也可以被诊断为 SD。认知的其他方面可能是完整的或相对保留的。支持性诊断特征包括行为和性格的改变，其特征表现是缺乏同情心和同理心、关注的范围缩小和吝啬，因为这些变化被认为是 SD 的特征，通常与诊断的高特异性相关。

神经影像学显示双侧颞前、中、下叶不对称萎缩、低代谢和（或）低灌注，且左侧更容易受影响[14]（图 13-2A ～ D）。

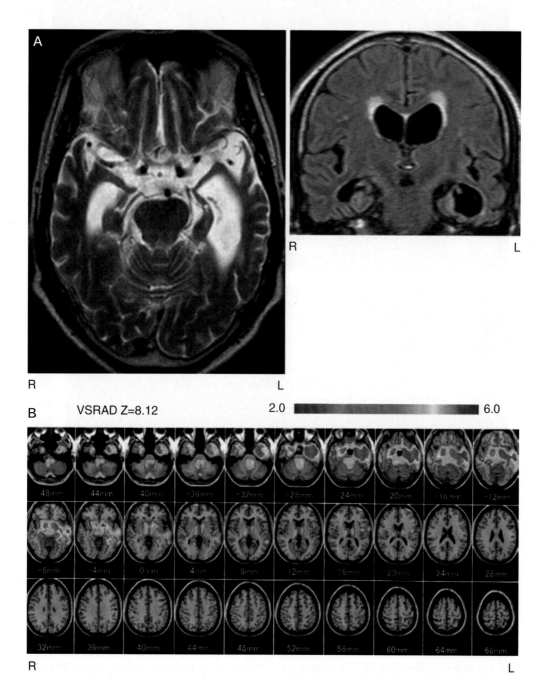

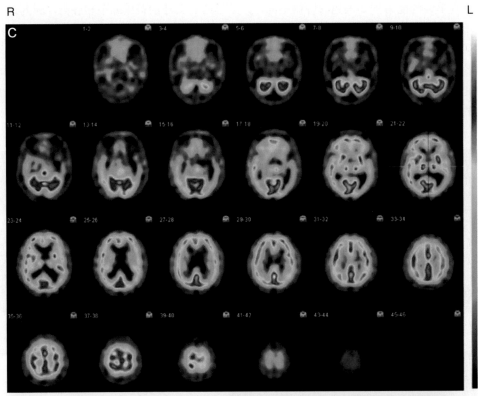

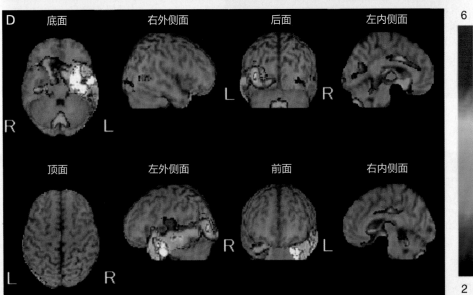

图 13-2 A. 语义性痴呆（SD）患者的 MRI 图像（T$_2$:左，轴位）和（FLAIR:右，冠状位）。双侧颞前叶不成比例的萎缩（左侧严重）。B.VSRAD 分析结果（正常健康志愿者 vs.SD 个体）。彩色区域显示的是 SD 个体与正常健康志愿者相比萎缩的区域。C. 语义性痴呆者的 ^{99m}Tc-ECD SPECT 图像。轴位图显示双侧颞叶不成比例的灌注减低（左侧严重）；D.eZIS 分析结果（正常健康志愿组与 SD 组）。彩色区域显示的是 SD 组与正常健康志愿者组相比的低灌注区

13.2.3　进行性非流利性失语症

Grossmann 等报道了一种不同形式的进行性语言障碍，其特征是语言不流畅、不易发言、犹豫和发音错误，称之为进行性非流利性失语症（progressive non fluent aphasia，PNFA）[26]。1998 年，Neary 等完善了与 FTLD 相关的 PNFA 诊断标准 [1]。

PNFA 的诊断需要具备渐进性非流利性自发言语症状至少一项：语言障碍、音韵性错语或命名障碍 [25]。其他方面的认知可能是完好的或相对完好的。与 bvFTD 晚期行为改变相似的表现也被纳入支持性诊断特征。

神经影像学主要表现为左后额叶 - 岛叶萎缩、低代谢和（或）低灌注 [27-29]（图 13-3）。

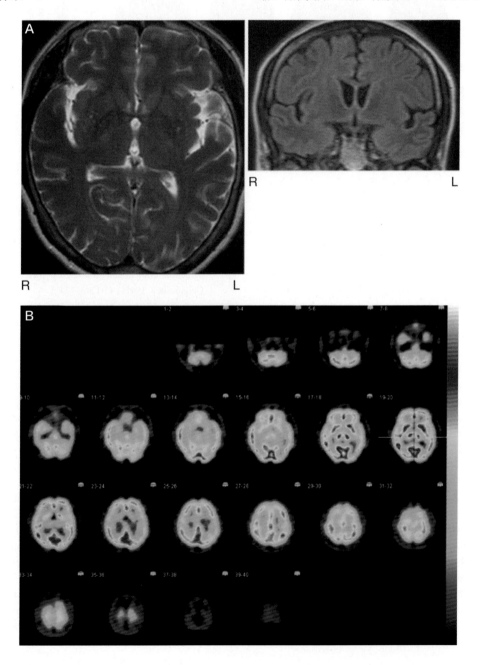

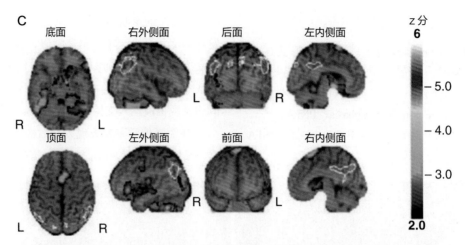

图13-3 A.PNFA 患者的 MRI（T$_2$：左，轴位）和（FLAIR：右，冠状位）显示左侧大脑外侧裂不对称萎缩。B.PNFA 患者的 ^{99m}Tc-ECD SPECT 图像。轴位图显示左后额叶−岛叶不对称低灌注。C.eZIS 分析结果（正常健康志愿者组 vs PNFA组）。彩色区域显示了 PNFA 患者与正常健康志愿者相比灌注减低的区域

参考文献

［1］Neary D，Snowden JS，Gustafson L，et al. Frontotemporal lobar degeneration: a consensus on clinical diagnostic criteria. Neurology，1998，51:1546–1554.

［2］Ratnavalli E，Brayne C，Dawson K，et al. The prevalence of frontotemporal dementia. Neurology，2002，58:1615–1621.

［3］Onyike CU，Diel-Schmid J. The epidemiology of frontotemporal dementia. Int Rev Psychiatr，2013，25:130–137.

［4］Roskovsky K，Hodges JR，Knopman D，et al. Sensitivity of revised diagnostic criteria for the behavior variant of frontotemporal dementia. Brain，2011，134:2456–2477.

［5］Rosen HJ，Gorno-Tempini ML，Goldman WP，et al. Patterns of brain atrophy in frontotemporal dementia and semantic dementia. Neurology，2002，58:198–208.

［6］Whitwell JL，Josephs KA. Recent advances in the imaging of frontotemporal dementia. Curr Neurol Neurosci Rep，2012，12:715–723.

［7］Mendez MF，Shapira JS，McMurtray A，et al. Accuracy of the clinical evaluation for frontotemporal dementia. Arch Neurol，2007，64:830–835.

［8］Womack KB，Diaz-Arrastia R，Aizenstein HJ，et al. Temporoparietal hypometabolism in frontotemporal lobar degeneration and associated imaging diagnostic errors. Arch Neurol，2011，68:329–337.

［9］Starkstein SE，Migliorelli R，Teson A，et al. Specificity of changes in cerebral blood in patients with frontal lobe dementia. J Neurol Neurosurg Psychiatry，1994，57:790–796.

［10］Real SL，Miller BL，Mena I，et al. SPECT in dementia: clinical and pathological correlation. J Am Geriatr Soc，1995，43:1243–1247.

［11］Charpentier P，Lavenu I，Defebvre L，et al. Alzheimer's disease and frontotemporal dementia are differentiated by discriminant analysis applied to（99m）Tc HmPAO SPECT data. J Neurol Neurosurg Psychiatry，2000，69:661–663.

［12］Sjogren M，Gustafson L，Wikkelso C，et al. Frontotemporal dementia can be distinguished from Alzheimer's disease and subcortical white matter dementia by an anterior-to-posterior rCBF-SPECT ratio. Dementia Geriatr Cogn Dis，2000，11:275–285.

［13］Salmon E，Garraux G，Delbeuck X，et al. Predominant ventromedial frontopolar metabolic impairment in frontotemporal dementia. NeuroImage，2003，20:435–440.

［14］Diehl J，Grimmer T，Drzezga A，et al. Cerebral metabolic patterns at early stages of frontotemporal dementia and semantic dementia. A PET study. Neurobiol Aging，2004，25:1051–1056.

［15］Franseschi M，Anchisi D，Pelati O，et al. Glucose metabolism and serotonin receptors in the frontotemporal lobe degeneration. Ann Neurol，2005，57:216–225.

[16] Jeong Y，Cho SS，Park JM，et al. 18F-FDG PET findings in frontotemporal dementia: an SPM analysis of 29 patients. J Nucl Med，2005，46:233–239.

[17] Le Ber I，Guedj E，Gabelle A，et al. Demographic，neurological and behavioral characteristics and brain perfusion SPECT in frontal variant of frontotemporal dementia. Brain，2006，129:3051–3065.

[18] Nakano S，Asada T，Yamashita F，et al. Relationship between antisocial behavior and regional cerebral blood flow in frontotemporal dementia. NeuroImage，2006，32:301–306.

[19] Peters F，Perani D，Herholz K，et al. Orbitofrontal dysfunction related to both apathy and disinhibition in frontotemporal dementia. Dement Geriatr Cogn Disord，2006，21:373–379.

[20] Salmon E，Kerrouche N，Herholz K，et al. Decomposition of metabolic brain clusters in the frontal variant of frontotemporal dementia. NeuroImage，2006，30:871–878.

[21] McNeill R，Sare GM，Manoharan M，et al. Accuracy of single-photon emission tomography in differentiating frontotemporal dementia from Alzheimer's disease. J Neurol Neurosurg Psychiatry，2007，78:350–355.

[22] Schroeter ML，Raczka K，Neumann J，et al. Neural networks in frontotemporal dementia-a meta analysis.

[23] Warrington EK. The selective impairment of semantic memory. QJ Exp Psychol，1975，27:635–657.

[24] Hodges JR，Patterson K，Oxbury S，et al. Semantic dementia. Progressive fluent aphasia with temporal lobe atrophy. Brain，1992，115:1783–1806.

[25] Ichimi N，Hashimoto M，Matsusita M，et al. The relationship between primary progressive aphasia and neurodegenerative dementia. East Asian Arch Psychiatry，2013，23:120–125.

[26] Grossman M，Mickanin J，Onishi K，et al. Progressive nonfluent aphasia: language, cognitive and PET measures contrasted with probable Alzheimer's disease. J Cogn Neurosci，1996，8:135–154.

[27] Grono-Tempini ML，Dronkers NF，et al. Cognition and anatomy in three variants of primary progressive aphasia. Ann Neurol，2004，55:335–346.

[28] Whiwell JL，Avula R，Senjem ML，et al. Gray and white matter water diffusion in the syndromic variants of frontotemporal dementia. Neurology，2010，74:1279–1287.

[29] Nestor PJ，Graham NL，Fryer TD，et al. Progressive non-fluent aphasia is associated with hypometabolism centred on the left anterior insula. Brain，2003，126:2406–2418.

Neurobiol Aging，2008，29:418–426.

第 14 章

阿尔茨海默病神经影像学志愿者队列研究

Miharu Samuraki, Ichiro Matsunari, and Masahito Yamada

摘 要：利用神经成像技术如正电子发射断层扫描（PET）或 MRI 有可能在早期甚至临床前期发现 AD 相关特征。我们在 2002 年发起了一项石川脑成像研究（IBIS），旨在建立日本的标准脑图像，以及利用 PET 和 MRI 寻找对 AD 和其他神经退行性疾病进行临床和临床前期评估的影像生物标志物。目前，约有 1400 名志愿者和 610 名痴呆患者参与了这项研究。我们发现志愿者人群中正常功能的比例随着年龄的增长而显著降低。此外，神经影像生物标志物也会受到如年龄等因素的影响，但在认知正常的受试者中，ApoE ε 4 等位基因的作用仍然存在不确定性。因此，未来还需大量的研究证实遗传或非遗传因素，如 ApoE ε 4 等位基因或衰老与神经影像生物标志物之间的相互作用。

关键词：MRI，正常衰老，PET，志愿者队列研究

14.1 引言

在许多国家，AD 是年龄相关性痴呆症的最主要形式。因此，在检测 AD 发病及评估其严重性等方面的相关技术在不断地发展。神经成像技术如正电子发射断层扫描（PET）或磁共振成像（MRI）有可能在早期或临床前期发现 AD 的相关特征 [1, 2]。因此，对认知正常的受试者进行神经成像研究对于探测可能在后期发展为痴呆的个体显得非常重要。此外，识别与疾病相关的如 AD 早期的神经影像生物标记的微小变化，需要正常受试者的数据库（NDB），以便在体素的基础上与受试者进行比较。为了解决这些问题，我们在 2002 年发起了石川脑成像研究（IBIS）[3-6]，这是日本针对神经退行性疾病最大的单中心 PET 研究。

在这一章中，我们提供了 IBIS 的概述，包括研究目的、设计和招募过程，主要集中在认知正常的受试者。此外，我们还汇总了取得的一些结果，以及讨论与认知正常受试者神经影像相关的一些问题，如正常率。

14.2 研究说明

14.2.1 研究目的和设计

IBIS 是一项单中心非随机的前瞻性研究，旨在建立日本的标准脑成像，以及利用 PET 和 MRI 探索对 AD 和其他形式的神经退行性疾病进行临床和临床前期评估的影像生物标志物。本研究的参与者是通过在日本 Hakui 的报纸刊登招募广告，或者在日本金泽大学附属医院的记忆障碍诊所招募的。由于这是一项单中心研究，所有成像过程都是在日本 Hakui 医学和药理学研究中心会社使用同一 PET（Advance，GE Healthcare，Milwaukee，WI，USA）或 MRI（Signa Horizon，GE Healthcare，Milwaukee，WI，USA）设备、在相同条件下检查完成的。

14.2.2　检查流程

　　所有受试者均接受神经科医师的体格和神经心理检查、^{18}F- 氟代脱氧葡萄糖（FDG）PET 和脑 MRI 检查，并填写临床信息调查问卷。认知能力评估采用简易精神状态检查（Mini Mental State Examination，MMSE）。所有受试者在同一天进行头颅 MRI（3D-T$_1$、T$_2$、MR 血管造影）和 PET 扫描。同时，还有一部分受试者要接受 ^{11}C- 匹兹堡化合物 B（^{11}C-PIB）脑淀粉样蛋白成像。目前（截至 2014 年 12 月 17 日）已有约 1400 名志愿者和 610 名痴呆患者参与了这项研究。

14.3　正常和正常率的标准

　　神经影像检查如 PET 或 MRI 被认为是对 AD 相关病变敏感和可靠的检查方式。特别是与三维立体定向表面投影（3D-SSP）[7] 或统计参数映射（SPM）[8] 等统计图像分析方法结合时尤为明显。借助于统计学方法，把患病人群和与其年龄匹配的认知"正常"人群的图像按照体素进行比较，以识别与疾病相关的异常改变。因此，招募正常受试者是研究设计和解释问题的关键。本研究中，正常受试者通常是从志愿者人群中招募而来的，这些受试者的年龄可因研究目的的不同而跨度很大。但至今为止，在神经影像学方面很少有研究关注志愿者人群中正常人的比例。我们调查了这类人群的正常率，特别是与年龄的关系。定义"正常"的标准是无神经心理障碍史，体格和神经检查正常及脑 MRI 正常，包括在 T$_1$/T$_2$ 加权 MRI 或 MR 血管成像没有无症状性脑梗死、出血、肿瘤或脑血管病等异常表现。认知能力使用 MMSE 进行评估，MMSE 得分大于或等于 28 分且没有痴呆临床证据者被认为是正常。我们发现，即使是在志愿者人群中，也有相当数量的受试者出现神经学检查异常（图 14-1），MMSE 得分降低（图 14-2），或 MRI 检查异常（图 14-3），最终导致总体正常率不高，尤其是在老年人群中（图 14-4）。相对于老年人群，年轻受试

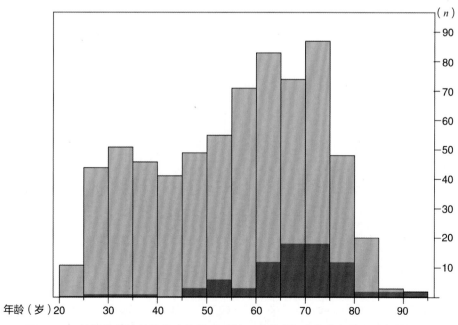

图 14-1　体检发现神经异常（如病理反射、感觉或运动异常）的志愿者的年龄分布
在 685 名志愿者（深绿色＋浅绿色）中，有 81 人（深绿色）发现神经异常

者（≤ 50 岁）的正常率相对较高。志愿者人群的正常率随着年龄的增长而显著下降。因此，在设计以志愿者作为正常对照的临床研究中，应该考虑到年龄问题。

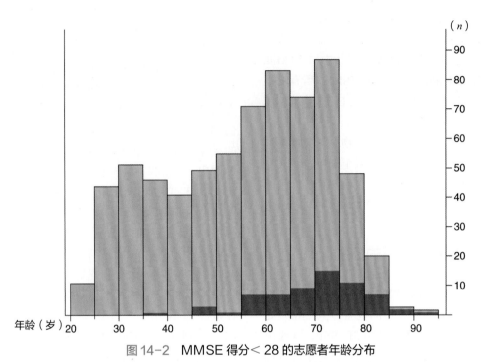

图 14-2　MMSE 得分＜ 28 的志愿者年龄分布

在 685 名志愿者（深绿色＋浅绿色）中，有 54 名（深绿色）没有达到 MMSE ≥ 28 分

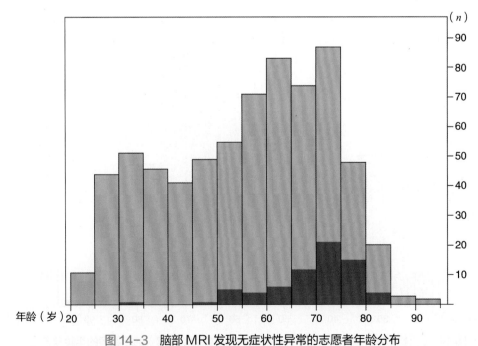

图 14-3　脑部 MRI 发现无症状性异常的志愿者年龄分布

在 685 名志愿者（深绿色＋浅绿色）中，有 69 名（深绿色）发现无症状性异常

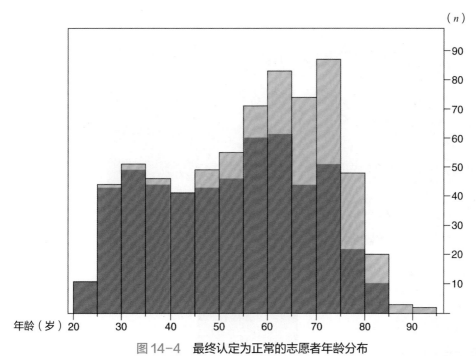

图 14-4　最终认定为正常的志愿者年龄分布

在 685 名志愿者（深绿色＋浅绿色）中，530 名（77%）最终被认定为是正常（深绿色）。受试者的正常率随着年龄的增长而下降，53%（85/160）的老年受试者（≥ 70 岁）被认定为正常

14.4　正常数据库的建立

统计学图像分析是基于体素对比患者和正常数据库（NDB）之间的图像差异，因此建立正常数据库非常重要。同时要考虑到许多影响建立正常数据库的因素，如 NDB 样本大小可能会影响诊断性能。但目前利用统计图像分析研究 NDB 样本大小对 PET 和 MRI 诊断效能影响的先例很少。因此我们建立了 9 个 NDB 数据集，分别包括 4、6、8、10、20、30、40、50 和 60 个正常受试者，以评估这些 NDB 鉴别 AD 与正常受试者的诊断性能[9]。我们发现相对于大的 NDBs（$n \geq 20$），小的 NDBs（$n \leq 10$）生成图像的均值和标准差（SD）较差，如图 14-5 所示[9]。并且大的 NDBs（$n \geq 20$）的受试者工作特性（ROC）曲线下面积（AUCs）都不低于 0.950，而小的 NDBs（$n \leq 10$）的 AUCs 从未超过 0.950。基于此实验结果，我

们建议 NDBs 至少包括 20 名受试者。

除了合适的样本量，目标受试者与 NDB 之间年龄和性别的匹配也是创建 NDB 的一个重要因素。我们研究了在 NDB 中年龄和性别不匹配的情况下，FDG PET 对 AD 的诊断性能[10]。在研究中，我们设计了 6 个年龄从 20 ～ 70 岁的特定年龄组 NDB 集，和两个分别由男性和女性组成的特定性别 NDB 集。我们发现无论 NDB 集的年龄或性别是否匹配，Z 分数谱和 AUC 均无显著差异（图 14-6）。因此，在利用 FDG-PET 区分 AD 患者和正常受试者时，对 NDB 的年龄或性别匹配可以不要求必须非常精确。但需要注意的是，这些结果只在区分 AD 与正常对照者上有效，并且目前在 MRI 上还没有类似的研究。因此，我们建议尽可能使用年龄和性别匹配的 NDB，以避免遗漏目标对象和 NDB 之间的任何细微的变化。

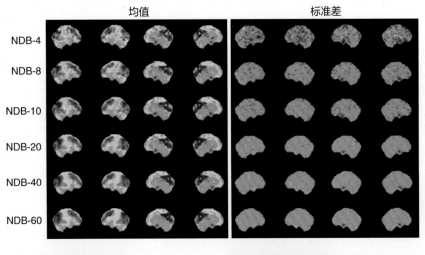

图 14-5 从正常数据库（NDB）生成的均值（左）和标准差（SD）（右）图像。NDB-n 表示正常数据库样本量大小

当 NDB 样本容量较小时（$n \leq 10$），NDB 的均值和 SD 图像的质量相对较差，但随着样本量的增加，NDB 的均值和 SD 图像都变得更加平滑（引自 Chen 等[9]）

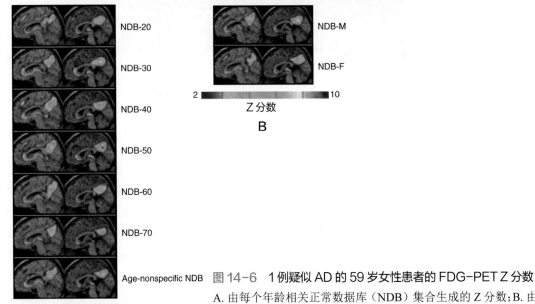

图 14-6 1 例疑似 AD 的 59 岁女性患者的 FDG-PET Z 分数
A. 由每个年龄相关正常数据库（NDB）集合生成的 Z 分数；B. 由每个性别相关 NDB 集合生成的 Z 分数。FDG-PET 的 Z 分数在 NDB 组之间似乎没有太大差异（引自 Chen 等[10]）

14.5 正常老化的 FDG-PET 改变

尽管已经使用 FDG-PET 对正常衰老与大脑葡萄糖代谢之间的关系进行反复研究，但报道的结果仍有不同[11-22]。在先前对 FDG-PET 进行部分容积效应（PVE）校正的研究中[3]，我们发现在没有 PVE 校正的情况下，FDG 摄取会随着年龄的增长而减少，这在很大程度上是因为双侧外侧裂区和额叶内侧脑区随年龄相关的脑容积缩小；在经过 PVE 校正后，与年龄相关的 FDG 减少只表现在前扣带回和额下回等很少的几个脑区（图 14-7）。根据结构 MRI 和基于体素的形态计量评估显示，PVE 校正的效果在与年龄和灰质容积呈负相关的区域最为显著（图 14-8）。然而，在最近的一项研究中，Knopman 等[23]发现

了在许多大脑区域具有与年龄相关的中度但有意义的 FDG 下降，包括后扣带回 / 楔前叶等公认的在 AD 中受影响的脑区，即使在校正萎缩后也是如此。因此，关于正常老化和脑葡萄糖代谢之间的相互作用，仍需要很多的深入研究。

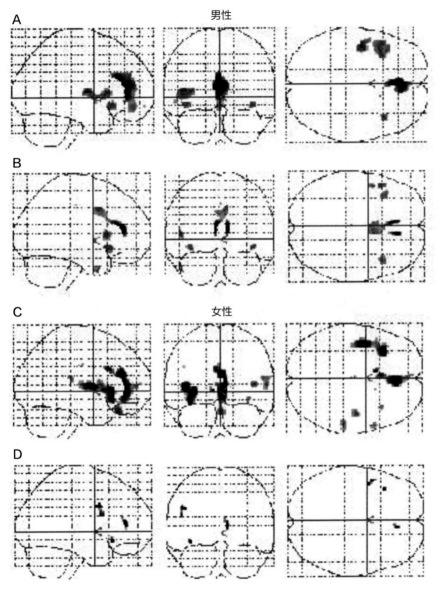

图 14-7　SPM 最大密度投影结果显示男性和女性在部分容积效应（PVE）校正之前（A、C）和之后（B、D）的相对 FDG 活性与年龄增长的关系均呈负相关。强度阈值＜ 0.001，已进行多重比较校正（引自 Yanase 等[3]）

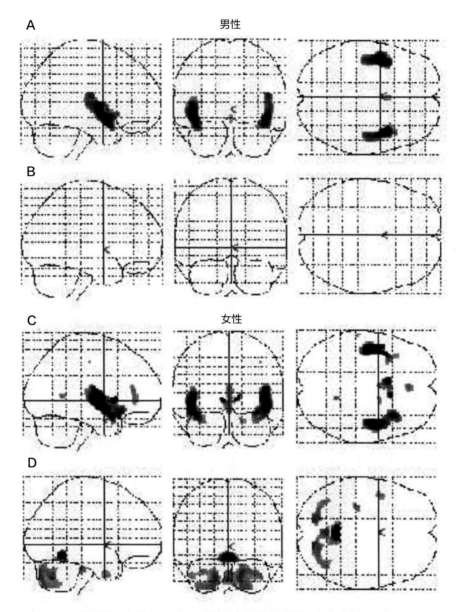

图 14-8　在男性和女性中，SPM 的最大密度投影结果显示区域灰质容积与年龄增长分别呈负相关（A、C）和正相关（B、D）。强度阈值＜ 0.001，已进行多重比较校正（引自 Yanase 等[3]）

14.6　载脂蛋白 E（ApoE）ε4 等位基因对神经影像生物标志物的影响

目前普遍认为载脂蛋白 E（ApoE）ε4 是 AD 发生的遗传风险因素。在一些研究中，即使在认知正常的受试者中，ApoE ε4 等位基因也与 AD 标志区的葡萄糖代谢活性受损有关 [24, 25]。对 MRI 观测的 ApoE ε4 相关的结构改变，ε4 携带者是否真的发生灰质减少仍存在相互矛盾的结果 [25, 26]。Reiman 等的一项研究[25] 结果显示，ApoE ε4 纯合子对海马体积变小的影响不显著，然而 Lemaitre 等的一项研究[26] 结果显示，与 e4 杂合子受试者和非携带者受试者相比，e4 纯合子受试者的灰质显著减少。在 Knopman 等最近的一项研究[23] 中，根据 ^{11}C-PIB PET 测量结果显示，AD 易损区有 ApoE ε4 相关且与淀粉样蛋白负荷无关的 FDG 下降。然而，在我们之前的研究中[5]，AD 样成像异常，如后扣带区 / 楔前叶 FDG 下降或海马萎缩的发生率，在认知功能正常的 ApoE ε4 携带者和非携带者之间没有区别，如图 14-9 所示。此外，在认知正常的 ε4 携带者中，提示 AD 的 FDG PET 或 MRI 异常的发生率相当低，并且与非携带者没有区别，表明在大多数认知正常的受试者中，仅有 ApoE ε4 等位基因的存在可能不足以诱发 AD 样成像异常。尽管对引起结果不一致的确切机制尚不清楚，但两项研究之间存在一些差异。首先，与 Knopman 等的研究不同[23]，我们希望未校正的 FDG 信号能同时反映 PVE 引起的新陈代谢和萎缩，并可能成为 AD 相关改变的更敏感

的标志物，因此我们并没有对 FDG PET 进行 PVE 校正，这在后扣带 / 楔前叶萎缩的部分 AD 患者人群中尤其明显。其次，本项研究参与者的平均年龄（ε4 携带者 53.6 岁，ε4 非携带者 53.5 岁）比 Knopman 等研究的中位年龄（76 岁）年轻得多[23]；我们的研究中大多数参与者年龄在 30 ～ 60 岁，而在他们的研究中，在该年龄段 ε-4 携带者与非携带者之间无显著差异[23]。在这些年轻的受试者中，可能更难检测到与 ApoE ε4 相关的 FDG 下降。这些情况，无论是单独的或综合的，都可能造成各研究之间的结果不一致。另外需要注意的是，除载脂蛋白 Eε4 以外的许多因素如糖尿病等，也可能与认知正常个体中 AD 样影像特征有关，这在 Roberts 等最近的一项研究中得到了证实[27]。该研究团队还证实，中年时期发生的糖尿病可能导致大脑体积缩小并影响晚年认知[28]。因此，ApoE ε4 等位基因对神经影像标志物的影响可能受到非 ApoE 因子共存的调节，因此在解释结果时应注意到这些问题。

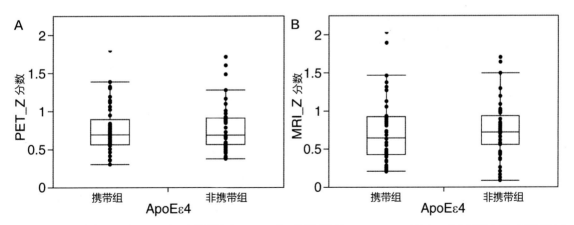

图 14-9　载脂蛋白 E（ApoE）ε 4 携带组（carrier）和非携带组（noncarrier）的 FDG PET（A）和 MRI（B）在 AD 特异性感兴趣区（ROI）中平均 Z 分数的箱线图（引自 Samuraki 等[5]）

结　论

IBIS 是一项单中心非随机前瞻性研究，旨在建立日本的标准脑图像，并寻找成像生物标志物，利用 PET 和 MRI 寻找对 AD 和其他形式的神经退行性疾病进行临床和临床前期评估的影像生物标志物。研究参与者是通过报纸广告或记忆障碍研究所招募的。目前已有约 1400 名志愿者受试者和 610 名痴呆患者参与了这项研究。我们发现志愿者群体的正常率随着年龄的增长而显著下降。此外，神经影像标志物受到年龄等因素的影响，但在认知正常的受试者中，ApoE ε4 等位基因的影响仍然存在不确定性。因此，需要更多工作来理解遗传或非遗传因素如 ApoE ε4 等位基因或老化与神经影像生物标志物之间的相互作用。

参考文献

［1］Jack CR Jr，Holtzman DM. Biomarker modeling of Alzheimer's disease. Neuron. 2013，80（6）:1347-1358. doi:10.1016/j.neuron.2013.12.003.

［2］Weiner MW，V eitch DP，Aisen PS，et al. The Alzheimer's disease neuroimaging initiative: a review of papers published since its inception. Alzheimers Dement. 2013;9（5）:e111-e194. doi:10.1016/j.jalz.2013.05.1769.

［3］Yanase D，Matsunari I，Yajima K，et al. Brain FDG PET study of normal aging in Japanese: effect of atrophy correction. Eur J Nucl Med Mol Imaging，2005，32（7）:794-805. doi:10.1007/s00259-005-1767-2.

［4］Matsunari I，Samuraki M，Chen WP，et al. Comparison of 18F-FDG PET and optimized voxel-based morphometry for detection of Alzheimer's disease: aging effect on diagnostic performance. J Nucl Med，2007，48（12）:1961-1970. doi:10.2967/jnumed.107.042820.

［5］Samuraki M，Matsunari I，Chen WP，et al. Glucose metabolism and gray-matter concentration in apolipoprotein E epsi-lon4 positive normal subjects. Neurobiol Aging，2012，33（10）:2321-2323. doi:10.1016/j. neurobiolaging.2011.11.020.

［6］Shima K，Matsunari I，Samuraki M，et al. Posterior cingulate atrophy and metabolic decline in early stage Alzheimer's disease. Neurobiol Aging，2012，33（9）:2006-2017. doi:10.1016/j.neurobiolaging.2011.07.009.

［7］Minoshima S，Koeppe RA，Frey KA，et al. Anatomic standardization: linear scaling and nonlinear warping of functional brain images. J Nucl Med，1994，35（9）:1528-1537.

［8］Friston KJ，Holmes AP，Worsley KJ，et al. Statistical paramet-ric maps in functional imaging: a general linear approach. Hum Brain Mapp，1995，2:189-210.

［9］Chen WP，Samuraki M，Y anase D，et al. Effect of sample size for normal database on diagnostic performance of brain FDG PET for the detection of Alzheimer's disease using automated image analysis. Nucl Med Commun，2008，29（3）:270-276. doi:10.1097/MNM.0b013e3282f3fa76.

［10］Chen WP，Samuraki M，Shima K，et al. Effect of an age-mismatched and sex-mismatched normal database on the diagnostic performance of ^{18}F-FDG PET for Alzheimer's disease: the Ishikawa brain imaging study. Nucl Med Commun，2011，32（12）:1128-1133. doi:10.1097/ MNM.0b013e32834b43c2.

［11］Kuhl DE，Metter EJ，Riege WH，et al. Effects of human aging on patterns of local cere-bral glucose utilization determined by the [18F]fluorodeoxyglucose method. J Cereb Blood Flow Metab，1982，2（2）:163-171. doi:10.1038/jcbfm.1982.15.

［12］Hawkins RA，Mazziotta JC，Phelps ME，et al. Cerebral glucose metabolism as a function of age in man: influence of the rate constants in the fluorodeoxyglucose method. J Cereb Blood Flow Metab，1983，3（2）:250-253. doi:10.1038/ jcbfm.1983.34.

［13］Duara R，Grady C，Haxby J，et al. Human brain glucose utilization and cognitive function in relation to age. Ann Neurol，1984，16（6）:703-713.

［14］de Leon MJ，George AE，Tomanelli J，et al. Positron emission tomography studies of normal aging: a replica-tion of PET III and 18-FDG using PET VI and 11-CDG. Neurobiol Aging，1987，8（4）:319-323.

［15］Y oshii F，Barker WW，Chang JY，et al. Sensitivity of cerebral glucose metabolism to age，gender，brain volume，brain atrophy，and cerebrovascular risk factors. J Cereb Blood Flow Metab，1988，8（5）:654-661. doi:10.1038/jcbfm.1988.112.

［16］Salmon E，Maquet P，Sadzot B，et al. Decrease of frontal metab-olism demonstrated by positron emission tomography in a population of healthy elderly volun-teers. Acta Neurol Belg，1991，91（5）:288-295.

［17］Muller-Gartner HW，Links JM，Prince JL，et al. Measurement of radiotracer concentration in brain gray matter using positron emission tomography: MRI-based correction for partial volume effects. J Cereb Blood

Flow Metab，1992，12（4）:571–583. doi:10.1038/jcbfm.1992.81.

［18］Loessner A，Alavi A，Lewandrowski KU，et al. Regional cerebral function determined by FDG-PET in healthy volunteers: normal patterns and changes with age. J Nucl Med，1995，36（7）:1141–1149.

［19］Moeller JR，Ishikawa T，Dhawan V，et al . The metabolic topography of normal aging. J Cereb Blood Flow Metab，1996，16（3）:385–398. doi:10.1097/00004647-199605000-00005.

［20］Petit-Taboue MC，Landeau B，Desson JF，et al. Effects of healthy aging on the regional cerebral metabolic rate of glucose assessed with statistical parametric mapping. NeuroImage，1998，7（3）:176–184. doi:10.1006/nimg.1997.0318.

［21］Ivancevic V，Alavi A，Souder E，et al. Regional cerebral glucose metabolism in healthy volunteers determined by fluordeoxyglucose positron emission tomography: appearance and variance in the transaxial，coronal，and sagittal planes. Clin Nucl Med，2000，25（8）:596–602.

［22］Herholz K，Salmon E，Perani D，et al . Discrimination between Alzheimer dementia and controls by automated analysis of multicenter FDG PET. NeuroImage，2002，17（1）:302–316.

［23］Knopman DS，Jack CR Jr，Wiste HJ，et al.18F-fluorodeoxyglucose positron emission tomography，

aging，and apolipoprotein E geno-type in cognitively normal persons. Neurobiol Aging，2014，35（9）:2096–2106. doi:10.1016/j. neurobiolaging.2014.03.006.

［24］Reiman EM，Caselli RJ，Y un LS，et al . Preclinical evidence of Alzheimer's disease in persons homozygous for the epsilon 4 allele for apolipoprotein E. N Engl J Med，1996，334（12）:752–758. doi:10.1056/NEJM199603213341202.

［25］Reiman EM，Uecker A，Caselli RJ，et al . Hippocampal volumes in cognitively normal per-sons at genetic risk for Alzheimer's disease. Ann Neurol，1998，44（2）:288–291. doi:10.1002/ ana.410440226.

［26］Lemaitre H，Crivello F，Dufouil C，et al. No epsilon4 gene dose effect on hippocampal atrophy in a large MRI database of healthy elderly subjects. NeuroImage，2005，24（4）:1205–1213. doi:10.1016/j.neuroimage.2004.10.016.

［27］Roberts RO，Knopman DS，Cha RH，et al . Diabetes and elevated hemoglobin A1c lev-els are associated with brain hypometabolism but not amyloid accumulation. J Nucl Med，2014，55（5）:759–764. doi:10.2967/jnumed.113.132647.

［28］Roberts RO，Knopman DS，Przybelski SA，et al. Association of type 2 diabetes with brain atrophy and cognitive impairment. Neurology，2014，82（13）:1132–1141. doi:10.1212/WNL. 0000000000000269.

第15章 多中心研究中磁共振成像数据的处理

Norihide Maikusa

摘　要： 大规模多中心临床研究的开展，促进了可直接检测 AD 和其他痴呆本质进程的替代标志物的开发。它旨在开发一种通过包括临床、心理、影像学和生化检查在内的各种检查客观准确地评估疾病进展阶段的方法。这些检查已进行了数年，通常间隔约 6 个月或 1 年。其中，用脑结构 MRI 描绘由疾病引起的结构变化是一种已知的，可以提供客观且可重复的替代生物标记的方法。但是，脑部磁共振的图像质量取决于扫描仪和成像协议的选择。除此之外，自动图像分析算法的可靠性取决于图像质量。因此在纵向比较中有必要采取一致的扫描仪和成像协议。此外，为了提高结构分析的可靠性，必须进行一些预处理步骤，如几何畸变校正和强度不均匀校正等。

关键词： 磁共振成像，多中心研究，质量控制，预处理校正

15.1 引言

在理解神经退行性疾病的本质过程中，通过使用连续的磁共振图像，对脑部纵向的结构性变化进行精准的测量非常重要。大型的多中心研究为理解和治疗神经退行性痴呆以及 AD 提供了有力的方法。近年来，世界各地纷纷开展了多中心和纵向成像研究。阿尔茨海默病神经影像学倡议（Alzheimer's Disease Neuroimaging Initiative，ADNI）是一项大规模的多中心临床研究，旨在开发用于直接揭示 AD 的本质过程的替代标志物。ADNI 的受试者来自于美国和加拿大的 50 多个中心，其目的包括了考察各种方法在评估轻度认知功能障碍（MCI）和早期 AD 中的作用，这些方法包括串行 MRI，正电子发射断层扫描（PET），生物标记以及临床和神经心理学评估[1]。开源影像研究数据集（OASIS）是一系列可公开用于研究和分析的 MRI 数据集。OASIS 包含 416 名年龄介于 18 ～ 96 岁的受试者的横断面数据[2]，和 150 名年龄介于 60 ～ 96 岁的受试者的纵断面数据，所有这些数据都是在同一台扫描仪上使用相同的序列采集的[3]。在 OASIS 纵断面数据集中，MRI 及神经心理学和临床测试各进行了两次采集，每次至少间隔 1 年。根据临床痴呆评分（CDR），这些受试者被分为认知正常或患有非常轻度的 AD。

然而，由于 MRI 脑部的图像质量取决于所使用的扫描仪和成像协议，使用来自不同中心和（或）扫描仪的图像给图像分析算法带来了特殊的挑战，因为可能会降低灵敏度并导致系统错误[4]。因此，有必要使用一致的成像方案和扫描仪进行纵向分析。图 15-1 是 MRI 质量差异的示例。图 15-1A 是一张高质量的图像，而在图 15-1B 中，可以看到额回周围有模糊的伪影。图 15-1C 中的灰质（GM）和白质（WM）之间的信噪比（SNR）和对比度明显较差。由于许多算法都需要根据不同的磁共振图像强度从大脑中分割出灰质区，

较差的信噪比和组织对比度可能会降低图像分析的可靠性和可重复性，进而干扰对神经退行性改变的评估。因此，按图像质量进行分级并去掉低质量图像，即对图像进行质量控制非常有必要。

此外，结构分析的可靠性还需要一些预处理步骤来提高，如几何畸变校正和强度不均匀校正。射频线圈均匀性差，涡流和接收线圈的灵敏度不足可引起强度的不均匀。这个问题在人工诊断中影响不大，但是在自动分割过程中会大大降低结果的可靠性[5]。静磁场的梯度非线性及不均匀性，磁化率的分布可引起几何畸变。磁共振图像中的几何畸变会显著降低体积测量或形态测量结果的可靠性和精度。本章将介绍的强度不均匀校正方法，包括 B1 校正[6] 和非参数非均匀强度标准化[5]，失真校正法，梯度解包[7] 和基于体模的失真校正[8]。

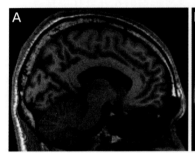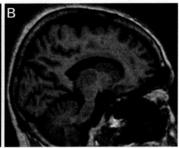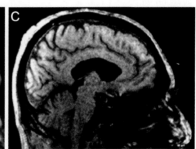

图 15-1　MRI 质量差异示例

A. 图像质量好；B. 额回周围有模糊伪影；C. 信噪比差

15.2　质量控制

在纵向研究中，重要的是使用同一扫描仪和相同的扫描参数获取 MRI 数据，以确保图像分析的可靠性。在研究之前，参与的研究中心必须通过中心资格认证。中心资格认证包括一项测试，在该测试中，一名志愿者以一周或两周的间隔接受两次扫描，扫描序列由中心的本地服务工程师加载。质控组会对两次人工扫描结果进行审查，确定是否有统一的扫描参数和良好的图像质量。如果人体扫描未能通过审查，质控组将要求重新对志愿者进行扫描。只有在全面通过审查后，质控组才会颁发中心资格认证。由于扫描参数决定了图像质量，质控组会在每次扫描时检查扫描参数如视野（FOV）、扫描厚度、发射线圈和接收线圈的类型、采集序列和软件版本等是否满足特定的扫描协议，这称之为协议检查。

MRI 通过对脑萎缩的形态测量或体积测量[4]，已被证明可以作为量化 AD 和其他痴呆过程很好的生物标志。然而，其可靠性和可重复性取决于图像质量，成像伪影也会影响图像质量。因此，必须通过对图像质量进行检查和处理，从而提高跨中心跨平台的标准化和纵向图像分析的可重复性，这称之为图像质量检查。

在本节中，我们将介绍如何进行图像质量控制。从各个影像中心获得的每个扫描结果都必须经过中央数据中心质控组的审查。质控组要保证扫描协议的一致性，并对采集到的图像进行图像质量检查。此外，还会有神经放射学家对图像数据进行检查，以确定是否存在有意义的与临床相关的影像表现。在下一节中，我们将详述检查协议中的一致性、图像质量和值得注意的与临床相关的影像表现。

15.2.1 协议检查

临床影像资料多为医学数字影像和传输（DICOM）格式。1982 年，美国放射学会（American College of Radiology，ACR）和美国电气制造商协会（American Electrical Manufacturers Association，NEMA）成立了一个委员会，为数字成像设备的互连制定了DICOM 标准[9]。DICOM 标准在 DICOM TAG字段中标识了成像扫描仪的有关信息，包括制造商名称、扫描仪型号、模式类型和采集

参数等信息。质控组对成像参数进行检查，如果发现与中心通告的不一致，则质控组会联系临床研究协调员（CRC）、技术人员和中心首席研究员，宣布数据无效，并要求尽快进行重新扫描。表 15-1 给出了 DICOM TAG用于检查成像参数的示例。对于某些参数，如重复时间、回波时间、场强等数值允许进行四舍五入。特别是当机器制造商或型号发生变化时，成像分析的可重复性会严重下降，此时质控组必须对机器的差异进行检查。

表 15-1 用于检查成像参数的 DICOM TAG 列表	
DICOM TAG	描述
（0008，0070）	制造商
（0008，0080）	单位名
（0008，103e）	序列描述
（0008，1090）	型号
（0018，0023）	MR 采集类型
（0018，0050）	层厚
（0018，0080）	重复时间
（0018，0081）	回声时间
（0018，0082）	反转时间
（0018，0083）	平均值个数
（0018，0087）	磁场强度
（0018，0088）	层间距
（0018，0091）	回波链长度
（0018，0093）	抽样百分比
（0018，0094）	视野相位百分比
（0018，0095）	像素带宽
（0018，1000）	设备序列号
（0018，1020）	软件版本
（0018，1100）	重建直径
（0018，1250）	接收线圈

（续　表）

DICOM TAG	描述
（0018，1310）	采样矩阵
（0018，1312）	相位编码方向
（0018，1314）	翻转角度
（0019，107e）	回波数
（0021，1057）	模块位置
（0025，1007）	序列图像数
（0028，0030）	像素间距

15.2.2　图像质量检查

磁共振图像上，很多受试者本身没有造成伪影，可能是由技术操作不当造成的，也有可能是人体特性或自然过程引起的。受试者在扫描过程中的运动会在 MRI 信号中引入相位误差进而产生伪影。这些伪影可以分为两类：模糊和重影。模糊是由随机运动产生的，主要是在相位编码方向。重影的产生则与下颌、眼睛和鼻腔的周期性运动相关。而体内的血液或体液流动则造成了流动伪影。有限采样信号的傅里叶变换会引起在高对比度的边界线附近产生平行线，即截断或吉布斯效应。组织内部磁化的磁化率与外部磁场的相互作用也会产生伪影。空气与组织和（或）金属与组织之间磁化率的不同会引起磁场的局部畸变，特别是受试者体内的金属物体会引起较大的磁场畸变和明显的磁化率伪影，从而导致图像中信号的丢失（金属伪影）。在常规 MRI 扫描中，当视野小于成像目标时，会发生卷褶（混叠）伪影。质控组检查每一帧 MRI，当发现有任何图像质量不达标时，质控组会建议重新扫描。但如果图像质量不能通过重复扫描得以改善，则必须记录下这个协议的偏差或将此图像数据排除。检查项目将在下面详述。

15.2.2.1　检查脑实质内外的吉布斯和模糊伪影

等级 0：脑实质内未见明显模糊。

等级 1：由于吉布斯和模糊伪影导致灰质和白质的边界不清晰。

等级 2：脑灰质和白质无法区分，脑沟塌陷，并能清楚分辨出弧形吉布斯伪影。

等级 3：明显的模糊和重影。

如果从一名受试者获得的任意一张图像被评定为等级 2 或等级 3，质控组将要求中心对该受试者重新进行扫描。

15.2.2.2　检查重影和流动伪影

等级 0：脑实质内未见重影和流动伪影。

等级 1：脑实质内有重影和流动伪影。

等级 2：脑实质内有重影和流动伪影并且无法识别大脑皮质。

等级 3：脑实质内有多处重影和流动伪影并且无法识别头部轮廓。

如果从一名受试者获得的任意一张图像被评定为等级 2 或等级 3，质控组将要求中心对该受试者重新进行扫描。

15.2.2.3　检查金属和化学伪影

等级 0：没有金属和化学伪影。

等级 1：出现金属和化学伪影。

等级 2：出现明显的金属和化学伪影。

等级 3：出现极其明显的金属和化学伪影。

如果从一名受试者获得的任意一张图像被评定为等级 2 或等级 3，质控组将要求中心对该受试者重新进行扫描。

15.2.2.4　检查卷褶（扭曲）伪影

等级 0：没有卷褶伪影。

等级 1：出现卷褶伪影，但没有在整个头部重叠。

等级 2：出现卷褶伪影，且部分头骨重叠。

等级 3：出现卷褶伪影，且在脑实质的某些层面上出现重叠。

等级 4：卷褶延伸至大部分脑实质。

如果从一名受试者获得的任意一张图像被评定为等级 2 或等级 3，质控组将要求中心对该受试者重新进行扫描。如果被评定为等级 1，原则上也应该重新扫描。

15.2.2.5　检查头部的覆盖范围

等级 0：覆盖整个头部。

等级 1：部分头骨缺失。

等级 2：有脑实质没有被覆盖。

如果从一名受试者获得的任意一张图像被评定为等级 1 或等级 2，最好应该进行重新扫描。

15.2.3　具有临床意义的影像征象检查

一些其他退行性疾病和有意义的临床表现会影响影像学分析。如果受试者出现表 15-2 中的任何明显的异常情况，则该受试者的 MRI 数据应该排除在统计图像分析数据集之外。此外，当神经放射学家根据参与研究条款发现了任何有意义的影像学发现时，都应该通知受试者相关情况，以便他们能够得到适当的治疗。

15.2.4　预处理信号强度不均匀性校正和畸变校正

接收线圈敏感度和射频脉冲的不均匀性导致了磁共振图像信号强度的不均匀性。由于

表 15-2　影响图像的临床情况举例
手术史
出血
发育异常
占位性病变
非典型萎缩
脑半球梗死
有头部外伤史
金属伪影
正常压力脑积水
脑水肿
其他

许多图像分析算法都基于假设每种组织的信号强度是均匀的，因此强度的不均匀性会降低分析方法的可靠性。此外，磁共振扫描往往包含几何畸变。由于典型的图像重建依赖于磁场梯度的近似线性，图像失真最主要的因素是梯度非线性、静磁场不均匀性和磁化率的变化。畸变会引起表面局部体积的改变，从而影响体积和形态分析的精准度[7]。某些扫描仪存在不稳定性如静磁场强度不稳可能会导致体像素大小发生变化（缩放变化），在纵向分析检测脑萎缩率时可能无法反映真实的萎缩变化[10]。为了准确量化脑萎缩率，校正强度不均匀性和标度漂移在内的畸变非常重要。因此在这一节中将介绍两种强度校正方法，B1 校正和非参数非均匀强度标准化（N3），随后会介绍的两种畸变校正方法，一种称为梯度解包（GW）的理论校正方法和另一种基于体模的失真校正法。

15.2.4.1　强度不均匀性校正

B1 校正

B1 校正采用额外的 B1 校准扫描来校正图像强度的不均匀性。这个校正过程是建立在体线圈具有均匀的灵敏度的基础上。然而，利用

体线圈扫描得到图像的信噪比往往较差。因此，头部线圈的强度不均匀分布可以通过将平滑过的体线圈图像除以平滑过的表面线圈图像得到。B1 校正后的头部线圈图像可以通过将未校正的图像与计算得到的强度不均匀分布相乘得到[9]。

N3 校正

N3 是一种独立于脉冲序列的直方图峰值锐化算法，它不需要额外的 B1 校准扫描。在 3 T 扫描时 N3 校正将降低强度不均匀性，1.5T 扫描也可进行 N3 校正来降低残余的强度不均匀性。采用迭代方法来估计乘性偏移场和真实的组织强度分布可以消除场强估计对解剖学的依赖。使用 N3 校正对磁共振数据进行预处理已被证明可以极大地提高解剖分析技术如组织分类、配准和皮质表面提取的准确性[10]。

图 15-2 对比了未经校正和经过 B1 校正及 N3 校正后的图像。在图 15-2A 未校正的图像中，在大脑前部可以看到有一个高强度的区域。通过对比图 15-2B 和图 15-2C，可以看到 N3 校正比 B1 校正更好地改善了强度失真。

15.2.4.2 畸变校正

梯度解包校正

US-ADNI 采用了 GW 校正方法和 ADNI 基于体模的标度校正。在 GW 校正中，针对特定的梯度线圈设计，计算了一组球面谐波系数，用于校正采集图像时嵌入的梯度非线性引起的畸变。此外，ADNI 基于体模的标度校正使用 9 个自由度的仿射变换来减少观测到的几何漂移或调整体像素的大小。仿射变换的参数从设计中获得，并得到 ADNI 体模的基准点。

基于体模的失真校正

基于体模的失真校正是基于多项式函数的图像畸变校正方法。该方法通过检测体模中的基准点，进而计算规整函数进行畸变校正。该方法能显著改善人体实验中的空间误差。此外，该方法在改善均方根误差畸变方面明显优于基于球面谐波的校正方法（即 GW 校正）。

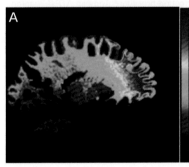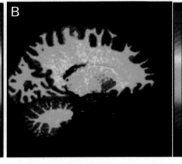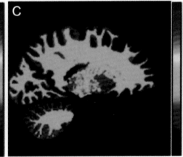

图 15-2 强度不均匀性校正效果对比
A. 未校正；B. B1 校正；C. N3 校正

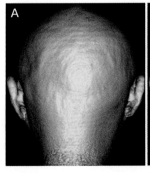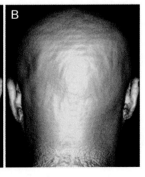

图 15-3 基于体模的失真校正前和校正后的头部三维图像
A. 校正前；B. 校正后

图 15-3 比较了未校正的图像和经基于体模的失真校正后的图像。

总　结

本章概述了在多中心纵向研究中提高 MRI 数据的可靠性和可重复性的几个要点。首先，质量控制过程包括协议检查和图像质量检查。其次，协议检查确保一致性和单个扫描仪的属性与中心资格的一致，而图像质量检查可以排除有明显成像伪影的差的质量图像，因为这些伪影会降低图像自动分析的可靠性。最后在追踪特定疾病的进展时，其他退行性疾病也可能对统计分析产生偏差。检查有意义的临床发现有助于受试者获得最佳的治疗，并增强分析的统计能力。

磁共振图像的信号强度不均匀性和畸变也降低了 MRI 数据的可靠性和可重复性。然而，已经报道有几种可以校正它们的方法。

评估疾病进展或新药疗效的研究人员应该认识到，可以通过采用适当的数据处理减少分析偏差。

参考文献

[1] Mueller SG，Weiner MW，Thal LJ，et al. The Alzheimer's disease neuroimaging initiative. Neuroimaging Clin N Am，2005，15（4）:869-877.

[2] Marcus DS，Wang TH，Parker J，et al. Open Access series of imaging studies（OASIS）: cross-sectional MRI data in young，middle aged，Nondemented，and demented older adults. J Cogn Neurosci，2007，19:1498-1507.

[3] Marcus DS，Fotenos AF，Csernansky JG，et al. Open Access series of imaging studies（OASIS）: longitudinal MRI data in Nondemented and demented older adults. J Cogn Neurosci，2010，22（12）:2677-2684.

[4] Stonnington CM，Tan G，Klöppel S，et al. Interpreting scan data acquired from multiple scanners: a study with Alzheimer's disease. NeuroImage，2008，39（3）:1180-1185.

[5] Sled JG，Zijdenbos AP，Evans AC. A nonparametric method for automatic correction of intensity nonuniformity in MRI data. IEEE Trans Med Imaging，1998，17（1）:87-97.

[6] Narayana PA，Brey WW，Kulkarni MV，Sievenpiper CL. Compensation for surface coil sensitivity variation in magnetic resonance imaging. Magn Reson Imaging，1988，6（3）:271-274.

[7] Janke A，Zhao H，Gowin GJ，et al. Use of spherical harmonic Deconvolution methods to compensate for nonlinear gradient effects on MRI images. Magnet Reson Med，2004，52:115-122.

[8] Maikusa N，Yamashita F，Tanaka K，et al. Improved volumetric measurement of brain structure with a distortion correction procedure using an ADNI phantom. Med Phys，2013Jun，40（6）:062303.

[9] Bidgood WD Jr，Horii SC. Introduction to the ACR-NEMA DICOM standard. Radiographics，1992Mar，12（2）:345-355.

[10] Clarkson MJ，Ourselin S，Nielsen C，et al. Comparison of phantom and registration scaling corrections using the ADNI cohort. NeuroImage，2009，47（4）:1506-1513.

第 16 章

多中心研究脑 PET 数据的标准化与质量控制

Michio Senda

摘 要:PET 数据取决于 PET 扫描的相机型号和 PET 扫描的详细方法,包括参与者准备、注射活度、累积时间、扫描时间和重建参数。在一项多中心研究中,由于多中心 PET 设备型号不同,头颅扫描经验不同,造成数据质量参差不齐。因此,PET 成像参数的标准化是至关重要的,此外,需要基于体模测试统一不同型号机型之间的物理图像质量。日本核医学会(Japan Society of Nuclear Medicine,JSNM)已经发布了标准的 PET 成像参数,并确定了体模测试标准,以标准化和一体化脑 FDG-PET 和淀粉样蛋白成像。JSNM 进一步启动了一项检查点资格认证计划,根据体模数据和检查点访问对 PET 中心及机型进行高质量标准化 PET 成像的能力进行资格认证。在研究开始之前,该计划可用于在多中心项目中对 PET 中心和机型进行选择或质量评估。在这样的多中心研究中,在将每个 PET 数据转发到数据解析和分析之前,PET 质控核心应该检查每个 PET 数据的参数符合性和数据质量。

关键词:质量控制(QC),一体化,日本核医学会,J-ADNI 模型

16.1 对方法的依赖性是个挑战

正电子发射断层扫描(PET)是一种核医学技术,将标记有正电子放射性核素的放射性药物(PET 药物)注射到受试者体内,用 PET 相机(包括 PET/CT 单元)对放射性核素分布进行成像和测量。PET 药物根据其特征,如反映血流、新陈代谢、受体、递质、酶活性、淀粉样 β 蛋白和 tau 沉积等,在大脑中分布和积累,而且 PET 数据的分析可提供这些生理过程的量化检测,因此 PET 在包括 AD 在内的各种大脑疾病的研究和诊断中是不可或缺的。

PET 数据取决于 PET 相机的型号和 PET 扫描的详细方法,包括对象准备、注射药物、累积时间、扫描时间和重建参数。这使得在多中心临床研究中获得可靠的数据成为一个挑

战。在多个 PET 中心根据相同的方案招募、扫描和评估受试者。如果 PET 数据质量在不同中心之间不同,可影响诊断的准确性。这是一个严重的问题,因为多中心设置对于获得新 PET 诊断有效性的证据,以及评估使用 PET 的新疗法的效果至关重要。为了使 PET 成为研究和患者管理的通用工具,PET 扫描方法的细节应该标准化,并在不同的 PET 相机之间进行协调,数据也应该进行质量控制。

16.2 影响 PET 药物分布的因素

16.2.1 累积时间

PET 药物的脑摄取和脑内放射性示踪剂分布不仅取决于受试者大脑的病理生理状态,而且取决于注射 PET 药物到开始数据采集的

间隔时间。这一时间间隔称为积累时间或摄取时间，应根据 PET 药物的特性进行标准化。

16.2.2　受试者情况

在 PET 药物反映神经元活动的情况下，如根据葡萄糖代谢累积的 FDG，其分布进一步受到受试者的休息或刺激条件的影响，如运动、视觉和听觉刺激。因此，控制好受试者状态对获得重复性好的脑 FDG-PET 图像非常重要。

16.3　影响 PET 图像质量的因素

16.3.1　分辨率和噪声

图像质量是另一个关键问题（图 16-1）。图像分辨率和图像噪声是影响图像质量的两个主要因素。异常高摄取区或低摄取区的视觉检测取决于病变与背景的对比度和背景噪声。图像分辨率和噪声也会影响定量能力，由于分辨率有限，定量能力会受到部分容积效应（PVE）的影响，而该精确度是由图像噪声决定的。图像噪声主要来自放射性核素衰变（γ 发射）

的统计不确定性，如果在一次扫描中收集了大量计数（因此称为统计噪声），或者如果以牺牲分辨率为代价对图像进行平滑，则可以降低图像噪声。实际上，图像分辨率和图像噪声之间的选取需要权衡利弊。

16.3.2　注射活度和扫描时间

每种 PET 相机型号都有其固有的灵敏度和分辨率。虽然较新的型号通常有更好的固有性能，但旧相机仍在使用中。灵敏度较低的 PET 相机需要更大的注射活度和（或）更长的扫描时间来收集足够的 γ 射线计数，以生成统计噪声足够低的图像。然而，应该注意的是，考虑到受检者辐射暴露，对注入的活性物质的量要严格限制。过多注入活性物质也会降低图像质量，因为较高的计数率会增加随机计数和计数损失，并且只会增加噪声。噪声当量计数（NEC）是经过随机和离散校正后的计数，通常用来代替粗略计数来评估"有效"计数。

16.3.3　重建参数

重建参数是在扫描完成后在计算机中生

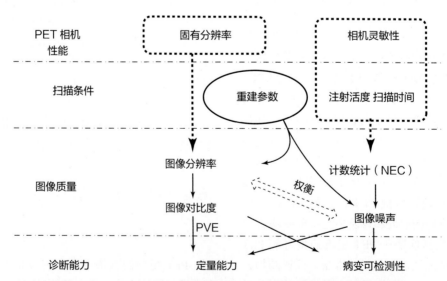

图 16-1　PET 扫描方法与图像质量的关系及其对诊断能力的可能影响

NEC. 噪声当量计数；PVE. 部分容积效应

成 PET 图像的参数，以及后置滤波器一起决定和权衡图像分辨率与图像噪声之间的平衡。迭代重建算法称为有序子集期望最大化算法（OSEM）及其改进算法，通常用于重建过程，其中子集数目和迭代次数是由研究者确定的两个参数。通过改变重建参数，从相同的采集数据生成各种分辨率和噪声的图像（图 16-2）。原则上，子集数量越多或迭代次数越多，生成的图像分辨率越高，但噪声也越大。

16.3.4　相机之间的一体化

在多中心研究中，由于使用的 PET 相机型号不同，必须为每种型号的 PET 相机确定合适的扫描条件，特别是扫描时间和重建参数，这样才能在不同的成像中心获得相似质量的可靠图像。这个过程被称为不同 PET 摄像机之

间的"一体化"，而体模就是为这个目的而使用。在一项质控好的多中心临床研究中，在使用 PET 摄像机进行该研究项目的受试者扫描之前，PET QC 管理（PET QC Core）会先选择体模来检查每个 PET 相机，以测试其性能并确定合适的扫描条件。

16.4　脑 PET 的基本图像质量

16.4.1　FDG-PET 图像质量的关键

FDG 是葡萄糖代谢的标志物，在大脑皮质中聚集较高，而在白质中聚集较低，从而在灰质和白质之间形成明显的对比，可提供 PET 图像上的解剖结构信息，有助于确定病变的位置。大脑表面高摄取 FDG 的区域在轴位断层面上呈环状，称为皮质边缘。从组织

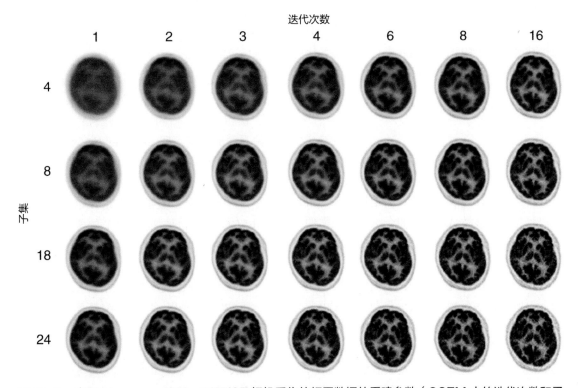

图 16-2　应用 Discovery-690　PET/CT 相机采集的相同数据的重建参数（OSEM 中的迭代次数和子集）对正常受试者 FDG-PET 图像的影响

学的角度看，皮质边缘实际上是灰质和白质组织相互交织的部分。由于部分容积效应，皮质边缘摄取的表观 FDG 比每灰质组织体积摄取得更多。如果发生病理性皮质萎缩，皮质边缘的表观 FDG 摄取减少，有时很难区分是病理性组织代谢不足还是萎缩引起的表观摄取减少。

在痴呆研究和诊断中，局灶性低代谢的检出是解析 FDG-PET 图像的关键，因为 AD 和其他神经退行性疾病各自表现为特征性的低代谢模式[1]。颞顶叶皮质、后扣带回和楔前叶区 FDG 摄取减少被称为 AD 模式，这对于 AD 的早期诊断或鉴别诊断非常有用。为了检测出轻微的代谢减低，PET 图像要有足够高的分辨率和对比度，以及足够低的噪声。此外，区域性 FDG 摄取是通过与其他脑区进行比较来评估的，因此图像均匀性也很重要。

除了视觉图像解析之外，统计图像分析如 3D-SSP 也经常被用到，即将受试者的大脑空间归一化到标准坐标系，并将相关区域的摄取与标准坐标系上的正常数据库进行基于体素比较，以勾勒出明显低代谢区。

16.4.2　淀粉样蛋白 -PET 图像质量的关键

在淀粉样蛋白 PET 成像中，在相应区域有淀粉样 β 斑块病理性沉积的受试者大脑皮质可观察到放射性摄取。阳性扫描是指这种异常摄取可见于大多数 AD 患者和一些认知正常的老年受试者，而阴性扫描则没有这种异常的皮质摄取[2]。

有许多 PET 药物用于淀粉样蛋白 PET 成像，但所有这些药物或多或少都会在白质中非特异性积累。故检测白质非特异性摄取与邻近皮质的轻度摄取是很有必要的，特别是在皮质萎缩的受试者中通常是一个很大的挑战。因此，PET 图像同样应该有足够的分辨率和对比度，同时还要有足够低的噪声。在体模图像中评估灰质和白质之间的对比度对于检测受试者图像上皮质的轻度摄取尤其重要。

在对淀粉样蛋白 PET 图像进行定量分析时，将皮质与小脑或脑桥的比值作为参照区，称为标准化摄取值比（SUVR），它可作为图像解析的辅助手段，也可用于评价治疗效果。因此，在淀粉样蛋白 PET 中，视野区的标准化也是至关重要的。

16.5　FDG 和淀粉样蛋白 PET 的体模测试标准

16.5.1　J-ADNI 的体模测试

在日本启动了一项名为 J-ADNI 的大型多中心研究，随后又启动了一项类似的研究 J-ADNI2，在该研究中，认知功能正常、轻度认知障碍（MCI）和轻度 AD 的受试者接受了各种检查，包括 FDG 和淀粉样 PET 扫描。为了标准化不同 PET 中心的 PET 扫描协议和协调 PET 图像质量，J-ADNI PET 质控核心确定了受试者的准备情况、标准注射方法和累积时间，并建立了体模测试程序和标准，从而来确定每个 PET 相机的重建参数。

在相机的评估和一体化过程中，使用了两种类型的体模，即 Hoffman 3D 脑体模和均匀圆柱体模，总共测量了 4 个图像质量参数：①分辨率；②灰白对比度；③均匀性；④图像噪声。这 4 个参数被认为是在以上所述的使用 FDG 和淀粉样蛋白 -PET 的多中心痴呆临床研究中，在对 PET 机的评估和不同 PET 机之间 PET 图像质量的一体化是至关重要的。

这 4 个参数也被日本核医学会（JSNM）的体模测试标准中采用，并在 JSNM 指南中发布[3]。

16.5.2　JSNM 体模测试标准

JSNM 体模测试可以迅速测量如上所述模体图像上的 4 个物理参数（分辨率、灰白对比度、均匀性和图像噪声）。

b. 置信区间假定高斯分布

体模数据采集方法是根据每种 PET 药物（FDG 和 4 种淀粉样试剂）的标准扫描方案确定的，汇总在表 16-1 中。体模中装有特定的放射性活性物质，并根据标准注射活度、累积时间内的物理衰变、平均脑摄取和每种 PET 药物的标准扫描时间决定特定的扫描时间。表

16-2 总结了模型试验标准的 4 个物理参数，以及每个物理参数的参考值（分界值）。该标准也被应用于脑 FDG 研究、AD 和其他神经退行性疾病的研究，以及用 ^{11}C-PiB、^{18}F- 氟倍他平、^{18}F- 氟替他莫或 ^{18}F- 氟倍他滨进行的淀粉样蛋白成像。

表 16-1　脑 FDG 和淀粉样蛋白 PET 成像的 JSNM 标准协议和体模程序方案概要（2015 年 1 月）[a]

	标准协议			体模方案	
	标准注射活度（MBq）累积时间[b]（min post injection 注射后时间）扫描时间[c]（min）			体模扫描时间	
				Hoffman[d]（20MBq）[e]	Uniform[f]（40MBq）[e]
FDG	185MBq	30min p.i.	30min	1800s	860s
淀粉样蛋白成像					
^{11}C-PiB	555MBq	50min p.i.	20min	130s	65s
^{18}F- 氟倍他平	370MBq	50min p.i.	20min	705s	345s
^{8}F- 氟替他莫	185MBq	90min p.i.	30min	250s	125s
^{18}F- 氟倍他滨	300MBq	90min p.i.	20min	350s	175s

a. 可能与其他组织发布的标准不同，可能会根据未来的数据和情况进行更改。有关详细信息请参见 JSNM 网站 [3]
b. 注射后到开始数据采集之间的间隔
c. 扫描数据采集持续时间
d. 霍夫曼 3D 脑体模
e. 开始扫描时的体模活度
f. 均匀圆柱体模（内径 160mm，内长 300mm）

表 16-2　脑部 FDG 和淀粉样蛋白 PET 成像的 JSNM 体模测试标准概要（2015 年 1 月）[a]

物理参数	体模	分析方法	参考值
分辨率	霍夫曼 3D 脑体模	与滤波数字体模比较	8mm FWHM 或更高
对比度	霍夫曼 3D 脑体模	预定义的灰质 ROI 与白质 ROI 的比例	对比度百分比 ≥ 55%
均匀度	均匀圆柱体模	51 个小 ROI 的变异性（ROI 平均值）	所有 ROI 的 SD ≤ 0.0249（95%CI[b] 在 ±5% 以内）
噪声	均匀圆柱体模	大圆形 ROI 内的体素值	SD/ 均值 ≤ 15%

a. 可能与其他组织发布的标准不同，可能会根据未来的数据和情况进行更改。有关详细信息请参阅 JSNM 网站 [3]

迭代次数

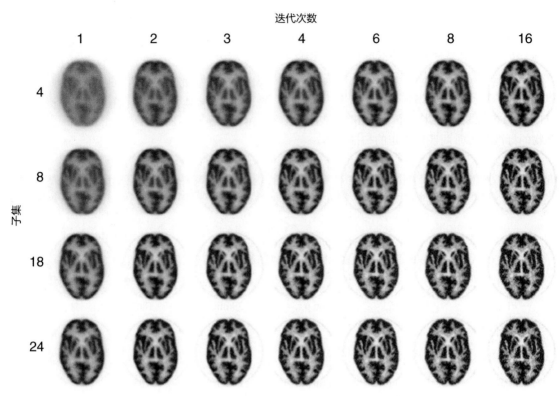

图 16-3 应用 Discovery-690PET/CT 相机获取的相同数据的重建参数（OSEM 中的迭代次数和子集）对 Hoffman 3D 脑体模 PET 图像的影响

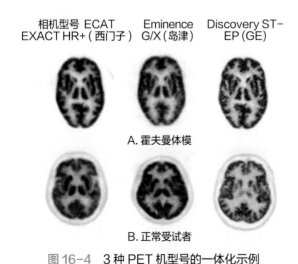

A. 霍夫曼体模

B. 正常受试者

图 16-4 3 种 PET 机型号的一体化示例

A. 用适当的参数重建的霍夫曼 3D 脑模型的 PET 图像，该图像为每个 PET 机生成满足 JSNM 模型测试标准的图像；B. 用这样为每台 PET 机确定的参数获取和重建的正常受试者的 FDG-PET 图像。3 台 PET 机的扫描对象是不同的受试者

在多中心研究中，为了达到 PET 中心之间和 PET 机之间的 PET 图像质量一体化，研究者应该找到适当的重建参数，其将生成满足标准的体模图像（图 16-3，图 16-4）。扫描时间（数据采集时间）可以根据 PET 相机的灵敏度进行调整，以便收集足够的 γ 射线计数。由于图像分辨率和噪声之间的权衡，固有性能较差的 PET 机可能难以找到同时满足表 16-2 中描述的分辨率和噪声的重建参数。如果某个 PET 摄像机的重建参数和扫描时间，无法生成符合标准的模型图像，研究者可以决定将该 PET 相机从多中心研究剔除。当然，选择严格遵守标准还是允许一些偏差是由研究者自己决定的。

16.5.3　JSNM 体模标准的基础

应该强调的是，体模试验的这些物理参数在理论上不存在绝对参考值。如果参考值被设置在高水平，则在多中心研究中获取的 PET 图像将具有更高的质量，这可能导致 PET 成像对研究人群的诊断能力显著增高。然而，只有少数几款 PET 机型符合标准并可用于研究项目，这可能会减少参与 PET 中心的数量，从而限制了研究案例的数量。如果监管部门根据多中心研究数据批准了一种新的 PET 药物，同时如果体模标准成为使用 PET 相机的必要条件，则 PET 扫描可能无法广泛推广。另一方面，如果参考值设置在较低的水平，则所有 PET 机型号都将符合标准，并且从 PET 机方式的角度来看，所有 PET 中心都可以参与多中心研究。然而，PET 图像的质量可能不足以证明一种新的 PET 药物的疗效。

JSNM 希望目前在日本使用的大多数 PET 机能够在适当的扫描条件下满足体模测试标准，以便大多数 PET 中心能够参与采用 JSNM 标准的多中心研究。JSNM 还认为，标准应该符合图像质量水平，在这个水平上已经进行了临床研究，以获得疗效的证据。因此，进行体模实验，以获得 PET 相机模型上的参数值，这些模型用于临床研究和临床试验中关于脑 FDG 和淀粉样蛋白成像的研究。在日本使用的大多数 PET 相机上也进行了体模试验，以确认大多数相机都可以达到这些标准。当然，在未来标准中的参考值可能会随着新的物理性能更高的 PET 机的开发和出现而发生变化。

16.6　检查场地和相机资质

与进行肿瘤显像的 FDG-PET 不同，诊断痴呆的脑 PET 检查在包括日本在内的许多国家并不像常规的临床诊断扫描普遍。在多中心临床研究或临床试验中，首席研究员和发起人首先选择临床地点，在那里招募、注册受试者，并进行临床评估或治疗；然后他们搜索 PET 中心，以获知可用的 PET 扫描仪。这些 PET 中心不一定可用于脑 PET 成像。因此有必要审核 PET 中心的经验，并评估每个 PET 中心和 PET 机可参与研究的资格。对于 PET 机的评估，可以使用具有上述体模标准的体模测试。除了体模测试外，访问 PET 中心，以及培训工作人员了解研究的目的和扫描方案及数据匿名化和传输，确认包括 PET 机、剂量校准器和注射器在内的设备的维护和校准的记录也很重要。

JSNM 已经启动了一项关于脑 FDG 和淀粉样 PET 扫描的 PET 检查场地和相机的资格认证计划。经该计划认证的中心已准备好获取根据 JSNM 标准协议的足够质量的 PET 图像。资格认证过程包括指定审核员的场地访问考察，检查设备的维护和校准及 PET 中心的组织结构。还采集体模数据进行认证，以确认体模图像的物理参数满足 JSNM 体模测试标准。在资格认证过程中也可通过寻找合适的参数来重建。许多多中心临床研究项目拥有 JSNM 资格成为 PET 中心参与该项目的一项要求。

16.7　多中心研究中的 PET 质控

图 16-5 描述了一项多中心研究中 PET 质量控制过程的整体视图。PET 质控核心负责每个参与 PET 中心采集的 PET 数据的质量。在企业赞助的临床试验中，称为"成像 CRO"的一个专业组织通常扮演这一角色。应该注意的是，图 16-5 中没有提到的 PET 药物的质量在 PET 研究中也很重要，特别是 PET 药物未经批准时。

根据研究方案，确定 PET 的目的，并与描述检查点认定程序和 PET 扫描协议的 PET 手册共同确定 PET 的方法。选择 PET 成像场地，并向他们发送调查问卷，询问组织情况，例如

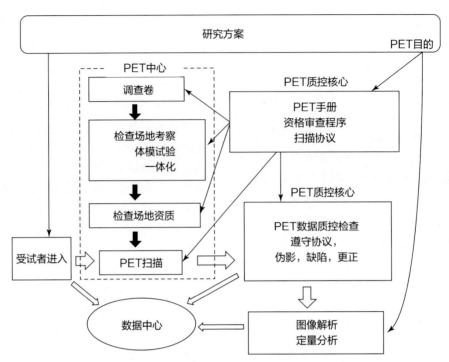

图 16-5 多中心研究中 PET 质量控制图

医师和技术人员联系方式、研究经验、PET 药物可用性、设备详细信息（包括 PET 相机型号名称、PET 扫描仪可用性、电子系统对匿名和提交数据的适用性等）。然后进行检查场地考察和体模测试。重建参数是根据本章详细说明的体模试验来确定的，场地需符合研究条件。

在多中心研究开始时，PET 质控核心应检查来自每个 PET 检查点的第一次 PET 扫描，然后才允许该检查点扫描第 2 个受试者。在项目启动后，每个 PET 中心的每个 PET 数据都应该经过 QC 检查，然后才能传送给图像判读和数据分析。QC 检查过程包括确认已执行 PET 扫描，并且图像已根据协议正确生成和传输，没有错误和伪影。还检查图像文件的页眉，该页眉包含与扫描相关联的信息，如日期和时间、扫描协议和重建参数。

然后将 PET 图像传输并进行图像解释和分析。基于感兴趣区域（ROI）或使用自动化软件对 PET 图像进行视觉解释或定量分析。

在一项多中心研究中，这一过程通常由负责受试者的临床信息相关的分析师执行[4, 5]。

参考文献

[1] Silverman DH，Small GW，Chang CY，et al. Positron emission tomography in evaluation of dementia. Regional brain metabolism and long-term outcome. JAMA，2001，286:2120–2127.

[2] Gelosa G，Brooks DJ. The prognostic value of amyloid imaging. Eur J Nucl Med Mol Imaging，2012，39:1207–1219.

[3] http://www.jsnm.org/（English information is limited）.

[4] Yamane T，Ikari Y，Nishio T，et al. Visual-statistical interpretation of ^{18}F-FDG-PET images for characteristic Alzheimer patterns in a multicenter study: inter-rater concordance and relationship to automated quantitative evaluation. Am J Neuroradiol，2014，35:244–249.

[5] Yamane T，Ishii K，Sakata M，et al. Inter-rater variability of visual interpretation and comparison with quantitative evaluation of ^{11}C-PiB PET amyloid images of the JapaneseAlzheimer's Disease Neuroimaging Initiative（J-ADNI）multicenter study. Eur J Nucl Med Mol Imaging，2017，44:850A–857A.